Dr.med.dent.
EBERHARD RIEDEL

PATIENT BEIM ZAHNARZT

Eine kritische Analyse und ein umfassender Ratgeber für den mündigen Patienten

UNIVERSITAS

© 1994 by Universitas Verlag in
F.A. Herbig Verlagsbuchhandlung GmbH, München
Alle Rechte vorbehalten
Schutzumschlag: Atelier A. Bachmann, Reischach
Satz + Druck: Jos. C. Huber KG, Dießen
Binden: Großbuchbinderei Monheim
Printed in Germany
ISBN 3-8004-1310-8

Dr.med.dent.
EBERHARD RIEDEL

PATIENT
BEIM
ZAHNARZT

Meinen Töchtern Franziska und Stephanie

Inhalt

Einleitung

Wurden Sie schon einmal nach einem »guten Zahnarzt« gefragt? Konnten Sie ruhigen Gewissens eine Empfehlung für einen guten Zahnarzt geben? Gehen Sie selbst ganz vorbehaltlos zu Ihrem Zahnarzt? Oder sind Sie selbst auch auf der Suche nach einem guten? Wann ist überhaupt ein Zahnarzt in Ihren Augen »gut«?

Alle diese Fragen setzen stillschweigend voraus, daß es nicht nur gute Zahnärzte gibt, sondern auch weniger gute oder sogar schlechte, nicht empfehlenswerte Vertreter dieses Berufsstandes. Daß dieses so ist, weiß natürlich jeder. Wer sich aber mit diesen Fragen an eine zahnärztliche Standesorganisation wendet, eine Zahnärztekammer, einen zahnärztlichen Bezirksverband oder Kreisverein, der wird immer zur Antwort erhalten: Alle Zahnärztinnen und Zahnärzte haben genau die gleiche Ausbildung und versehen in den Praxen genau die gleichen Tätigkeiten. Einzelempfehlungen wird man nur dann erhalten, wenn man spezielle Zahnärzte sucht, die sich etwa auf die Behandlung behinderter oder HIV-infizierter Menschen spezialisiert haben.

Der hilfesuchende Patient kommt so also nicht weiter. Denn zumeist hat er doch selbst die Erfahrung gemacht, daß er schlecht behandelt wurde, daß er an einen offenbar weniger begabten Vertreter der zahnärztlichen Zunft geraten ist, weshalb er ja gerade jetzt einen besseren sucht. Aber auch die Menschen, die einen Wohnsitzwechsel hinter sich haben, stehen vor dem gleichen Problem. Wer nicht auf die Empfehlung eines Freundes zurückgreifen kann, fängt eben an zu probieren und beginnt dabei oft mit dem nächstgelegenen Zahnarzt um die Ecke, der laut offizieller Lesart bereits der geeignete sein müßte.

Die Zahnarztdichte in Deutschland ist enorm groß. Auf einen behandelnd tätigen Zahnarzt entfielen 1993 durchschnittlich nur noch etwa 1400 Einwohner, paradiesische Zustände im Vergleich zu den meisten anderen europäischen Ländern. Wenn jetzt auch noch das Behandlungs- und Ausstattungsniveau einer übergroßen Mehrzahl dieser Praxen ihre Patienten zufriedenstellen würde, dann hätte die Zahnheilkunde in Deutschland tatsächlich einen so hohen Stellenwert, wie ihn die Standesoberen zu Unrecht gerne propagieren. Dann würden sich alle Patienten mit dem Ergebnis deutlich verkürzter Wartezeiten auf diese Vielzahl von Praxen verteilen und ihrem Zahnarzt so viel Vertrauen entgegenbringen können wie beispielsweise ihrem Neuwagenverkäufer.

Die Realität sieht leider anders aus; glücklich nur der, der dieses noch nicht am eigenen Leibe erfahren mußte. Der Ruf der Zahnärztinnen und Zahnärzte in Deutschland ist denkbar schlecht, und auch alle Schönredereien der Standesvertretungen konnten bislang zur Verbesserung des Ansehens der Zahnärzte in der Öffentlichkeit nichts beitragen.

Wenn man nach den Gründen für diese Vertrauenskrise fragt, so stellt man fest, daß sie nichts, aber auch gar nichts mit den altbekannten klassischen Unannehmlichkeiten zu tun haben, mit denen Zahnarztbesuche für so viele Patienten oft verbunden sind. Auch die unausrottbaren Klischees, Zahnärzte seien Beutelschneider, seien die »Großverdiener der Nation« und würden allesamt nur große Anwesen, Yachten oder Flugzeuge besitzen, treffen nicht den Kern der Kritik der Öffentlichkeit.

Es wird heute von den Zahnärzten und ihren politischen Standesvertretern noch viel zu sehr verkannt, was der eigentliche Angelpunkt von Kritik und öffentlichem Unmut ist, der sich als Summe der Erfahrungen vieler, wie ich meine, viel zu vieler unzufriedener Patienten darstellt. Im Klartext: Die Anzahl der schwarzen Schafe unter weißen Zahnarztkitteln, derjenigen, deren zahnärztliches Tun weit hinter den Mindestanforderungen bestehender Behandlungsvorschriften zurückbleibt, hat die Schmerzgrenze des für die Öffentlichkeit Vertretbaren längst überschritten.

Wohlgemerkt: Es geht hier selbstverständlich nicht um die bedauerlichen Behandlungsfehler, die auch dem gewissenhaftesten Fachmann von Zeit zu Zeit unterlaufen mögen. Wenn eine Zahnfüllung anfänglich zu hoch ist und der Zahn beim Kauen schmerzt, wenn eine Prothese mal nicht gleich so sitzt, wie sie sollte, oder gelegentlich etwas im Munde zu Bruch geht, liegt ja nicht immer gleich ein grobes Versäumnis eines Zahnarztes vor. Vielmehr setzt berechtigte Kritik erst in der Vielzahl deutscher

Zahnarztpraxen an, wo der Pfusch zur Methode geworden ist. In viel zu vielen Praxen ist es um die den Patienten gebotene Behandlungsqualität katastrophal bestellt. Hier kann man oft nicht mehr von Zahnheilkunde, sondern nur noch von »Zahn-Kaputtkunde« sprechen. Da, wo Behandlungsfehler verschwiegen werden, werden Patienten mit mehr oder minder großen Problemen entlassen. Der Zorn der Betroffenen, denen sich die Mängel oft erst längere Zeit nach Abschluß der Behandlung offenbaren, wird dann erst recht noch dadurch angeheizt, daß sie die Qualität der ihnen meist teuer verkauften Leistung nicht wirklich überprüfen konnten.

Falsch verstandene Standespolitik, die sich fast nie dazu durchringt, einzelnen Zahnärzten nach wiederholt grobem Fehlverhalten per Berufsgerichtsverfahren ein Berufsverbot zu erteilen und dies auch publik zu machen, verstärkt den Ärger der vielen enttäuschten Patienten, die neben dem Schaden durch die fehlerhafte Behandlung auch noch den Schwarzen Peter der Beweispflicht haben, wenn sie gegen ihren Zahnarzt eine Klage anstrengen. Wen wundert es, wenn diese Menschen über die Krähen schimpfen, die sich gegenseitig kein Auge aushacken.

Aus bald 15jähriger zahnärztlicher Praxistätigkeit und aus Erfahrungen als Sachverständiger hat sich in meinen Aufzeichnungen und Erinnerungen eine erschreckende Vielzahl von traurigen bis katastrophalen Fehlleistungen vieler Vertreter meines Berufsstandes angesammelt, die in einem denkbar krassen Gegensatz zu den Grundsätzen moderner Zahnheilkunde stehen, die mir noch in meinem Hochschulstudium nahegebracht wurden. Das vorliegende Buch ist ein Zeugnis dafür, daß ich nicht in der Lage bin, den sich allerorts offenbarenden schlimmen Mißstand kommentarlos hinzunehmen.

Wie kann man die Qualität zahnärztlichen Tuns messen? Kann man überhaupt an ärztliches Handeln eine Meßlatte, einen Vergleichsmaßstab anlegen? So einfach sei das nicht, wird man richtigerweise entgegnen, insbesondere wenn man an den großen Bereich der Therapieformen denkt, bei denen es besonders auf die persönlichen, suggestiven Kräfte eines Arztes ankommt. Hier ist eine objektive Beurteilung oder gar ein Vergleich zwischen unterschiedlichen Ärzten weitestgehend ausgeschlossen und darüber hinaus auch abzulehnen.

Der Zahnarzt ist jedoch in wesentlichen Bereichen seiner Tätigkeit ein Handwerker, ein medizinischer Restaurator, der gleichermaßen mit organischen Substanzen, zumeist Zahn- und Knochengeweben, wie auch mit anorganischen Stoffen wie Edelmetallen, Keramiken oder Kunststoffen operiert und diesen eine präzise Form und Paßgenauigkeit zu geben hat. Und gerade hier kann er auch im buchstäblichen Sinne gemessen werden, wobei wegen der angesprochenen Qualitätszweifel eine solche Überprüfung genauso legitim wie dringend notwendig ist.

Somit steht die wichtigste Aufgabe dieses Buches fest: Es soll versucht werden, möglichst allgemeingültige Kriterien für den Begriff »Qualität beim Zahnarzt« aufzuzeigen. Daß diese Kriterien nicht nur allgemeingültig, sondern auch allgemeinverständlich zu sein haben, ist deshalb schon eine Selbstverständlichkeit, weil die richtigen Kriterien nicht nur in der Hand des Arztes Anwendung finden sollten, sondern genauso als wohlverstandene Kontrollmöglichkeit für den Patienten dienen müssen. Erst auf einer solchen Basis kann das Vertrauen für ein fruchtbares Miteinander zwischen Patient und Arzt erwachsen, indem auf der einen Seite ein gewissenhaft arbeitender und sich nach besten Kräften bemühender Behandler und auf der anderen Seite ein aufgeschlossener, aber neugierig-kritischer und damit mündiger Patient steht.

Neben den handwerklich-praktischen Fähigkeiten eines Zahnarztes steht ein anderer Bereich im gleichen Maße auf dem Prüfstand der Öffentlichkeit: Der Zahnarzt alter Prägung, das körperliche und psychische Rauhbein, das einer schmutzigen Knochenbrecherarbeit nachgeht, gehört in dieser krassen Form sicher der Vergangenheit an. Der Berufsalltag ist subtiler geworden, das operative Vorgehen schonender und dank der möglichen Lokalanästhesie auch schmerzfreier. Aspekte der Patientenführung und der Form des menschlichen Miteinanders zwischen Arzt und Patient haben einen hohen Stellenwert bekommen. Niemand hat es heute mehr nötig, zu einem Behandler zu gehen, der zwar fachlich einen kompetenten Eindruck macht, es aber nicht versteht, sich seines Patienten, dessen geäußerten Wünschen und seiner verständlichen Angst ganz persönlich anzunehmen.

Fachliche Kriterien können sich sehr wohl auch auf diese Fragen des Umgangsstiles zwischen Arzt und Patient erstrecken, wobei auch die räumliche Gestaltung der Praxisräume eine nicht unerhebliche Rolle spielt.

Um abschließend einem Eindruck vorzubeugen, der nach der Lektüre dieser ersten Seiten bei dem einen oder anderen vielleicht entstehen mag: Es geht mir nicht um die Beschmutzung des Nestes, in dem ich ja selbst auch sitze. Es geht mir beileibe nicht um den Verriß der deutschen Zahnheilkunde in Bausch und Bogen. Ich weiß – das sei ausdrücklich betont – aus Hunderten von Schriften und Gesprächen und in Kenntnis der Existenz mehrerer wohlmeinender Interessenverbände, daß es eine Mehrheit unter der deutschen Zahnärzteschaft gibt, die ihren Beruf sehr ernst nimmt und sich tatsächlich im strengen Sinne auch tagaus tagein bemüht, alle Patienten nach bestem Vermögen und mit hohem Erfolg zu behandeln. Diesen Zahnärzten gebührt Lob und Anerkennung für ihren echten Einsatz zum Wohle ihrer Patienten.

Aber dennoch, das Nest ist schmutzig, ja es starrt an vielen Stellen vor Dreck, und diesem Mißstand soll meine Kritik gelten. Natürlich kommt es mir dabei nicht allein darauf an, auf Mißstände hinzudeuten, wenngleich ich es mir natürlich nicht verkneifen kann, eine Reihe exemplarischer Patientenschicksale zu schildern, um auch dem überzeugtesten Verfechter deutscher zahnärztlicher Sauberkeit die Misere vor Augen zu führen. Ich werde darüber hinaus auch eine ganze Reihe von Gründen herausarbeiten, die man für die schlechte zahnmedizinische Situation in unserem Land verantwortlich machen muß.

Davon ausgehend werden dann sehr einfache, grundlegend konstruktive Vorschläge für eine Zahnheilkunde entwickelt, die eine größere Gewähr als bisher bietet, jeden Patienten weitestgehend und langfristig zufriedenzustellen. Indem die zahnärztlichen Tätigkeiten in den wichtigsten Fachgebieten für den Laien schematisch dargestellt werden, wird auf die häufigsten Fehler und Versäumnisse der Zahnärzte hingewiesen. In einem weiteren Schritt lernt der Ratsuchende dann, auf welche einfachen Kriterien er selbst achten kann, um von dem Behandlungsergebnis selbst überzeugt sein zu können.

Noch ein Wort an meine Berufskollegen, die sich dieses insbesondere als Leitfaden für alle Patienten gedachte Buch zur Hand und zu Herzen nehmen. Da wird es den einen Kollegen geben, der die hier vorgeschlagenen Qualitätskriterien für maßlos überzogen und unerfüllbar hält. Dann gibt es aber auch den anderen, der die gleichen Kriterien mit einem Schmunzeln quittiert, weil er sie für eher harmlos und womöglich für noch weit übertreffbar hält. Ein solcher Kollege wird auch keine Angst vor den neugierigen Fragen seiner Patienten haben und sie ausführlich und ehrlich beantworten, weil er sie nicht als ein Zeichen von Mißtrauen seitens des Patienten, sondern als den Ausdruck von dessen Mündigkeit erachtet. Dem Kollegen, der schon immer so behandelt hat, gilt mein ausdrücklicher Respekt. Der Kollege aber, der bereit ist, sich zum Wohle seiner Patienten den Spiegel selbst vorzuhalten, hat meine ganz besondere Verehrung.

1. Kapitel

Bestandsaufnahme

Zahnarztwechsel mit Überraschungen

Eine Zahnarzthelferin bringt das frisch entwickelte Röntgenbild ins Behandlungszimmer und händigt es ihrem Chef aus, der es eine Weile aufmerksam gegen das Licht betrachtet. Die Patientin wartet gleich daneben auf dem Behandlungsstuhl und schaut mit einer Mischung aus Neugierde und Ängstlichkeit den Zahnarzt an, den sie selbst erst seit zehn Minuten kennt. Eine Freundin gab ihr den Rat, sie solle doch die Behandlung bei ihrem bisherigen Zahnarzt nicht weiter fortsetzen, und empfahl ihr die Praxis, die sie nun an diesem Morgen aufgesucht hat.

Über fast ein Vierteljahr war Frau B. bei ihrem alten Zahnarzt fast wöchentlich in Behandlung gewesen. Mehr als 20 Jahre lang hatte sie ihm sowieso schon die Treue gehalten; bereits mit ihren Eltern hatte sie sich mit allen Zahnproblemen immer dorthin gewandt und hatte bis dahin nie nennenswerten Anlaß zur Kritik gehabt. Sie meinte statt dessen, ihrem Behandler blindlings vertrauen zu können, und begab sich infolgedessen auch fast halbjährlich zu einer Kontrolluntersuchung in diese Praxis. Das letzte halbe Jahr war nun allerdings unerträglich für sie gewesen. So lange schon plagten sie ständig wiederkehrende und zum Teil unerträgliche Schmerzen an einem oberen Schneidezahn, und sie mußte feststellen, daß es ihr alter Zahnarzt in der ganzen Zeit nicht schaffte, wirksame Maßnahmen gegen diese Beschwerden zu treffen. Ganz im Gegenteil wurden ihre Probleme von Monat zu Monat schlimmer, und sie hatte zudem immer größere Probleme, ihrem Zahnarzt die scheinbar unerklärlichen Schmerzen glaubhaft zu machen. Zunehmende Skepsis und Ablehnung schlugen ihr jedesmal von den in der Praxis tätigen Personen entgegen.

Angefangen hatte alles mit plötzlichen heftigen Schmerzen an diesem Zahn. Eine Karies hatte sich ihren Weg bis zum Nerven hindurchgefressen, das Loch auf der Rückseite des Zahnes hatte Frau B. weder gesehen noch gespürt. Ihr Zahnarzt meinte, es sei nun zu spät, der Nerv müsse raus und der Zahn eine Wurzelfüllung erhalten. Dunkler werden würde ihr Zahn mit der Zeit, klärte man sie auf, was jedoch durch eine spätere Überkronung des Zahnes abgedeckt werden könne. Auf die Frage, warum ihr Behandler dieses Loch nicht schon bei einer der regelmäßigen Kontrollsitzungen entdeckt habe, wurden Frau B. hastig einige für sie eher unverständliche wissenschaftliche Fachausdrücke hingeworfen, aus denen sie schließlich nur entnehmen konnte, daß in diesem Fall die Karies wohl schneller als normal fortgeschritten sei.

Nach der erfolgten Wurzelbehandlung und der sofort gelegten Wurzelfüllung waren in den Folgetagen die Zahnschmerzen zunächst verschwunden. Sehr bald stellten sich aber neue Beschwerden am gleichen Zahn ein. Es war nicht mehr das spitze Ziehen wie noch vor der Behandlung, sondern jetzt ein eher dumpfer, drückender Schmerz, der sich bei der Berührung des Zahnes noch verstärkte. Frau B. suchte nun wiederholt die Praxis ihres Zahnarztes auf, der sie aber zumeist nur mit dem Hinweis vertröstete, daß derartige Probleme in den ersten Wochen nach einer Wurzelbehandlung durchaus normal seien.

Nachdem aber vier Wochen vergangen waren, empfand Frau B. ihre Schmerzzustände überhaupt nicht mehr als normal. Bei einer weiteren Sitzung gab sie nochmal die verstärkte Schmerzhaftigkeit des Zahnes bei Belastungen an, woraufhin ihr unter ebensolchen Schmerzen der Zahnschmelz oberflächlich weggeschliffen wurde. Leider verschaffte aber auch diese Entlastung keinerlei Abhilfe. Obwohl Frau B. langsam begann, an sich selbst zu zweifeln, erschien sie wiederum in der Praxis und bat ausdrücklich um die Anfertigung einer Röntgenaufnahme, die im Zusammenhang mit der Wurzelfüllung nicht gemacht worden war. Dieses wurde dann auch gemacht; der Zahnarzt meinte aber, daß aus der Aufnahme keinerlei Befund entnommen werden könne: Es sei alles in Ordnung!

Später auftretende Rötungen der Schleimhaut über der Wurzelspitze des behandelten Zahnes wurden dann zunächst mit entzündungshemmenden Salben und zuletzt, als sogar Schleimhautschwellungen auftraten, mit Antibiotika behandelt, wodurch die Symptome zeitweilig nachließen. Nach Absetzen des Antibiotikums vergingen aber nur Tage, bis die Beschwerden wieder da waren. Nachdem alle Therapieansätze letztlich fehlgeschlagen waren, wies der Zahnarzt Frau B. darauf hin, daß Wurzelbehandlungen keine große Erfolgsquote aufwiesen und schlug ihr daher die Entfernung der Zahnes vor.

Dies war dann für Frau B. endgültig der Auslöser, die Behandlung bei ihrem Zahnarzt aufzugeben, hatte ihr Zahnproblem doch so harmlos mit einem unentdeckt gebliebenen Loch begonnen. Sie hatte sich ohnehin in den ganzen zurückliegenden Jahren gewundert, daß ihr langsam in die Jahre gekommener Zahnarzt kaum noch Behandlungen bei ihr durchführte, sondern ihr statt dessen meist nur mitgeteilt hatte, es sei »alles in Ordnung«.

Daher nun also notgedrungen eine neue Praxis, ein neuer Zahnarzt, der Frau B. empfohlen worden war. Zu ihrer großen Überraschung fand sie freundliche Aufnahme in dieser Praxis. Ihrem alten Zahnarzt hatte sie nicht zuletzt deshalb die Treue gehalten, weil sie Sorge hatte, sie würde als neue Patientin in einer anderen Praxis überhaupt nicht oder nur nach langer Wartezeit angenommen werden. »Mit Zahnschmerzen sollten Sie sogar gleich heute noch kommen«, hatte die erfreuliche Auskunft der Helferin am Telefon gelautet.

Und dann die erste Äußerung des neuen Zahnarztes, den Blick immer noch studierend auf das Röntgenbild gerichtet: »Sie wissen, daß in Ihrem Wurzelkanal ein abgebrochenes Instrument steckt?« Frau B. stutzt einen Moment und verneint dann. Das hatte ihr alter Zahnarzt natürlich nicht erwähnt. Eine Kaskade von Erinnerungen des letzten Vierteljahres stürzt auf Frau B. ein: Wochen voll Pein und Quälerei, ausgefallene Arbeitstage und abgesagte Verabredungen, und alles nur, weil ein offensichtlicher Behandlungsfehler unterlaufen war. Sie überlegt, wie viele Unannehmlichkeiten ihr vielleicht erspart geblieben wären, wenn dieser Fehler bald nach der Röntgenaufnahme in der alten Praxis hätte behoben werden können. Diese effektive Behandlung unterblieb aber scheinbar deshalb, weil das aufgetretene Mißgeschick dazu hätte zugegeben werden müssen.

Der neue Zahnarzt unterrichtet Frau B. über die Gefahr des Instrumentenbruchs in Wurzelkanälen, die normalerweise dann höchst gering ist, wenn Instrumente richtig gepflegt und rechtzeitig ausgetauscht werden und zudem die Kanalaufbereitung langsam und vorsichtig erfolgt. Wenn es dann aber doch einmal zu einem Bruch kommt, so ist der Patient immer davon zu verständigen. Des weiteren muß versucht werden, das Fragment zu entfernen, da eine vollständige Behandlung und Säuberung der Wurzel sonst natürlich nicht möglich ist. Im Falle von Frau B. ist durch die verbliebenen Bakterien an der Wurzelspitze eine Entzündung zwischen der Zahnwurzel und dem Kieferknochen entstanden, die sich durch den Knochen hindurch bereits ausgebreitet hat.

Frau B. spürt, wie ihr die Zornesröte ins Gesicht steigt. Zuerst ärgert sie sich über die Dreistigkeit ihres früheren Behandlers, einen möglicherweise noch nicht einmal schuldhaft verursachten Behandlungsfehler für sich behalten und obendrein die dringend nötige Weiterbehandlung unterlassen zu haben, um es statt dessen womöglich auf den Verlust des Zahnes ankommen zu lassen. In zweiter Linie macht sie sich aber auch selbst Vorwürfe. Viel zu lange hatte sie ihrem alten Zahnarzt hundertprozentig vertraut, viel zu froh war sie, jedesmal schnell mit ihrem Zahnarztbesuch fertig zu sein. Niemals war ihr in den Sinn gekommen, die Aufmerksamkeit und Arbeitsenergie des Zahnarztes könne ja vielleicht im Laufe der vielen Jahre nachgelassen haben, viel zu selten hatte sie ihm daher kritische Fragen gestellt und damit Interesse an ihrer eigenen Gesundheit signalisiert. Nun mußte sie damit leben, daß nur noch geringe Hoffnung bestand, einen wichtigen Frontzahn zu erhalten, dessen Haltbarkeit zudem durch einen unangenehmen operativen Eingriff an der Wurzelspitze deutlich verringert werden würde.

Der Zahnarzt versucht, beschwichtigend auf Frau B. einzuwirken. Obwohl er derjenige ist, der den Behandlungsfehler aufgedeckt hat und nun offen dazu Stellung bezieht und auch fundierte Therapievorschläge unterbreiten kann, hat er es verständlicherweise nicht leicht, von seiner neuen Patientin das verlorengegangene Vertrauen in die zahnärztliche Kunst wieder aufzubauen. Er ermutigt sie, ihrer neu entstandenen Angst dadurch entgegenzuwirken, indem sie ihn alle ihre offenen Fragen wissen läßt, so daß er zielgerichtet auf ihre Probleme eingehen kann.

Bei aller Skepsis lernt Frau B. immerhin, daß es weder sinnvoll ist, den Mut sinken zu lassen und die Zahnarztbesuche auf die nötigsten Schmerzbehandlungen zu reduzieren, noch ihr Mißtrauen so groß werden zu lassen, daß sie nun vor jedem Behandlungsschritt gleich immer mehrere verschiedene Zahnärzte konsultiert, um zuletzt möglicherweise überhaupt keinem mehr Vertrauen entgegenzubringen.

Dieses erste Beispiel einer tatsächlichen Leidensgeschichte beschreibt ein heute leider schon alltäglich gewordenes Patientenschicksal. Geschichten wie diese machen die Runde an Stammtischen und beim Kaffeeklatsch und prägen in zunehmendem Maße das Bild der deutschen Zahnheilkunde. Dabei können sich gerade Mediziner, zumal die sowieso extrem angstbesetzte Zahnärzteschaft, solch schlechten Leumund überhaupt nicht leisten. Es ist also an der Zeit, sich mit einigen Tatsachen, Hintergründen und Auswegen zu befassen.

Die alte und die neue Angst vor dem Zahnarzt

Kennen Sie jemanden, der mit Begeisterung zum Zahnarzt geht? Fast jeder geht zwar, kaum jemand aber gern. Zumeist sind es Schmerzen, seltener die bessere Einsicht, die Menschen veranlassen, einen Termin zu vereinbaren und diesen dann auch wahrzunehmen. Besonders im Bewußtsein einer viel zu lange zurückliegenden letzten Behandlung oder in Erwartung umfangreicher zahnärztlicher Tätigkeiten fällt die Überwindung zu diesem Gang schwer. Auch die Vertreter der zahnärztlichen Zunft selbst sind nicht frei von »Respekt« vor dem Kollegen, wie der Autor gerne freimütig zugibt.

Die Wurzeln dieser Angst sind vielfältig. Viele Menschen haben schon seit frühester Kindheit Erfahrungen schmerzhafter Eingriffe gespeichert, die sich schier unauslöschlich in die Vergangenheitsfurchen ihres Gehirns eingegraben haben, ohne daß die Erlebnisse selbst dabei unbedingt im Bewußtsein sind. Sogar passive Erfahrungen wie kindlich dramatische Schilderungen von Zahnarztbesuchen oder die sich auf das Kind übertragende Angst der Eltern reichen schon aus, den Begriff »Zahnarzt« mit Angst zu besetzen.

Selbst positive Erlebnisse im Zahnarztstuhl moderner Zeiten vermögen dann nicht mehr, beim reiferen Menschen das so früh programmierte Erleben zu löschen. Die Prägung »Angst vor dem Zahnarzt« ist erworben und stellt sich unvermittelt ein, sobald zum Beispiel nur der Geruch einer Zahnarztpraxis wahrgenommen wird.

Hinzu kommt eine Komponente, die ich als »archaische« Angst bezeichnen möchte, eine Angst, die also in ungleich tieferen Erfahrungsstrukturen des Gehirns verankert ist. Es ist die Angst vor »Eingriffen« schlechthin, vor der »Versehrung« des eigenen Körpers durch einen anderen Menschen, dessen Rat und Fähigkeiten es sich unterzuordnen gilt. Das Bewußtsein, daß hier zum eigenen Wohle therapiert wird, hilft uns nicht über die Angst hinweg, sondern weckt im Gegenteil unwillkürlich Zweifel, ob denn eine Verbesserung des eigenen Zustandes am Ende wirklich erreicht wird. Es bleibt die Notwendigkeit, daß die Integrität des eigenen Körpers verändert werden muß.

Im hohen Maße erschwerend ist im Falle eines zahnmedizinischen Eingriffes die Tatsache, daß ein Teil des Kopfes betroffen ist. Nicht nur die Wichtigkeit dieses exponierten Körperteils, von der noch die Rede sein wird, sondern auch die als besonders unangenehm empfundene Schmerzhaftigkeit am Kopf läßt uns oft verzagen. Es liegt wohl an der räumlichen Nachbarschaft zum zentralen Nervensystem mit seinem Schmerzzentrum, weshalb wir in Übereinstimmung zwischen tatsächlicher Schmerzstärke und intuitiver Schmerzerwartung diesem Erlebnis lieber ausweichen mögen.

Ein fataler Verstärkungseffekt kommt noch hinzu: Kein Geräusch hat einen so direkten Zugang zum empfindlichen Innenohr wie die Vibrationen des zahnärztlichen Bohrens, die, in einem Zahn erzeugt, sich direkt über die knöchernen Strukturen der Kiefer ausbreiten und auch durch die lauteste Schallquelle und das beste Lokalanästhetikum nicht übertönt werden können.

Wir haben also viele Gründe, Veränderungen an unseren Zähnen und Kiefern, zumal wenn sie mit Schmerzen einhergehen, zu scheuen und sie deshalb vor uns herzuschieben. Nun kann jedoch heute durch viele Errungenschaften der modernen Zahnmedizin die Behandlungssituation selbst angenehmer gestaltet werden. Der Erkenntnisstand im Fachgebiet ist enorm gewachsen und erlaubt eine gezieltere Behandlung mit meist schnellerem Behandlungserfolg. Psychologische Gesichtspunkte finden immer mehr Berücksichtigung bei der Patientenführung, der Einsatz von Betäubungsmitteln bringt einen ruhigeren Behandlungsablauf, indem mögliche Schmerzen oft wirksam ausgeschaltet werden, und nicht zuletzt lassen vielfältige Maßnahmen zur Gesundheitsvorsorge verschiedene Erkrankungsformen der Zähne und Kiefer immer mehr in den Hintergrund treten. Einem großen Teil der »alten Angst vor dem Zahnarzt« ist damit die Grundlage entzogen. Warum fällt uns aber dennoch der Gang zum Zahnarzt so schwer?

Leichter würde uns der Entschluß für den Beginn einer von uns subjektiv längst als notwendig erkannten Zahnbehandlung in jedem Falle dann gemacht werden, wenn wir eine größtmögliche Gewähr hätten, daß uns bei dem Zahnarzt unserer Wahl dann auch wirklich geholfen wird. Heute stellt es sich jedoch landauf, landab so dar, als ob die meisten Patienten mit ihrem Zahnarzt nicht oder nur wenig zufrieden sind. Es sind die unterschiedlichsten Gründe, die bei vielen Behandlern auch in bedenklicher Häufung auftreten und den Besuch beim Zahnarzt auf neue Art und Weise Überwindung kosten lassen. Genau dieses nenne ich die »neue Angst vor dem Zahnarzt«.

Die immer wieder geäußerten Klagen und Beschwerden von Patienten über die Art, wie ihnen medizinische und menschliche Behandlung zuteil wurde, beziehen sich dabei in der Regel auf stereotype Punkte. Am häufigsten ist zu hören: »Mein Zahnarzt hat keine Zeit für mich…« oder »Er behandelt mich wie eine Nummer…«, oder auch »Ich muß viel zu lange warten und werde dann viel zu kurz behandelt…«.

Nur wenig seltener kommt Unzufriedenheit über die fachliche Qualität der Behandlung dazu: »Ich habe Probleme mit neuen Füllungen oder Zahnersatz, die nicht behoben werden…«, »Ich werde über die vorgenommenen Maßnahmen nicht vorher aufgeklärt...«, »Meine Einwände während der Behandlung werden ignoriert...«, »Ich komme nicht zu Wort...«, »Meine Schmerzen sind nach vielen Sitzungen bei mehreren Zahnärzten immer noch da...«.

Etwas seltener sind Klagen wie: »Die Praxis ist in einem unsauberen und verwahrlosten Zustand...«, »Der Umgangston ist sehr unfreundlich...«, aber auch »Der Zahnarzt und/oder sein Personal behandeln unter Alkohol- oder Drogeneinfluß« oder »Mein Zahnarzt hat mich sexuell belästigt«.

Wer nun bei dieser zugegeben komprimierten Auflistung feststellen kann, daß die genannten Mängel allesamt nicht auf die Praxis zutreffen, in die er selbst zur Behandlung seinen Fuß setzt, der darf sich in diesem Moment auf jeden Fall glücklich schätzen. Und natürlich gibt es viele solcher Praxen in Deutschland, das soll an dieser Stelle ausdrücklich erwähnt werden, denn trotz aller über viele Berufsjahre gesammelter negativer Erfahrungen und Eindrücke, ist dies auch die innerlich feste Überzeugung des Autors geblieben.

Zu erwarten und wünschenswert wäre nun, daß dies auch der Normalfall ist, das heißt, daß ausreichende Fähigkeiten der Zahnärzte und moderne Praxisführung in weit überwiegendem Maße vorkommen. Dieses kann aus Kenntnis des Autors heraus aber leider nicht bestätigt werden.

Vielmehr ist heute eine Misere großen Ausmaßes spürbar; stellt doch eine viel zu große Zahl von Patienten eine erschreckend mangelhafte Berufsauffassung weiter Kreise der Zahnärzteschaft fest mit der Folge, daß heute einem Zahnarzt mit viel mehr Vorbehalten denn je gegenübergetreten wird. Bei immer schlechterer Einschätzung der Kompetenz eines Zahnarztes und den immer höher ausfallenden Eigenanteilsrechnungen für die Behandlung greift eine neue Angst förmlich um sich, deren Nährboden man knapp auf die Formel bringen kann: immer schlechtere Behandlung für immer mehr Geld. Wir werden sehen, welche Wirkung diese Einschätzung der Öffentlichkeit auch auf die Gesamtbeurteilung der Zahnheilkunde in Deutschland hat.

Wen ich kritisiere

Die deutsche Zahnheilkundelandschaft ist ein vielschichtiger Tummelplatz, der für Laien nur schwer durchschaubar ist. Selbst Journalisten tun sich trotz langer Recherche oft schwer in ihrer Begriffswahl bei der Beschreibung standesorganisatorischer oder zahnmedizinischer Sachverhalte. Es sollen hier deshalb einige Zusammenhänge übersichtlich gemacht und einige Begriffe richtiggestellt werden. Dies muß auch schon deshalb geschehen, um deutlich zu machen, in welche Richtung die von mir vorgetragene Kritik genau abzielt. Nicht alle Bereiche der Zahnärzteschaft sind hier gleichermaßen betroffen.

Die Aufgaben der Zahnärzte erstrecken sich heute auf alle Erkrankungen, die sich im Bereich des sogenannten Gesichtsschädels abspielen können. Hierzu gehören alle krankhaften Veränderungen der Zähne und der umliegenden Weich- und Knochengewebe, der Kiefergelenke und der Kaumuskeln. Grenzgebiete zu verwandten Disziplinen im Bereich der »Vollmediziner« sind beispielsweise die Entzündungen der Nasennebenhöhlen, deren Behandlung teils von Zahnärzten, teils von Hals-Nasen-Ohren-Ärzten durchgeführt wird, und Erkrankungen der Speicheldrüsen, tumoröse Veränderungen der Haut, der Schleimhäute und der Knochen sowie plastische Schönheitskorrekturen des Gesichtes, die überwiegend von kieferchirurgisch tätigen Fachärzten vorgenommen werden.

Neben der meist eingeschränkten chirurgischen Tätigkeit, zum Beispiel bei Zahnentfernungen, befassen sich die Zahnärzte vornehmlich mit der Versorgung erkrankter Zähne und derjenigen Feingewebe, welche die Zähne im knöchernen Kiefer befestigen. Da, wo diese zum Zwecke der Erhaltung möglichst vieler eigener Zähne vorgenommenen Maßnahmen nicht ausreichen und Zähne verlorengegangen sind, ergibt sich ein weiteres großes zahnärztliches Gebiet: Hier helfen dann nur noch Maßnahmen des Zahnersatzes wie Brücken oder Prothesen. Ein anderer Behandlungsbereich ist derjenige der Regulierung von Fehlstellungen der Zähne und der Kiefer. Auf diese kieferorthopädischen Maßnahmen, die überwiegend Kindern zuteil werden, haben sich eine ganze Reihe von Zahnärzten spezialisiert, die dann dieser Tätigkeit meist auch ausschließlich nachgehen.

Besonders die beiden Bereiche des Zahnersatzes und Teile der Zahnerhaltung bedeuten für den Zahnarzt strenggenommen eine Zweiteilung des Arbeitens. Immer da, wo künstliche Zähne eingesetzt werden müssen beziehungsweise Löcher in Zähnen mit Gold- oder Keramikfüllungen versorgt werden sollen, die nicht direkt im Munde angefertigt werden können, fällt eine zahntechnische Laborarbeit an. Während früher die technischen Aufgaben grundsätzlich von den Zahnärzten selbst sowie von angestellten Hilfskräften erledigt wurden, ist dieses heute eher die Ausnahme. Mit dem Entstehen immer umfangreicherer Methoden zur Herstellung von Zahnersatz entwickelte sich aus diesem Hilfsberuf in der Anstellung des Zahnarztes ein eigenes Handwerksgewerbe, nämlich das der Zahntechniker. Dieses stellt heute einen anerkannten Lehrberuf dar, wobei wie in jedem anderen Handwerk auch die Zahntechniker einen Meisterbrief erwerben und damit ihren eigenen Nachwuchs anlernen können.

Zahntechniker wird man also nach einer dreieinhalbjährigen Handwerkslehre und ist dann befugt, zahntechnische Arbeiten auf Gipsmodellen herzustellen, die nach den Abdrücken angefertigt wurden, die ein Zahnarzt im Munde eines Patienten abgenommen hat. Anders als in anderen Handwerksberufen jedoch darf der Zahntechniker nie für einen Patienten direkt arbeiten, sondern immer nur im Auftrage eines Zahnarztes tätig werden. Somit ist auch heute noch das Zahntechnikerhandwerk ein nicht selbständig arbeitendes Hilfsgewerbe der Zahnärzte. Nicht nur die Qualität der zahnärztlichen Tätigkeit, sondern auch die der gesamten Zahntechnik, und zwar von der prothetischen Planung bis hin zur technischen Ausführung, liegt im ausschließlichen Verantwortungsbereich des Zahnarztes, was sich auch darin bemerkbar macht, daß Zahntechniker ihre Arbeit immer nur dem Zahnarzt in Rechnung stellen und nicht dem Patienten. Wie von selbst verbietet sich natürlich ebenso die direkte Arbeit eines Zahntechnikers im Munde eines Patienten.

Anders als der Zahntechniker ist der Zahnarzt heute in der

Regel Absolvent einer zahnmedizinischen Hochschule. Erst 1871 war an den Universitäten aller deutschen Länder ein eigenständiges Studienfach der Zahnheilkunde entstanden, nachdem die stark in Entwicklung befindliche Zahnmedizin als Sonderdisziplin der medizinischen Wissenschaften anerkannt war. Die Ausbildung zum Zahnarzt umfaßte damals ein zweijähriges Universitätsstudium in Verbindung mit praktischen zahnärztlich-technischen Arbeiten, die in einer Zahnarztpraxis abgeleistet werden mußten. Somit waren die zahnärztlichen wie die technischen Aufgaben von vornherein zusammengefaßt. Spätere Änderungen der Prüfungsordnung ergaben jeweils längere Ausbildungszeiten durch die Hinzunahme weiterer, auch allgemeinmedizinischer Fächer. Heute dauert ein Zahnmedizinstudium mindestens fünf Jahre, und auch der Bereich der Zahntechnik ist für die angehenden Zahnärztinnen und Zahnärzte mit in das Hochschulstudium aufgenommen worden.

Unabhängig von den lange zurückreichenden Bemühungen, die Ausübung der Zahnheilkunde in Deutschland durch die Schaffung akademischer Grundlagen und die Einführung des Hochschulstudiums gesetzlich zu regeln, gab es parallel bis zum Jahre 1952 den Stand der Dentisten. Diese hatten letztlich die gleichen Befugnisse in der Ausübung der Zahnheilkunde wie die Zahnärzte, mußten jedoch keinen akademischen Werdegang vorweisen. Dentist wurde man früher durch ein dreijähriges Praktikum in einer Dentistenpraxis, welches das Hauptgewicht auf die zahntechnische Ausbildung im Labor legte. Dieser Lehre schloß sich eine dreijährige Tätigkeit in einem zahntechnischen Labor sowie eine zweijährige Ausbildung an einem speziellen dentistischen Institut unter Hinzunahme einiger medizinischer Fächer an.

Auch heute praktizieren noch einige ältere Zahnärzte, die den Beruf ausschließlich als Dentisten gelernt haben. Mit einer Gesetzesreform 1952 wurde jedoch dieser Dualismus der beiden Ausbildungswege abgeschafft und den Dentisten nach bestandener Prüfung ebenfalls das Führen der Bezeichnung »Zahnarzt« gestattet.

Die Dentisten waren allerdings, wie sich eventuell aus ihrem

Werdegang schließen ließe, nicht unbedingt die schlechteren Zahnärzte, womit wir dann wieder beim eigentlichen Thema angekommen wären. Durch ihre intensive technisch-handwerkliche Vorbereitung liefen sie sogar oftmals den studierten »Wissenschaftszahnärzten« den Rang ab. Wenn ich mir nun erlaube, Kollegen aus dem oben geschilderten Berufegeflecht den beruflichen Spiegel vorzuhalten, dann sind hiervon ganz ausdrücklich bestimmte Bereiche ausgenommen. Dieses muß zum Teil deshalb sein, weil mir, wie auch vielen offiziellen Institutionen, zu wenig Einblick in die Tätigkeit vor Ort möglich ist, hauptsächlich aber, weil sich, wie schon eingangs erwähnt, bestimmte Bereiche ärztlichen Tuns einer objektiven Beurteilung gänzlich entziehen oder aber auch wirklich nicht kritikwürdig sind.

Hierunter fallen zum Beispiel die meisten chirurgischen Eingriffe. Viel zu reichhaltig sind hier die Behandlungsmethoden und viel zu sehr beteiligt ist die biologische Konstitution des Patienten, als daß man chirurgische Behandlungserfolge wirklich messen könnte. Natürlich passieren auch auf diesem Gebiet viele vermeidbare Fehler aufgrund stark mangelnder Kenntnisse oder vernachlässigter Berufsauffassung. Qualitätskriterien sind dennoch nur schwer beschreibbar.

Die Arbeit der Kieferorthopäden in Deutschland entzieht sich ebenfalls weitgehend einer vernünftigen Messung. Zwar hat gerade diese zahnmedizinische Fachrichtung besonders viel mit Messungen zu tun, wenn man an das Auswerten von Kiefermodellen und Röntgenaufnahmen denkt, das dazu erforderlich ist, den Weg der best- und schnellstmöglichen Zahnregulierung zu finden. Wenn aber das Ergebnis manchmal zu wünschen übrigläßt, dann nicht immer wegen einer verfehlten Behandlungsplanung und des Einsatzes unzweckmäßiger Regulierungsapparate. Kieferorthopäden können zu Recht für sich in Anspruch nehmen, daß sie es mit meist jugendlichen Patienten zu tun haben, deren Mitarbeit mangels Einsicht in die Notwendigkeit natürlich oft sehr gering ist. Wenn die korrekt angefertigten Zahnklammern dann nicht getragen werden, so kann ein Mißerfolg nicht zu Lasten des Zahnarztes gehen, sofern dieser es nicht versäumt hat, seinen jungen Patienten genügend zu motivieren.

Tatsächlich ist der Ruf der kieferorthopädischen Fachzahnärzte lange nicht so beschädigt wie derjenige der anderen Fachkollegen. Anders als bei den allgemein tätigen Zahnärzten ist mir konkret auch noch keine kieferorthopädische Praxis genannt worden, zu der man lieber nicht hingehen solle. Dieses liegt meines Erachtens an einer grundlegend anderen Berufsauffassung der Kieferorthopäden, die sich mit ihrer fachlichen Fortbildung von Anfang an darauf festlegen, nur noch mit einer überwiegend jugendlichen Klientel zu arbeiten. Wer das so entscheidet, beweist zumindest die besondere Zuwendung zu dieser Altersgruppe und läßt damit auch ein ungewöhnliches Faible für seinen Beruf erahnen.

Zuletzt muß ausdrücklich auch die Berufsgruppe der Zahntechniker von meiner Kritik ausgenommen werden. Dies geschieht zunächst, wie mir scheint, ganz zu Recht, wie die immer wieder meist jahrelange Zusammenarbeit zwischen Zahnärzten und Laboratorien beweist. Nicht nur mir wird das enorme Bemühen und die Gewissenhaftigkeit aufgefallen sein, welche die Zahntechniker in ihrer Arbeit in der Regel an den Tag legen. Es mag natürlich sein, daß ihnen der Schlendrian nicht so möglich gemacht wird wie den Zahnärzten selbst. Hierzu muß man wissen, daß die nicht geringe Anzahl zahntechnischer Laboratorien in Deutschland auf gute Aufträge der Zahnärzte extrem angewiesen ist, und das in einer Zeit, wo das Geld der Patienten für teuren Zahnersatz nicht mehr so locker sitzt und sich die Zuschüsse der Krankenkassen eher nach unten als nach oben bewegen. Damit ein Labor einen Stammkunden, sprich einen Zahnarzt, gewinnt, muß es mit hervorragenden technischen Ergebnissen aufwarten. Und selbst wenn dieser enorme Konkurrenzdruck zwischen den Labors nicht existierte, besteht ein weiterer qualitätserhöhender Faktor durch den Umstand, daß der Zahntechniker seine Arbeit einer nachgeordneten Kontrollinstanz, nämlich dem beauftragenden Zahnarzt, abzuliefern hat, der bei Nichtgefallen den Techniker im geringsten Falle glatt ein zweites Mal arbeiten lassen würde.

Diese Verhältnisse haben paradoxerweise sogar dazu geführt, daß heute in vielen Zahnarztpraxen oft viel geringere technische

Maßstäbe angesetzt werden, als sie die Zahntechnik selbst schon zu bieten hat, und damit der Wert der technischen Arbeit von Zahnärzten oft gar nicht mehr erkannt wird. Eine menschliche Komponente, die mir persönlich oft an Zahntechnikern aufgefallen ist, hat ebenso bedeutenden Einfluß auf die Arbeitsqualität: Bis auf die sicher wenigen Techniker, die sich als verhinderte Zahnärzte vorkommen und einen lebenslangen Minderwertigkeitskomplex mit sich herumtragen, der sie dazu veranlaßt, jede Diskussion mit Zahnärzten gewinnen zu wollen, gibt es besonders viele Angehörige dieses Berufsstandes, die eine große Leidenschaft für ihre Arbeit empfinden und die deshalb auch bei ihren Zahnärzten hervorragende Zahntechnik abliefern.

Es bleibt eine Gruppe der Zahnheilkundler, über die ich mir, wie ich glaube, ein Urteil erlauben kann, weil ich sie lange genug studieren konnte und ihr nicht zuletzt auch selbst angehöre. Es sind die allgemein behandelnden Zahnärzte, die in den Bereichen der Zahnerhaltung und der Prothetik tätig sind und letztlich tatsächlich die größte Gruppe der niedergelassenen Zahnärzte repräsentieren. Wenn man die alten und die neuen Bundesländer zusammenfaßt, so meine ich eine Zahl von derzeit ungefähr 58 000 Kollegen, die entweder in eigenen Praxen oder als Angestellte in Praxen oder Zahnkliniken praktizieren.

Ein viel zu großer Teil dieser Zahnärzte gibt nun den Anlaß dazu, daß die Zahnärzteschaft in ihrer Gesamtheit in der öffentlichen Meinung denkbar schlecht wegkommt. Die zuständigen Standesvertreter schwanken ob dieses Angriffes bis heute zwischen verständnisloser Ablehnung und vorgehaltenem Rätselraten, warum gerade das Zahnärzteimage in Deutschland so schlecht ist. Klägliche ausweichende Erklärungsversuche der Betroffenen, nur die Presse habe sich gegen Zahnärzte verschworen, konnten bislang nicht den Anspruch wirklicher Ernsthaftigkeit erheben, außer man ließe sich zu der Behauptung hinreißen, die Journalisten führten nur ihre eigene Privatfehde gegen die Zahnheilkundler und dokumentierten nicht die vorherrschende Meinung der Öffentlichkeit.

Der wahre Grund für die Kritik, die mangelnde Professionalität vieler Zahnärzte nämlich, wie sie weiter vorn bereits angedeutet wurde und wie ich sie später im Detail ausführen werde, liegt natürlich auf der Hand. Tatsächlich meinen viele Zahnärzte noch heute, sie könnten sich ihre beruflichen Nachlässigkeiten und Inkompetenzen deshalb leisten, weil die Folgen ihres Tuns in der Regel nicht entdeckt werden können. Der Patient stellt für sie keine wirkliche Kontrollinstanz dar in der Weise, wie sie selbst ihren Zahntechnikern auf die Finger schauen können. Solange man dem Patienten alles verkaufen kann und sich dessen Reklamationen im überschaubaren Rahmen halten oder anders geschickt abgewürgt werden können, ist doch alles in bester Ordnung.

Diese oft zu verzeichnende Berufseinstellung hält die gewählten Zahnarztstandesvertreter nun nach wie vor nicht davon ab, die Probleme öffentlich weiter zu verniedlichen oder gar gänzlich zu verkennen. Einzelne Zahnärzte fühlen sich in ihrer patientenfeindlichen Einstellung sogar durch eine förmliche Rückendeckung der Zahnärztekammern bestätigt, die ihrerseits mit dem Einsatz zuständiger Ausschüsse als den eigentlichen Kontrollorganen höchst nachlässig umgehen. In diesen Ausschüssen wird bestenfalls und manchmal höchst überflüssig die bloße Wirtschaftlichkeit zahnärztlicher Maßnahmen unter die Lupe genommen, aber fast nie der tatsächlichen Behandlungsqualität Aufmerksamkeit geschenkt. Und auch das Berufsgericht wird nicht in dem Maße in Anspruch genommen, wie es in Anbetracht des desolaten Zahnarztimages eigentlich zu erwarten wäre.

Nicht Ignoranz, sondern deutliche und öffentliche Kritik gerade aus den Reihen der Zahnärzte selbst hat spätestens dann anzusetzen, wenn auch nur ein Teil der Öffentlichkeit anfängt, sich laut zu empören, und damit die Glaubwürdigkeit eines ganzen Berufsstandes in Zweifel zieht. Wenn dann nicht auf eindeutige und sachliche Weise reagiert wird, pfeifen es bald die Spatzen von den Dächern, und der Ruf wäre so allerdings noch sehr viel nachhaltiger verspielt. Ich selbst vermag es nicht zuzulassen, daß ein leichtfertiger Teil der Zahnärzte den großen Anteil der wohlmeinenden Kollegen durch einen unglaublichen Schlendrian in Mißkredit bringt. Ich maße mir an, auf diesen Sachverhalt in durchaus konstruktiver Weise hinzuweisen mit der

Absicht, der Zahnheilkunde in Deutschland insgesamt damit zu dienen.

Deutsche Zahnärzteschaft im Abwind

Nur scheinbar im Widerspruch zu dem erschreckenden Befund über die deutsche Zahnheilkunde steht die bekannte Tatsache, daß in der Hitliste des Ansehens von Berufen der des Arztes weit oben rangiert. Natürlich haben Tätigkeiten, die über das gesundheitliche Wohl von Menschen und manchmal über Leben und Tod entscheiden, im Bewußtsein der von diesen Fähigkeiten abhängigen Menschen einen herausragenden Stellenwert. Das Votum der Öffentlichkeit zielt auf diese berufsbedingte, theoretische Fähigkeit des Arztes ab.

Das Ansehen der deutschen Zahnärzteschaft insgesamt ist aber in den letzten zehn Jahren, und zwar hauptsächlich als Ergebnis der schlechten Leistungen der Behandler vor Ort in ihren Praxen, immer mehr ins Zwielicht geraten, und heute kann man sagen, daß es auf einem historischen Tiefpunkt angekommen ist. Auch wenn ein Teil der Schuld für diesen Sympathieverlust von der Zahnärzteschaft nicht allein zu verantworten ist: Es muß eine Vielzahl grundlegender Änderungen in der deutschen Zahnheilkundelandschaft durchgesetzt werden, um einen Teil des Ansehens und der Glaubwürdigkeit zurückzuerlangen. Der Zustand in deutschen Praxen ist teilweise katastrophal, auch Zahnkliniken werden von weiten Teilen der Öffentlichkeit schlecht beurteilt und von hilfesuchenden Patienten meist nur noch im äußersten Notfall aufgesucht.

Auch die zahnärztlichen Standesvertreter bestreiten heute nicht, daß in der öffentlichen Meinung über die Zahnärzteschaft ein deutlicher Abwärtstrend zu verzeichnen ist; sie zeigten sich aber bisher auch machtlos bezüglich einer Verbesserung dieser Situation. Statt dessen wurden zu allem Überfluß regelrechte Fehden zwischen widerstreitenden Berufsorganisationen ausgefochten, die nicht nur auf völliges Unverständnis in der Öffentlichkeit stießen, sondern auch geradezu auf einladende Weise die gesamte zerstrittene Zahnärzteschaft von außen angreifbar und verwundbar machten. Den einschneidenden gesetzlichen Bestimmungen, mit denen ehrgeizige Bundesgesundheitsminister 1989 mit dem Gesundheitsreformgesetz und 1993 mit dem 1. Gesundheitsstrukturgesetz aufwarteten, hatten die Betroffenen nun erst recht nichts mehr entgegenzusetzen. Bei beiden Gesetzeswerken war ein lautes Wehklagen der Zahnärzte zu vernehmen, die im Ergebnis neben aller öffentlicher Kritik nun auch noch wirtschaftliche Einbußen erwarten mußten.

Natürlich ging es in erster Linie um das Geld, um die Zahnarzthonorare, die im zweistelligen Prozentbereich abgeschmolzen werden sollten. Während die »Großverdiener der Nation« auf Mitleid aus der Bevölkerung nicht zu hoffen brauchten, kosteten die finanziellen Einschnitte diversen Praxen die Existenz und einer großen Zahl von Angestellten aus den medizinischen Hilfsberufen den Arbeitsplatz.

Darüber hinaus hatten die Zahnärzte insbesondere zu kritisieren, daß die jeweiligen Bundesgesundheitsminister offenbar einen Sturmangriff auf die Freiberuflichkeit des Zahnarztes im Schilde führten. »Staatsdirigismus« und gar der Abmarsch in eine Staatsmedizin nach dem Vorbild der ehemaligen DDR wird heute von den Zahnärzten als Zielvorgabe bundesrepublikanischer Gesundheitspolitik erkannt und vehement bekämpft.

Schaut man sich die Gegenseite der verantwortlich handelnden Politiker an, so ist als Hauptgrund für die überhasteten Reformbemühungen im Gesundheitswesen eindeutig die unbestreitbare Kostenausweitung der letzten Jahre verantwortlich zu machen. Da die Karies hinter den Herz- und Kreislauferkrankungen den zweiten Platz unter den Volksseuchen einnimmt, fällt dem anatomisch kleinen Bereich der Zähne naturgemäß ein überproportionaler Teil der Gesundheitsaufwendungen zu.

Auslöser des Kostenanstiegs und damit der bedrohlich umfangreicher werdenen Ausgaben aller Krankenversicherungen waren allerdings nicht die gestiegenen Behandlungskosten selbst. Tatsächlich ist die Entwicklung insbesondere der Arzthonorare deutlich hinter der allgemeinen Lohnentwicklung in Deutschland zurückgeblieben. Durchaus interessant in diesem Zusammenhang ist es, daß Patienten die Kosten bestimmter ärztlicher Leistungen meist weit höher einschätzen, als sie tatsächlich sind.

Statt dessen war der kostentreibende Auslöser vielmehr etwas ganz anderes, nämlich die ständig zunehmende Inanspruchnahme von Gesundheitsleistungen, das heißt also die offenkundige Tatsache, daß wir Deutschen trotz aller medizinischer Aufwendungen scheinbar eher kränker als gesünder werden. Also konnte die Zahnärzteschaft zu Recht beteuern, nicht sie hätte die Zahnheilkundekosten in die Höhe getrieben. Dennoch wurden mit den Gesundheitsgesetzen gerade die Zahnarzthonorare gekürzt, und zwar deutlich spürbar für Behandler wie für Patienten. Nicht nur letztere wurden, bedingt durch immer höhere Zuzahlungen bei dringend erforderlichen Zahnbehandlungen, in ihrer wirtschaftlichen Kraft geschmälert, auch viele Praxen stießen plötzlich an echte betriebswirtschaftliche Grenzen.

Alle Praxen, in denen täglich große Zahlen von Patienten zu behandeln sind, benötigen selbstverständlich einen ausreichend hohen Personalstamm und gegebenenfalls auch mehrere behandelnde Ärzte. Daß die Personalkosten in jedem Unternehmen den größten Ausgabenposten darstellen, weiß jeder Selbständige. Der bei Zahnärzten sehr erhebliche Faktor der technischen Betriebskosten frißt weitere Anteile der erzielten Praxiseinnahmen auf. Der Gewinn für den oder die Praxisinhaber fällt dann in der Regel nicht höher aus als in einer kleinen Praxis mit wenigen Patienten und geringerem Umsatz.

Der Vorwurf der Heilberufler, die Politiker hätten lediglich an der Kostenschraube gedreht, die Existenz vieler freier Praxen ganz unnötig aufs Spiel gesetzt und gleichzeitig aber eine wirkliche Strukturreform versäumt, ist daher nicht von der Hand zu weisen. Tatsächlich ist es bis zum heutigen Tage für eine Realisierung einer wirklichen Kostensenkung von viel entscheidenderer Bedeutung, einmal den Gründen der übersteigerten Inanspruchnahme von Gesundheitsleistungen nachzugehen, den Gründen, die zu einer Teuerung beitragen, lange bevor die ärztliche Leistung überhaupt in Anspruch genommen werden muß. Die Kosten des Gesundheitswesens lassen sich strukturell auf der einen Seite nur durch eine Veränderung des Nachfrageverhaltens der Patienten, das heißt durch die Förderung eines geänderten Gesundheitsbewußtseins, und auf der anderen Seite durch eine gezieltere und gerechtere Honorierung der adäquaten und nach allen Regeln der Kunst erbrachten ärztlichen Leistung in den Griff bekommen.

Viele sinnvolle Vorschläge von seiten der Heilberufler zielten zwar nicht unbedingt auf gerechtere Behandlungshonorare ab, gingen aber zumindest in Richtung einer Steuerung der Patientennachfrage durch die Einführung von zuzahlungsfreien und zuzahlungspflichtigen Gesundheitsleistungen. Trotzdem wurde von politischer Seite eine andere, ich möchte sagen populistische Gangart eingeschlagen. Hierbei wurde die herrschende Stimmungslage in der Bevölkerung überaus geschickt ausgenutzt: Endlich ging es »auch einmal den Ärzten und Zahnärzten«, also den vermeintlich sowieso auf Rosen gebetteten Halbgöttern in Weiß, an den finanziellen Kragen, mit der unbestreitbaren Folge jedoch, daß viele der so Geschröpften ihre meist hohen Praxisbetriebskosten auf einmal nicht mehr bezahlen konnten und zahlreiche Entlassungen und Insolvenzen resultierten.

Um mich auf meinen Berufsstand zu beschränken, auch im Hinblick auf das beobachtete Mißverhältnis zwischen den Zahnarzthonoraren und den oft miserablen fachlichen Leistungen vieler Zahnarztpraxen, mag den Politikern der Weg der Honorarabschmelzungen geradezu vorgezeichnet gewesen zu sein. Und dieses geschah so gesehen auch zu Recht, denn manche Zahnärzte, die das Rotstiftvorgehen der Politiker dann auch noch als dreist abqualifiziert haben, hätten sich besser im gleichen Augenblick auch gefragt, inwieweit sie ihre Honorare wirklich immer rechtmäßig erhalten haben.

Mit der Verabschiedung des Gesundheitsreformgesetzes 1988 wurde den Zahnärzten vom Gesetzgeber ins Stammbuch geschrieben, sich innerhalb der eigenen Standesorganisation um die Entwicklung und Anwendung eindeutiger Qualitätsrichtlinien zu kümmern. Spätestens seit diesem Zeitpunkt hätte also zumindest eine vernehmliche konstruktive Diskussion um die Qualitätsbeschreibung stattfinden müssen. Das einzige aber, was zunächst vernehmlich passierte, war eine Ablehnung dieser gesetzlichen

Forderung mit dem lapidaren und gänzlich unzureichenden Hinweis, die zahnärztlichen Leistungen seien ausreichend in den Gebührenordnungen beschrieben. Auch und besonders in diesem Punkte haben es die Zahnärzte also bis heute versäumt, aktiv und wirklich strukturell an der Kostendämpfung teilzunehmen und so einen Teil des verlorenen Ansehens zurückzugewinnen. Aus diesem Grunde werden wir uns in einem Kapitel weiter hinten ausführlich mit der Beschreibung zahnärztlicher Behandlungsqualität zu befassen haben.

Solange aber die Zahnärzte und ihre politischen Vertreter in der Öffentlichkeit derart desolat dastehen, dürfen sie sich nicht wundern, wenn sie weiter erpreßbar sind. Egal, was auf bundespolitischer Ebene gesundheitsreformerisch noch in Angriff genommen wird, die Zahnärzte stehen allem weiter hilflos gegenüber. Es bedürfte schon einer wesentlich entschlosseneren und glaubwürdigeren Standesorganisation, um in der Gesundheitspolitik mitreden zu können. Die Zahnärzte müssen es fertigbringen, den Stellenwert der Zahnheilkunde in Deutschland neu zu definieren. Dies müßte insbesondere durch die Schaffung eines vernünftigen Verhältnisses zwischen den ärztlichen Leistungen und den Arzthonoraren bewerkstelligt werden. Erst wenn hier für jeden Patienten Transparenz herrscht, kann auch Vertrauen in den Berufsstand zurückerlangt werden.

Die Entschlossenheit der Standesorganisationen muß sich dann auch im starken Maße auf große Teile der Zahnärzteschaft direkt erstrecken, was bis heute auf sträflichste Weise vernachlässigt wird. Zahnärzte, die mit der Art und Weise ihrer Berufsausübung auffällig geworden sind, dürfen nicht länger weitgehend unbehelligt bleiben. Immense Kosten ließen sich heute schon dadurch einsparen, wenn einzig und allein Qualitätsleistungen honoriert würden. Daß dieses natürlich nur für solche Bereiche gelten kann, die technisch beschreibbar und meßbar sind, ist überhaupt keine Einschränkung der zu erwartenden Kostenersparnis. Denn ganz im Gegenteil sind gerade die kostenintensivsten zahnärztlichen Maßnahmen im Bereich handwerklicher Fertigkeiten angesiedelt, wenn man beispielsweise an das weite Feld des Zahnersatzes denkt.

36

Zu erreichen ist dieses in der Praxis unter anderem durch die Einführung eindeutiger Qualitätsbeurteilungen mit der Möglichkeit der Offenlegung auch für Patienten. Füllungen, Kronen, Brücken oder Prothesen, die nach einer viel zu kurzen Tragezeit erneuert werden müssen, weil sie fehlerhaft angefertigt wurden und versuchte Nachbesserungen fehlschlugen, müssen von den Behandlern kostenlos ersetzt werden. Ist in diesem Zusammenhang jedoch ein Vertrauensverlust beim enttäuschten Patienten eingetreten, so müßte der Zahnarzt den vollen Honorarbetrag anstandslos zurückzuerstatten, damit die Arbeit bei einem anderen Zahnarzt wiederholt werden kann, dem der Patient mehr Kompetenz zubilligt.

Tatsächlich kann und muß in den meisten Fällen leider davon ausgegangen werden, daß Schuld und Verantwortung für die aufgetretenen Probleme dem Zahnarzt zuzurechnen sind, dem entweder schon bei der Planung oder bei der endgültigen Ausführung eines Zahnersatzes mehr oder weniger vermeidbare Fehler unterlaufen sind. Werden nämlich ein paar wichtige Grundregeln der Zahnheilkunde immer gewissenhaft berücksichtigt, kann es nur sehr selten passieren, daß ein Patient mit dem ihm angepaßten Ersatz nicht zurechtkommt. Die Fälle, die voller medizinischer oder sonstiger Unwägbarkeiten sind und daher einen Gewährleistungsanspruch gegen den Zahnarzt unmöglich machen, gibt es zum Glück in der restaurativen Zahnheilkunde höchst selten, vorausgesetzt allerdings, der Behandler überschaut sein Fachgebiet souverän bis zu den Grenzen.

Über die Fehlerhaftigkeit einer zahnärztlichen Arbeit müßten in Zweifelsfällen unabhängige Schiedsstellen entscheiden, die mit kompetenten, aber unabhängigen Zahnärzten besetzt sind. Hier wäre dann eine Situation geschaffen, in der die Patienten nicht wie bislang noch viel zu oft mit ihren Problemen im Stich gelassen werden, sondern die geschlossene Zahnärzteschaft selbst dem Patienten weiterhilft, ohne allerdings bezüglich vorgekommener Behandlungsfehler aus falsch verstandener Kollegialität ein Blatt vor den Mund zu nehmen.

Hiermit greifen wir jedoch den Dingen etwas vor. Ehe wir auf Abhilfe sinnen, müssen wir fortfahren, Nabelschau zu halten.

Das Ausmaß des Vertrauensverlustes zwischen Patienten und ihren Zahnärzten mag nicht jedem offenkundig sein, zumal dann nicht, wenn man selbst immer nur gute Erfahrungen mit seinem Behandler gemacht hat. Daß dieses durchaus nicht die Ausnahme ist, möchte ich auch an dieser Stelle nicht auslassen zu betonen. Wir werden aber im Folgenden sehen, wie viel zu große Teile der Zahnärzteschaft das Vertrauen, das täglich in sie gesetzt wird, immer wieder leichtfertig aufs Spiel setzen.

Vertrauen und wie man es verspielen kann

Mal ehrlich, waren Sie immer zufrieden mit dem, was Ihnen beim Besuch einer Zahnarztpraxis widerfahren ist? Paßte Ihnen immer die Art und Weise, wie mit Ihnen als Patient umgegangen wurde? Hierbei ist nicht von solchen atmosphärischen Störungen die Rede, wie sie zwischen Menschen unterschiedlicher Interessen oder Ansichten natürlich keine Seltenheit sind. Im gesellschaftlichen Leben sehen wir uns ständig damit konfrontiert. Jedoch in der Situation als hilfesuchender Patient möchte man ja gerne einen etwas anderen Status für sich in Anspruch nehmen dürfen und hofft auf viel Sachkompetenz des ausgesuchten Behandlers gepaart mit einem Maximum an Freundlichkeit und Aufmerksamkeit von den Personen, in deren Obhut man sich begibt. Viel zu oft wird aber dieses sehr natürliche Ansinnen des Patienten enttäuscht, meist ohne daß dieses dem Arzt oder seinem Praxispersonal in irgendeiner Weise auffällt. Denn aus der speziellen Situation der Beziehung zwischen Arzt und Patient, die gekennzeichnet ist durch eine förmliche Abhängigkeit des Patienten von der Behandlung, bleibt der Unmut des Patienten für manches, was ihm nicht gefällt, meist unausgesprochen. Schade eigentlich!

Die Klagen der Patienten beziehen sich zumeist nämlich auf so gravierende Dinge, daß in jeder anderen Situation, man denke beispielsweise an ein familiäres Zusammenleben, der Haussegen erheblich schief hängen würde. Der wohl mit Abstand häufigste Auslöser für Patientenkritik und Unwohlsein beim Praxisbesuch ist das Gefühl, in der Praxis kein Individuum, sondern nur eine

Nummer zu sein. Nicht allein ein unfreundlicher, kurz angebundener Umgangston der Zahnarztsekretärin bei der Terminvergabe, besonders die Hochgeschwindigkeitsabfertigung des Patienten innerhalb von maximal zehn Minuten auf dem Behandlungsstuhl – und dies oft nach Wartezeiten von einer Stunde und mehr – lassen jeden Patienten zu einem willenlosen Objekt schrumpfen, zu einem gefügigen, genormten Arbeitsfaktor, der am Ende des Tages nur noch abgerechnet wird. Bei einem so behandelten Menschen sind, die Begrüßung gerade noch ausgenommen, persönliche Worte oder gar die annähernd ausreichende Beantwortung einer Patientenfrage eher kontraproduktiv, da sie wertvolle Zeit kosten und bei der Behandlung, das heißt beim Geldverdienen, nur stören.

Aus dem oben Gesagten heraus verständlich, aber nicht eben hilfreich ist das Verhalten zu vieler Patienten, für eine solche »Abfertigung« auch noch Verständnis zu zeigen. Der berechtigte Protest wird oft nicht sofort in der Praxis abgelassen, sondern immer wieder andernorts gegenüber anderen, nahestehenden Personen, die hier bestenfalls beipflichten können, aber die Situation natürlich auch nicht zu ändern wissen. Geradezu grotesk ist es, daß die betroffenen Ärzte aus der Tatsache, daß sie so wenig Kritik erhalten, dann auch noch schließen, sie würden von ihren Patienten »geliebt«.

Das Verhältnis zwischen Patienten und ihren Ärzten ist also nicht immer ohne Probleme, was um so schwerer wiegt, wenn man sich vor Augen führt, daß diese Beziehung einen ganz besonderen Stellenwert hat, der sich insbesondere daraus ergibt, daß der Patient ein mehr oder weniger kranker Mensch ist beziehungsweise Vorsorge treffen möchte, um gar nicht erst krank zu werden. Nicht von ungefähr ist der Patient nicht »Kunde« bei seinem Arzt, sondern eben »Patient«, also vom Sinn des Wortes her ein »Duldender« oder »Leidender«. Ein Kunde kann eine Dienstleistung in Anspruch nehmen oder ein beliebiges Gut käuflich erwerben, der Patient will von seinem Arzt weit mehr als dies, nämlich persönliche Zuwendung im Zusammenhang mit oft sehr intimen Gesundheitsfragen.

Daß es zur Bewältigung dieser Probleme eines immer ganz

besonderen Vertrauensverhältnisses bedarf, wird niemand ernstlich anzweifeln, wenngleich es sicher nicht jedem bis jetzt bewußt geworden ist. Allein schon die Entscheidung eines Patienten, sich in die Behandlung eines Arztes zu begeben und sich damit den Erfordernissen der eigenen Gesundheit unterzuordnen, ist ein erster bedeutender Schritt zur Besserung. Das Auftreten des Arztes selbst, die Art und Weise, wie er sich der Probleme seines Patienten annimmt und unmerklich versucht, auch auf das seelische Gleichgewicht des Kranken Einfluß zu nehmen, all das kann von so bedeutender Suggestivwirkung sein, daß andere ärztliche Leistungen, der Einsatz von medizinischen Geräten bis hin sogar zum verordneten Medikament eine manchmal nur noch untergeordnete Rolle im Genesungsprozeß spielen.

Dieses im besonderen Maße erforderliche Vertrauen ist niemals wie selbstverständlich vorhanden. Ganz im Gegenteil muß es jeweils aktiv geschaffen werden, und zwar von beiden Seiten, jedoch auf unterschiedliche Weise. Besonders wichtig ist diese vertrauensvolle Kontaktaufnahme natürlich in der allerersten Behandlungssitzung, wo sich Arzt und Patient noch völlig fremd sind. Aber auch bei allen nachfolgenden Behandlungen muß deutlich spürbar sein, daß das Vertrauen noch existiert, selbst bei jahre- oder jahrzehntelangen Arzt-Patient-Beziehungen können immer wieder Dinge vorfallen, welche die Vertrauensbasis schwächen. Vergleiche mit der Vertrauensbasis im partnerschaftlichen Bereich drängen sich hier förmlich auf. Tatsächlich kommt es wie in der Partnerschaft auch gerade in sehr langen Beziehungen zwischen Patienten und ihren Ärzten vor, daß sich eine Art »Betriebsblindheit« einstellt, durch welche die Vertrauensbasis blind als gegeben vorausgesetzt und nicht mehr kritisch hinterfragt wird. Daß dieses oft keinen gedeihlichen Ausgang nimmt, muß hier wohl nicht besonders erläutert werden. Zu groß sind dann einfach die Möglichkeiten des Ausnutzens und des Mißbrauchs.

Um speziell auf die Beziehung zwischen Patienten, die wir ja alle sind, auf der einen Seite und den Zahnärzten auf der anderen Seite zu sprechen zu kommen, so wird aus Patientensicht der Umgang mit dem Behandler durchaus unterschiedlich gesehen.

Da gibt es die Menschen, welche die Sache völlig locker sehen. Sie haben, wenn nicht sowieso mit einer Bärennatur ausgestattet, meist noch nie eine wirklich schmerzhafte oder sonstwie unangenehme Situation im Zahnarztstuhl überstehen müssen, haben auch meist schon von Kindesbeinen an den regelmäßigen Gang zum Zahnarzt gelernt, so daß sie die weiterhin regelmäßige Anmeldung keine nennenswerte Überwindung kostet. Das unbestreitbar Vorteilhafte an dieser meist früh erworbenen Grundhaltung ist die Tatsache, daß bei so häufigen Kontrollbesuchen niemals wirklich große Behandlungsmaßnahmen erforderlich werden, da ja in der Regel alle entstehenden Probleme bereits frühzeitig erkannt werden. Diese Lockerheit im Umgang mit dem Zahnarzt ist vielen Patienten oft auch deshalb möglich, weil sie wissen, daß sie eine ausreichende Mundhygiene betreiben, mit der sie sich viele gesundheitliche Probleme vom Halse halten.

Dann gibt es aber die andere Kategorie von Zahnarztpatienten, die zahlenmäßig die erstgenannte deutlich übersteigt. Diese Menschen bringen es immer wieder nur der Not gehorchend fertig, sich zur Terminabsprache bei ihrem Zahnarzt durchzuringen, und zwar dann, wenn das schlechte Gewissen drückt oder gar die Schmerzen unerträglich geworden sind. Diese Patienten haben oft, meist ohne daß es ihnen heute bewußt wäre, in frühesten Jahren schlechte Erfahrungen mit ihren Zähnen oder ihren Zahnbehandlungen gemacht und sind so ganz schuldlos in einer gleich doppelt nachteiligen Position. Zum einen wird jeder Zahnarztbesuch, auch wenn dort vielleicht nur eine Zahnsteinentfernung erforderlich ist, bereits im Voraus zur seelischen Tortur. Zum anderen sind durch die angstbedingten langen Behandlungspausen die Zahnschäden oft schon so weit fortgeschritten, daß die Behandlung, wenn sie denn beginnt und bis zu einem erfolgreichen Abschluß gebracht wird, mit weiteren Strapazen verbunden ist. Daß viele dieser ängstlichen Patienten ihre Probleme fatalerweise noch dadurch verschlimmern, daß sie die Zahnpflege leider viel zu sehr vernachlässigen, gehört zur täglichen Erfahrung in einer jeden Zahnarztpraxis.

Nicht unerwähnt bleiben soll die Sorte von Patienten, denen die Zahnarztangst so in die Knochen gefahren ist, daß sie überhaupt nicht zur Behandlung gehen. Die einzige Ausnahme hierfür stellen allerdings unerträgliche Schmerzen dar, weshalb diese Menschen dann aber auch nur kommen, um sich ausschließlich und ganz gezielt den schuldigen Zahn ziehen lassen, jeweils mit dem Hinweis, daß die übrige Behandlung demnächst dringend begonnen werden solle, sobald die beruflichen Belastungen und Ähnliches dieses zuließen. Unter Hinzunahme dieser bedauernswerten Geschöpfe haben wir dann grob das Spektrum der Menschen abgedeckt, auf das sich die Zahnärzte Tag für Tag aufs neue einzustellen haben.

Um eine gute Ausgangsbasis für eine erfolgreiche Heilbehandlung zu schaffen, müssen vertrauensbildende Maßnahmen sowohl von Patienten- als auch von Behandlerseite ausgehen. Jede Seite muß etwas tun, um sowohl Vertrauen in die eigene Person beim Gegenüber zu wecken als auch diesem zu signalisieren, daß man ihm vertraut. Den vielen verschiedenen Patiententypen gelingt es in jeweils höchst unterschiedlicher Weise, Vertrauen zu ihren Behandlern aufzubringen. Die wenigsten können ihrem Arzt locker und unbefangen gegenübertreten. Schon der Respekt vor einem Vertreter der ärztlichen Zunft führt dazu, daß viele Patienten nicht die Offenheit an den Tag legen, die in der Situation eigentlich hilfreich wäre, sich statt dessen einfach unterordnen. Die so entstandene Distanz wird von vielen Ärzten dann auch noch ausgenutzt, und zwar nicht selten zum Zwecke der Überhöhung der eigenen Person.

Aber nicht nur der Respekt schafft unnötige Distanz, viel häufiger ist es zusätzlich die Angst vor der Behandlungssituation, die jedem Therapieerfolg im Wege steht und daher erst überwunden werden muß. Da gibt es dann zum Beispiel diejenigen Patienten, die, man möchte sagen mit geschlossenen Augen und gleichzeitig geöffnetem Mund, in die Praxis treten und alles möglichst schnell hinter sich gebracht haben wollen. Bei diesem nicht seltenen Verhalten ist nicht etwa blindes Vertrauen vorhanden. Vielmehr ist die Angst des Patienten so groß, daß er der Möglichkeit, eine Vertrauensbasis mit seinem Behandler zu schaffen, überhaupt keine Chance läßt.

Patientenangst drückt sich auf der anderen Seite aber auch oft dadurch aus, daß für ein und dasselbe Problem gleich mehrere Ärzte hintereinander aufgesucht werden und somit gleich diverse »Expertenmeinungen« eingeholt werden. Solchen Patienten fällt es dann oft nicht auf, wie das Vertrauen in die ärztliche Behandlung, das sie mit ihren Erkundigungen eigentlich erlangen wollten, durch die vielfältigen und manchmal naturgemäß auch widersprüchlichen Auskünfte eher weiter schwindet. Sie müssen feststellen, daß sich die Angst, die sie durch viele Fragen abzubauen versuchen, auf diese rationale Weise nicht beherrschen läßt.

Mit der Angst umzugehen ist, zugegeben, für Patienten wie auch Ärzte ein selten zufriedenstellend lösbares Problem, welches hier auch nicht weiter beleuchtet werden soll. Beide Seiten müssen allerdings lernen, für den Umgang miteinander den Faktor Angst mit ins Kalkül zu ziehen, wobei speziell an jeden Zahnarzt in diesem Zusammenhang natürlich ganz besondere Anforderungen zu stellen sind.

Was können und sollten beide Seiten nun dazu beitragen, damit die gemeinsame Vertrauensplattform für eine möglichst erfolgreiche Behandlung geschaffen wird? Um zunächst den Patienten anzusprechen, so sollte dieser möglichst jede übertriebene Befangenheit und Zurückhaltung an der Garderobe lassen und soviel Offenheit und Interesse wie möglich mit in das Sprechzimmer nehmen. Er möge sich vorstellen, daß ein Arzt ein Mensch ist, der mit ähnlichen Fehlern behaftet ist wie er selbst, der also den Nimbus eines Halbgottes überhaupt nicht verdient. Er möge sich auch klarmachen, daß sein Arzt mit ihm und seinen Krankheitssymptomen bedeutend mehr anfangen kann, wenn ihm diese frei und klar beschrieben werden.

Als Patient kann man auch signalisieren, daß man prinzipiell den Fähigkeiten des Behandlers vertraut, auch wenn man diesen noch nie zuvor gesehen hat und von seinen Fähigkeiten noch gar nichts weiß. Wir sind geneigt, die Sachkompetenz eines Arztes immer stillschweigend vorauszusetzen, weshalb uns aber nicht weniger brennend interessiert, wie es um diese Kompetenz denn wirklich bestellt ist. Würden wir den Behandler diesbezüglich auf den Kopf zu fragen, in etwa: »Beherrschen Sie dieses Gebiet überhaupt?«, zeigten wir natürlich unverhohlenes Mißtrauen, hätten vermutlich zugleich das in uns gesetzte Vertrauen auch noch verspielt oder würden doch zumindest die Ausgangsposition für eine Behandlung erheblich beeinträchtigen. Sicher fallen uns in dieser Situation noch andere Methoden ein, um in Erfahrung zu bringen, ob wir in der richtigen Praxis gelandet sind. Man hat sich ja entweder vorher über den Arzt erkundigt oder erfährt bei genügend eigener Aufmerksamkeit spätestens während der Behandlung etwas über dessen Fähigkeiten.

Vertrauen in den Arzt kann aber und sollte auch schon vorher vorhanden sein. Eine rein menschliche Beurteilung der Person des Arztes, die man plötzlich mit allen ihren Eigenschaften und ihrer momentanen Gemütslage vor Augen hat, geht ja in Bruchteilen einer Sekunde vonstatten, und diese Beurteilung trifft den Kern des Menschen oft sehr präzise, genauso wie sie für unser Gefühl die verläßlichste Aussage überhaupt darstellt. Ein positiver Eindruck kann uns hierbei schnell um so gelassener und offener machen, wobei dieser Umstand dann auch für die Behandlung richtig genutzt werden sollte. Wenn aber das Gefühl etwas Negatives meldet, wenn deutliche Antipathie empfunden wird, so sollte man sich andererseits auch dazu bekennen, auch hierüber offen und wertneutral mit dem Arzt sprechen und gegebenenfalls eine Behandlung gar nicht erst beginnen.

Ein äußeres Signal der Antipathie eines Patienten gegen eine Praxis und deren Personal oder auch Zeichen einer mangelnden Motivation beim Patienten, sich effektiv behandeln zu lassen, ist die Unzuverlässigkeit mancher Menschen in bezug auf die ihnen per Termin eingeräumte Behandlungszeit. Sehr zum Leidwesen aller Praxen werden Behandlungstermine von diesen Menschen nur sehr unpünktlich oder aber gar nicht eingehalten, Absagen erfolgen viel zu spät oder auch gar nicht. Meist sind es dann die gleichen säumigen Patienten, die zu ganz anderen Zeiten, und dann natürlich nicht selten gänzlich unangemeldet, in der Praxis erscheinen, in der Regel mit plötzlich unerträglich gewordenen Schmerzen und in der Annahme, sie würden nun sofort behandelt werden. Was diesen Menschen wohl nicht bewußt ist, ist die Tatsache, daß unter ihrem Verhalten dann alle anderen Mitpatienten der zuverlässigen Sorte leiden müssen.

Damit ist klar, daß Pünktlichkeit oder rechtzeitiges Umbestellen von Terminen in den Praxen immer angenehm zur Kenntnis genommen werden und somit klassische vertrauensbildende Maßnahmen seitens des Patienten darstellen. Unzuverlässige Kantonisten müssen zwangsläufig in Kauf nehmen, daß sie das Praxispersonal nicht gerade begeistern und sogar demotivierend auf die Leistungen ihrer Behandler wirken. Wer wiederum vor lauter Angst das Einhalten gerade eines Zahnarzttermines nicht übers Herz bringt, der sollte hierüber allerdings erst recht mit seinem Behandler reden. Oft greifen Patienten in solchen Situationen gerne zur Selbsthilfe, indem sie zum Beispiel die schmerzenden Stellen in ihrer Mundhöhle mit allem malträtieren, was sich zwischen Hausapotheke und Hausbar finden läßt. Daß auch dies das Mißtrauen und den Unmut der Ärzte nur verstärkt, dürfte klar sein.

Wenngleich ein Patient so manches falsch machen kann im Umgang mit seinen Ärzten und damit möglicherweise auch unabsichtlich das Entstehen einer Vertrauensbasis erschwert, so liegt doch der Löwenanteil der Pflichten zur Vertrauensbildung immer beim Arzt und seinem Personal. Dieses ergibt sich bereits zwingend aus der oben erwähnten Abhängigkeit des Patienten von der ärztlichen Zuwendung und dem damit oft verbundenen Unterlegenheitsgefühl. Dem Arzt fällt also immer die Aufgabe zu, die Kluft zwischen dem Patienten und sich soweit wie möglich abzubauen.

Da wir gerade beim Thema Pünktlichkeit waren, auch in den Praxen wird diese oft nicht besonders wichtig genommen. Wer könnte nicht ein Lied davon singen, wie er nach pünktlichem Erscheinen in der Praxis eine geschlagene Stunde oder auch länger auf seinen Auftritt im Behandlungszimmer warten mußte. Wenn dies häufig vorkommt oder gar die Regel ist, so signalisiert eine Praxis gegenüber ihren Besuchern eindeutige Geringschätzigkeit. Wenn eine Praxis ausdrücklich als Bestellpraxis geführt wird, wie heute die allermeisten Zahnarztpraxen in Deutschland, und die Patienten mit Terminen einbestellt werden, so fragt sich doch jeder Patient, dem regelmäßig lange Wartezeiten zugemutet werden, warum er denn überhaupt einen Termin erhalten hat.

Wohlgemerkt, hier ist nicht die Rede von Einzelfällen. Wer nur selten einmal den Stuhl des Wartezimmers über Gebühr lange drücken muß, der kann sicher davon ausgehen, daß der Tagesplan der Praxis durch einen überraschenden wichtigen Umstand, vielleicht einen Notfall, eine länger als erwartet andauernde operative Zahnentfernung oder ähnliches durcheinandergeraten ist. Dann muß man sich vor Augen führen, man selbst säße gerade im Zahnarztstuhl. Da möchte man natürlich die volle Aufmerksamkeit seines Arztes, der einen ohne Zeitdruck bis zu einem vernünftigen Ende behandelt. Ein gewissenhafter Zahnarzt wird auch genau dieses tun und gleichzeitig zur Beruhigung der wartenden Patienten und seiner eigenen Nerven die Assistentin bitten, die Wartenden über die Verzögerung zu informieren. Wahrscheinlich wird er sich auch nach dem verspäteten Beginn der Behandlung für die entstandene Wartezeit entschuldigen, wenn nicht der Patient dem Angebot einer freundlichen Helferin gefolgt ist und, statt zu warten, mit einem neuen Termin bereits gegangen ist.

Die Praxis, die all das versäumt, vermittelt ihren Patienten Geringschätzung. Längere Wartezeiten lassen sich nämlich in den Griff bekommen, andernfalls ist eine Praxis einfach schlecht geführt. Daß dieses in die Gesamtbeurteilung einer Praxis einfließt und den Patienten nie rechtes Vertrauen gewinnen läßt, sollte sich jeder Arzt vor Augen halten und gegebenenfalls einmal eine andere Organisationsform ausprobieren.

Was sehr direkt auf das Vertrauen des Patienten Einfluß hat, ist die Atmosphäre und die Art des Umgangstones in einer Praxis. Freundlichkeit, Aufmerksamkeit und Hilfsbereitschaft wie auch Zeit und Ruhe schaffen ein Klima, das gerade bei einem angstbesetzten Zahnarztbesuch erheblich vonnöten ist. Nichts ist vertrauenerweckender als die persönliche, individuelle Zuwendung während der Behandlung. Viel zu häufig in der Realität anzutreffen ist leider etwas anderes. Die Wartezimmer sind voll, das Personal ist überlastet und gereizt, die Zeit für jeden Patienten ist viel zu kurz, der Zahnarzt selbst hetzt, förmlich auf Rollschuhen, zwischen mehreren Behandlungsstühlen hin und her und hat damit eigentlich für niemanden und gar nichts Zeit außer fürs

46

Geldverdienen. Hier macht eine starre Praxisorganisation Patienten wie Personal zu Sklaven und läßt manchen menschlich wichtigen Aspekt im geordneten Chaos untergehen.

Wie durch ein Wunder halten es viele Patienten trotzdem in solchen Praxen aus, wo eigentlich jeder vernünftige Mensch, dem seine Gesundheit am Herzen liegt, sofort die Flucht ergreifen würde. Aber auch hier gilt, daß solche Horrorszenarien von Patienten für unvermeidlich gehalten und daher wie selbstverständlich geschluckt werden. Vielen ist dabei nicht bewußt, daß ein Großteil deutscher Zahnarztpraxen besser geführt ist. Es ist zu wünschen, daß mehr und mehr Patienten bei der oben geschilderten Praxisführung bezüglich der Ursache schneller Verdacht schöpfen. Denn ein unfreundliches Klima beruht meist auf einer unausgeglichenen, gereizten Arbeitssituation innerhalb der Praxis, die nicht allein nur bei starker Belastung des Praxisteams entsteht. Vielmehr sind die Mitarbeiter meistens verstimmt durch häufige Unmutsäußerungen und Zurechtweisungen des ärztlichen Chefs, weil beispielsweise angeblich die Praxisabläufe nicht so klappen wie gewünscht. Tatsächlich wird dem Behandler aber an diesem Tag schon vieles schiefgegangen sein, weshalb er hier in Wirklichkeit nur den Unmut über seine eigene Inkompetenz dokumentiert, die es ihm nicht gestattet, seine Praxis organisatorisch und fachlich vernünftig zu führen. Aus diesem Grunde sollten Patienten einer chronisch schlechten Praxisatmosphäre schleunigst den Rücken kehren.

Die wichtigste Pflicht, die von jeder Praxis einzuhalten ist, ist jedoch die der fachkompetenten Behandlung. Das ist der Aspekt, der natürlich im mindesten vorausgesetzt werden kann, wenn man einen Fachmann aufsucht, der auf sein Praxisschild »Zahnarzt« geschrieben hat. Aber gerade hier erleben wir auch in Deutschland immer wieder herbe Enttäuschungen. In diesem Punkte wird Vertrauen, das Patienten wie selbstverständlich offerieren, immer wieder auf sträfliche Weise mißbraucht. Die Behandlungsergebnisse sind zum Teil so katastrophal und die versuchten Nachbesserungen so zwecklos, daß Patienten nur noch der Weg zu den Gerichten bleibt. Somit wären wir dann wieder beim eigentlichen Thema dieses Buches. Wer als Behandler nicht die Grenzen seiner Fähigkeiten erkennt und einhält, ständig die Gesundheit und das Aussehen seiner Patienten aufs Spiel setzt und dafür zum Teil noch unverschämt hohe Honorare fordert, der mißbraucht Vertrauen auf die krasseste vorstellbare Weise.

Den diversen Verfehlungen vieler deutscher Zahnärzte werden wir ausgiebigst und im Detail weiter hinten auf die Schliche kommen. Hier sei nun noch ein authentisches Patientenschicksal angefügt, das möglich wurde, weil praktisch sämtliche Gesichtspunkte dieses Kapitels auf einmal außer acht gelassen wurden.

Frau A., eine 38jährige Beamtin im öffentlichen Dienst, hatte nach einer Beförderung erst vor kurzem eine Versetzung in eine neue Behörde und den damit verbundenen Umzug hinter sich gebracht. Sie war schon sehr lange mit dem Aussehen und der Funktion ihrer Zähne nicht zufrieden gewesen. Die oberen Frontzähne waren wenig formschön und standen vor allem sehr weit nach außen gekippt, da sie als Kind viel am Daumen gelutscht hatte und eine rechtzeitige kieferorthopädische Behandlung nicht erfolgt war. Somit war ihr ein normales Abbeißen mit den Schneidezähnen nicht möglich. Frau A. hatte außerdem von einigen modernen Möglichkeiten der Zahnheilkunde gehört, auch schlecht stehende und in der Form unschöne Zähne ästhetisch zu korrigieren. Sie hatte bis zu dem Zeitpunkt eine normale Anzahl gut gefüllter, überwiegend gesunder Zähne und noch keinerlei Kronen oder Zahnersatz im Munde, wenngleich ihr ein unterer großer Backenzahn fehlte, den sie sich nun im Zuge der Behandlung mit einer Brücke ersetzen lassen wollte. Ein weiterer Zahn fiel bei ihr auf, der durch die versäumte Zahnregulierung fast horizontal in den Unterkiefer nach innen ragte und so die Bewegung der Zunge deutlich behinderte.

Mit diesen Problemen, jedoch ohne aktuelle Beschwerden, wandte sie sich an den Zahnarzt Dr. H. in ihrer Nachbarschaft, über den sie von Bekannten nur wußte, daß er bei seinem Alter von etwa 55 Jahren schon recht lange in der Gegend etabliert war. Beim ersten Betreten der Praxis stellte sie jedoch sofort eine sehr unangenehme Atmosphäre fest: Die beiden Helferinnen wirkten eher unfreundlich und abweisend auf sie, während der Zahnarzt einen übernervösen und hektischen Eindruck machte und ständig unruhig mit einer Zigarette in der Hand durch die Praxis lief. Frau A. beunruhigte diese Situation in den ersten Wochen der Behandlung jedoch nicht weiter. Ganz im Gegenteil beeindruckte sie bei aller Fahrigkeit des Behandlers dessen offenkundige Sicherheit innerhalb des Fachgebietes. Noch in der ersten Sitzung wurde ihr ein ganz klares Behandlungsziel vorgeschlagen, welches bei dem Umfang ihrer Zahnfehlstellungen als das einzig richtige bezeichnet wurde. Der Vorschlag war ganz schlicht der, in einem einzigen Behandlungsaufwand ihr 27 Zähne, also sämtliche Zähne ohne Ausnahme, zu überkronen. Der Schluß der Lücke wäre in dem Zusammenhang durch die Anfertigung eines Brückengliedes zwischen den Kronen gleich mit erledigt.

Dr. H. erklärte Frau A., daß angeblich nur diese Komplettüberkronung alle ihre Probleme würde lösen können: Durch eine andere Formgebung der Kronen wäre nicht nur die Abbeißfunktion der Front zu rekonstruieren, auch die Verzahnung im Seitenzahnbereich könne zum Wohle einer guten Kaufunktion verbessert werden. Die ästhetischen Probleme im Frontzahnbereich, die stark hervorstehenden Zähne, könnten durch entsprechend starkes Beschleifen der Außenflächen dieser Zähne optisch nach innen gelegt werden.

Auf die Frage der Patientin, ob denn dieser große Aufwand gerade auch im Seitenzahnbereich, wo sie ja keinerlei weitere Beschwerden habe, wirklich nötig sei, entgegnete ihr Dr. H., daß die Überkronung von Zähnen angeblich sowieso irgendwann erforderlich wäre und immer den besten und dauerhaftesten Schutz für Zähne darstelle. Außerdem würde er den gesamten Zahnersatz auf hochwertige Weise in seinem eigenen Labor anfertigen lassen, da dort seine Ehefrau als Zahntechnikerin tätig ist. Zudem müsse sie sich auch wegen der finanziellen Seite keine Sorgen machen, da sie ja privatversichert und außerdem beihilfeberechtigt sei.

Ausgestattet mit diesen Argumenten und einem Kostenvoranschlag über ca. DM 20 000, der ihr bereits nach zwei Tagen ins Haus flatterte, entschloß sich Frau A. schließlich zu der vorgeschlagenen Behandlung. Zu lange, meinte sie, hatte sie sich über ihre Zähne geärgert und zu wichtig war auch ihre neue berufliche Position geworden, als daß sie ausgerechnet hier bei ihrer Gesundheit und ihrem Aussehen sparen dürfe. Sie vertraute den Erklärungen des Dr. H. und vermutete, daß ihre Gebißsituation wahrscheinlich tatsächlich so schlimm sei, daß jeder Zahn bei der geplanten Sanierung herhalten müsse. Sie war davon überzeugt, daß ihr ein fachlich fundierter Behandlungsplan unterbreitet worden war und daß die hohe geforderte Honorarsumme ein direkter Hinweis auf eine hohe zu erwartende medizinische Qualität sei. Zwar war sie über das nervöse und meist unkonzentrierte Auftreten ihres Behandlers recht irritiert, beruhigte sich aber mit der Tatsache, daß sie ja eine alteingesessene Praxis und nicht die eines Anfängers aufgesucht hatte. Als sowohl von ihrer privaten Krankenversicherung als auch von der Beihilfestelle eine Kostenzusage und damit grünes Licht für genau diese geplante Behandlung kam, schob sie alle Zweifel beiseite.

Nachdem die Behandlung dann begonnen hatte, dämmerte es Frau A. langsam, worauf sie sich bei der geplanten Therapie eingelassen hatte, die für sie zu einem insgesamt fast halbjährigen Leidensweg ausartete. Bereits die Erstbehandlung zog sich über viele Wochen hin, welche die Patientin als äußerst qualvoll empfand. In mehreren Sitzungen wurden ihr die insgesamt 27 Zähne der Reihe nach abgeschliffen und in enormem Umfange gesunde Zahnsubstanz entfernt. Die Sitzungen waren jeweils Halbtagesprogramme, in denen die anfänglich gesetzten Betäubungsspritzen immer wieder ihre Wirkung verloren und mehrfach pro Sitzung wiederholt werden mußten. Obwohl nach jeder Sitzung die neu beschliffenen Zähne mit provisorischen Kunststoffkronen versorgt wurden, begannen mit dem Tage des Beschleifens starke Schmerzen und Überempfindlichkeiten an vielen Zähnen, die vorher völlig beschwerdefrei gewesen waren. Während der Herstellung der diversen Kronen im zahntechnischen Praxislabor, die mit mehreren Wochen auch über Gebühr Zeit in Anspruch nahm, gingen zudem ständig Kunststoffkronen zu Bruch oder fielen heraus, was zu weiteren Unannehmlichkeiten für Frau A. führte, zumal sie immer wieder außerplanmäßig ihre berufliche Tätigkeit unterbrechen und die Praxis von Dr. H. aufsuchen mußte. Hier wurden die Provisorien dann erneuert, und es wurde Frau A. versichert, daß ihre Beschwerden nach Eingliederung der eigentlichen Kronen aufhören würden.

Schließlich war der heiß ersehnte Tag gekommen, an dem die neuen Kronen eingesetzt werden sollten. Eine ausreichende vorherige Anprobe und Begutachtung durch die Patientin vor dem endgültigen Zementieren der Kronen erfolgte nicht. Das Ergebnis war dann für Frau A. ein schlimmer Schock. Spontan äußerte sie gegenüber Dr. H., daß ihr Form, Stellung und Farbe der Kronen, die tatsächlich viel zu rund und zu klobig ausgefallen waren, überhaupt nicht zusagten. Auch Probleme beim Aufbeißen im Seitenzahnbereich mußte die Patientin monieren. Dr. H. empfahl Frau A. jedoch, die Kronen erst einmal einige Tage probezutragen, zu Hause würde das sicher schon ganz anders aussehen.

Aber statt daß sich die Patientin an ihre neuen Kronen gewöhnte, traten während der Zeit des Probetragens noch weitere Probleme auf: Das versprochene Nachlassen der Empfindlichkeiten der überkronten Zähne trat nicht ein, vielmehr hatte Frau A. große Probleme beim Verzehr heißer und kalter Speisen und Getränke, und auch bei Süßigkeiten begannen ihre Zähne regelmäßig extrem zu ziehen. Als ihr dann schließlich noch hintereinander zwei der »endgültig« befestigten Kronen herausfielen, suchte sie ihren Zahnarzt wieder auf.

Nach der entsprechend deutlichen Beschwerde seiner Patientin gab es für Dr. H. nun keinen Ausweg mehr, als ihr anzubieten, einen Teil der Kronen, speziell die im oberen Frontzahnbereich, zu wiederholen. Zwar könne er bei der ästhetischen Formgebung der Kronen durch seine Frau keinen Einwand verstehen, würde aber dennoch der Patientin entgegenkommen und die Wiederholung für Frau A. kostenlos vornehmen.

Die Patientin sah sich zu diesem Zeitpunkt bereits mit der Abschlußrechnung für den gesamten Zahnersatz konfrontiert und dachte an die vielen Probleme mit der Krankenversicherung und der Beihilfestelle, falls sie zur Nachbesserung einen anderen Zahnarzt zu Rate ziehen würde. Außerdem ließ sie sich von Dr. H. nach wie vor einreden, daß es sich bei ihrer Gebißversorgung um einen ganz besonders schwierigen Fall handelte, weshalb sie sich genötigt sah, dem Behandler stillschweigend diese anfänglichen Probleme zuzugestehen und ihm ein weiteres Mal Vertrauen zu schenken.

Jedoch auch nach der Wiederholung eines Teils der Kronen war Frau A. mit dem ästhetischen Ergebnis bei weitem nicht zufrieden. Die Form der Frontzahnkronen hatte sich nicht wesentlich verbessert, es war ihr nach wie vor nicht möglich, mit den Schneidezähnen abzubeißen, und die Empfindlichkeiten vieler Zähne wollten sich ebenfalls nicht legen. Es fiel ihr zusätzlich auf, daß sie zunehmend Schwierigkeiten hatte, ihre neuen Kronen, besonders im Bereich der Zahnhälse, gründlich zu reinigen, wozu der Zahnarzt nur erklärte, daß dies ganz normal sei, da Kronen natürlich eine sehr gründliche Pflege verlangten.

Frau A. sah sich jedoch noch lange nicht am Ziel ihrer Wünsche angelangt, vertraute auf Gott und die Zeit, die hoffentlich bald alles heilen lassen würde, und gab fast unerklärlicherweise Dr. H. eine weitere Chance. Da inzwischen die private Krankenversicherung den Versicherungsanteil an Frau A. überwiesen hatte, hatte sie diesen Betrag auch auf das Konto der von Dr. H. beauftragten Abrechnungsgesellschaft weitergeleitet, von der sie bereits die erste Mahnung erhalten hatte. Auch Dr. H. hatte wiederum ein Einsehen und ließ die beim zweiten Mal ästhetisch ebenfalls mißlungenen Frontzahnkronen ein drittes Mal anfertigen. Nachdem die Menge der Behandlungssitzungen nach einem Vierteljahr unzählbar geworden war, war die dritte Garnitur an Frontzahnkronen eingesetzt. Aber Frau A. konnte auch mit diesen nicht zufrieden sein und gab nun endgültig die Hoffnung auf eine schmerzfreie und ästhetisch ansprechende Restaurierung ihrer Zähne auf.

Etwa ein weiteres Vierteljahr quälte sie sich mit ihrer neuen Gebißsituation herum, ohne weitere Behandlungen in Anspruch zu nehmen. Sie war vom Ablauf und vom Ausgang der bei ihr erfolgten »Therapie« derartig mitgenommen und verärgert, daß sie zunächst versuchte, alle Gedanken daran nur noch zu verdrängen. Erst durch häufige Bemerkungen ihr nahestehender Menschen wurde sie gezwungen, sich mit der kraß nachteiligen

52

Veränderung ihres Aussehens wieder zu befassen, was sie auch ermutigte, endlich einen anderen Zahnarzt um Rat zu fragen.

Erst jetzt kam das gesamte Ausmaß der zahnheilkundlichen Katastrophe ans Licht des Tages. Zu verzeichnen war jetzt das traurige Ergebnis einer Situation, in der die Patientin ihr Vertrauen weitgehend ungeprüft und voller falschen Respekts in einen vermeintlich erfahrenen Behandler gesetzt hatte, der dieses Vertrauen seinerseits auf schamloseste Weise ausnutzte: Die Patientin wurde im schlimmsten Maße zugerichtet, ja förmlich verstümmelt. Die erschreckende Bilanz war, daß tatsächlich keine einzige der 27 Kronen ohne irgendwelche erheblichen Mängel war. Überall ließ die Paßgenauigkeit der Kronen deutlich zu wünschen übrig, was bedeutet, daß die Ränder der Kronen, die dem beschliffenen Zahnstumpf eigentlich auf wenige Hundertstel Millimeter genau anliegen müssen, fast überall weit abstanden und zudem oft zu kurz waren und somit große Areale sensibler beschliffener Anteile der Zahnoberflächen gar nicht bedeckten. Kein Wunder also, daß Frau A. immer noch an erheblicher Überempfindlichkeit litt. Die technische Ausführung der mit Keramik überzogenen Kronen war weit unterdurchschnittlich. Die Keramik war an manchen Stellen bereits weggesprungen oder grob heruntergeschliffen. Die Form, besonders der Frontzähne, war tonnenförmig und plump, also einem Zahn überhaupt nicht ähnlich, wobei die Keramik durch mangelnde Transparenz der Oberfläche ebenfalls keinerlei Zahnähnlichkeit aufwies.

Das Abbeißen im Bereich der Front war nicht möglich. Dick aufgetragene Keramikschichten auf der Innenseite der oberen Frontzahnkronen waren wohl dafür vorgesehen, jedoch völlig unwirksam und trugen nur zur kompletten Verunstaltung dieser Zähne bei. Ebenso katastrophal war die Verzahnung der Kronen im Seitenzahnbereich, wo über weite Strecken die Kauflächen, die sich beim Zubeißen eigentlich an mehreren Stellen präzise berühren müssen, in der Luft hingen.

Bereits die Planung erwies sich in diesem Fall als auf krasseste Weise verfehlt. Es war offenkundig, daß die vorgenommene umfangreiche Überkronung einen einzigen Akt der Bereicherung dieses Zahnarztes darstellte, da sie in diesem großen Umfange in keiner Weise medizinisch erforderlich war. Auch die schwierige Stellung der Frontzähne hätte niemals durch eine reine Kronenversorgung vernünftig korrigiert werden können.

Erst mit diesem Befund vollzog sich bei Frau A. ein Stimmungswandel. Bis dahin hatte sie geglaubt, den Grund für alle Behandlungsprobleme bei sich selbst suchen zu müssen. Sie hatte zuletzt sogar begonnen, an sich selbst zu zweifeln, und versucht, sich förmlich zu zwingen, die mangelhafte Paßgenauigkeit und Ästhetik ihrer Kronen zu akzeptieren. Jetzt aber wurde ihr klar, was sie vorher nicht zu träumen gewagt hatte, daß nämlich nicht sie, sondern den Zahnarzt die eigentliche Schuld an der ihr zugemuteten Misere traf. Da weitere Mahnungen für die Honorarforderungen des Zahnarztes eintrafen, jedoch die Beihilfestelle inzwischen Erstattungszahlungen an die Patientin wegen plötzlich aufgekommener Bedenken zurückhielt, wandte sich Frau A. an ihren Rechtsanwalt, der seinerseits umgehend eine Klage gegen Dr. H. anhängig machte.

Auch im später ergangenen Gerichtsurteil wurde deutlich festgehalten, daß Frau A. von ihrem Zahnarzt im doppelten Sinne betrogen worden war, nämlich zum einen durch eine Behandlung in völlig überflüssigem Umfang und zum anderen durch das katastrophale Ergebnis. Der Zahnarzt wurde zur Rückerstattung der gesamten Behandlungskosten und zur Zahlung eines angemessenen Schmerzensgeldes verurteilt.

Dieser Fall, so kraß, wie er dem einen oder anderen vorkommen mag, ist leider überhaupt kein Einzelfall. Wenn auch hier in besonderer Häufung bei nur einem Patienten, so verdeutlicht er doch exemplarisch die rücksichtslose und vorrangig eigennützige Vorgehensweise viel zu vieler deutscher Zahnärzte. Auch die offenkundigen psychischen Probleme des hier zu traurigem Ruhm gelangten Zahnarztes dürfen natürlich nicht entschuldigend für ihn ins Feld geführt werden. Vielmehr wären sie ein zusätzlicher Grund für die zuständige Berufsvertretung gewesen, diesem Behandler endlich einen entscheidenden Hinweis zu geben, ihm die Zulassung bis zum Abschluß einer Psychotherapie und einer fachlichen Eignungsprüfung zu entziehen oder aber gleich ein endgültiges Berufsverbot zu verhängen.

Schlimm genug, daß dieser Zahnarzt tatsächlich bereits mit einer Vielzahl ähnlicher Fälle bei der Zahnärztekammer des Landes bekannt war. Dort wurden seine diversen Verfehlungen aber lediglich in einer Liste geführt; für ein wirkliches Vorgehen gegen den Scharlatan war die Motivation offenbar nicht vorhanden. Statt dessen wurde von höchster Stelle über Jahre zugesehen, wie ein Patient nach dem anderen ahnungslos in dieser Praxis erschien, um hinterher als nächster Beschwerdefall auf der Liste der Kammer aufzutauchen.

Daß eine derartig nachlässige Art und Weise der Verfolgung und der Anklage zahnärztlicher Verfehlungen durch die Standesorganisationen überhaupt nicht dazu angetan ist, das Vertrauen der Bevölkerung in die Leistungen ihrer Zahnärzte zu mehren, sollte keiner weiteren Diskussion bedürfen. Da es die zuständigen Stellen aus falsch verstandener Kollegialität versäumen, die Mißstände wirklich anzugehen, brodelt der Unmut um so mehr nicht nur in den Legionen von Patienten, die schlecht behandelt wurden und deshalb zum Beispiel vor Gericht ziehen mußten, sondern auch bei vielen Zahnärzten selbst, die schon lange hilflos zusehen müssen, wie der gute Ruf, für den sie viel zu tun bereit sind, durch eine übergroße Herde schwarzer Schafe ständig ruiniert wird. Deshalb darf wenigstens hier nicht versäumt werden, sich mit dem eigentlichen Problem auseinanderzusetzen: dem Bodensatz der deutschen Zahnärzte.

Die »Unteren Zehntausend«

In Deutschland sind derzeit etwa 58 000 Zahnärztinnen und Zahnärzte in ihrem Beruf tätig. Etwa 44 000 von diesen sind in eigenen Praxen niedergelassen, die übrigen arbeiten als Angestellte in Praxen, Kliniken oder im öffentlichen Dienst. Wie weiter vorn schon erwähnt, gibt es nun einen bedauerlichen Anteil dieser Zahnmediziner, bei denen, ob wissentlich oder aus purem Unvermögen, der Pfusch in der täglichen Arbeit ständige traurige Realität ist. Nicht den gelegentlichen Fehlern, die allen unterlaufen und die genauso selbstverständlich wie verzeihlich sind, sondern dem methodischen Außerachtlassen der wichtigsten Regeln der Kunst gilt die Kritik. Um es hart zu formulieren: Es gibt viele Zahnärzte in Deutschland, in deren Behandlung sich ein hilfesuchender Patient besser nicht begeben sollte, falls ihm sein gesundheitliches Wohlbefinden und sein Aussehen etwas bedeuten. Es steht zu vermuten, daß diese unterste Schublade gut und gerne 10 000 der Vertreter dieser Zunft beinhaltet.

Wer meint, daß diese Einstellung vielleicht zu kraß oder die Zahl zu hoch gegriffen sei, der muß sich eines Besseren belehren lassen. Abschätzungen über die wahren Verhältnisse sind natürlich sehr schwierig, zum einen, weil nur wenig brauchbares statistisches Datenmaterial zu diesem Thema verfügbar ist, zum anderen, weil immer noch zu wenige eindeutige Beurteilungskriterien existieren, die völlig unzweifelhafte Erhebungen überhaupt erst möglich machen würden. Offenbar nicht ohne Grund haben zudem Zahnärzte eine direkte und systematische Kontrolle ihrer Behandlungtätigkeit bislang strikt abgelehnt. Diese zugegebene Schwierigkeit der Datenerhebung und Interpretation darf nun aber nicht dazu verführen, daß – ganz im Sinne der Zahnärzte – über die vorhandenen Mißstände besser überhaupt nicht nachgedacht wird. Denn, wie die obigen Ausführungen bereits besagen, können die vorhandenen erheblichen Qualitätsmängel bei Zahnärzten wiederum auch nicht aus der Welt geleugnet werden – selbst die zahnärztlichen Standesorganisationen machen keinen Hehl daraus. Jedoch gerade diese sind es auch, die sich immer noch gerne hinter den Unwägbarkeiten von Untersuchungsmethoden verschanzen, um mit klaren Zahlen und Fakten nur nicht ans Licht der Öffentlichkeit zu müssen.

Zur Verbesserung der Behandlungsqualität verweisen die Zahnärzte bislang anstelle einer direkten Ergebniskontrolle ihrer Arbeiten auf die angeblich immer besser funktionierende Qualitätssicherung innerhalb jeder Praxis selbst, die Kontrollen überflüssig mache. Demnach habe schlicht jeder Zahnarzt ein Interesse an zufriedenen Patienten und damit einem guten, einträglichen Ruf seiner Praxis und würde sich ständig um neueste Geräte und Materialien sowie um die eigene Fortbildung und die seiner Mitarbeiter kümmern. Zu fragen bleibt bei diesem Argument, wo denn die Erfolge dieser strukturellen Bemühungen während der letzten Jahre und Jahrzehnte hingeführt haben. Da die heutige Situation einen erheblichen Handlungsbedarf zur Verbesserung zahnärztlicher Behandlungsergebnisse erkennen läßt, erscheint der von den Zahnärzten eingeschlagene Weg von vornherein als völlig unzureichend. Vielmehr muß eine ernsthafte Qualitätsbeurteilung und die konsequente Korrektur von Mängeln besonders da weiterhelfen, wo der Berufsstand selbst Zweifel an seinen Fähigkeiten erkennen läßt. Gerade die Zahnärzte täten gut daran, tatkräftig an der Offenlegung mitzuarbeiten, wenn sie nicht in den Verdacht geraten wollen, sie hätten mehr zu verbergen, als sie zugeben.

Daher soll auch hier im Folgenden versucht werden, anhand vorliegender Untersuchungen das Ausmaß qualitativ schlechter zahnärztlicher Behandlung aufzuzeigen. Bei aller gebotenen Vorsicht in der Interpretation bestehender Untersuchungen werden wir sehen, daß selbst zaghafte Schätzungen die obige Behauptung mehr als stützen.

Wünschenswert wäre gewesen, wenn der Impuls zur Durchleuchtung zahnärztlicher Behandlungsqualität von den Zahnärzten selbst ausgegangen wäre. Offensichtlich war man aber auf der Seite der verantwortlichen Zahnmediziner hierfür zu zögerlich und in der Auffassung zu uneinheitlich. Hauptgrund für diese Haltung war und ist heute noch die Angst, ein zu großer Teil der Zahnärzteschaft würde so in seinem fachlichen Unvermögen förmlich bloßgestellt werden und wegen nachweislich völlig unzureichender Behandlungsmethoden überhaupt nicht mehr praktizieren dürfen.

Aber nicht nur das 1988 verabschiedete Gesundheitsreformgesetz brachte nun über die Köpfe der Zahnärztevertreter hinweg die Qualitätsforderung auf die Tagesordnung, auch einige gesetzliche Krankenkassen wurden aktiv und begannen, den Zahnärzten vermehrt auf die Finger zu schauen. In beiden Fällen war der Beweggrund der gleiche: Die Hoffnung auf eine deutliche Kosteneinsparung gerade bei den Zahnarzthonoraren. Völlig unzweifelhaft wurde der Zusammenhang zwischen einer optimalen Behandlungsqualität und der langfristigen Wirtschaftlichkeit der

Behandlung hergestellt: Je besser die zahnärztliche Versorgung der Patienten, desto länger die Tragezeit der Füllungen oder des Zahnersatzes und desto niedriger die Folgekosten!

Bekannt – und wegen ihrer entlarvenden Ergebnisse bei Zahnärzten höchst unbeliebt – wurde eine großangelegte Studie, die, gefördert durch den Bundesgesundheitsminister, von den Betriebskrankenkassen in Deutschland durchgeführt wurde. Wir werden sie im Folgenden als deutlichen Beleg für die geschilderte Misere der deutschen Zahnheilkunde kennenlernen, wobei wegen des großen Umfanges nur eine schlaglichtartige Herausstellung der bedeutsamsten Befunde erfolgen soll.

In dieser Studie wurde, wie selten vorher geschehen, insbesondere das Ergebnis zahnärztlicher Behandlungen aufs Korn genommen. Nicht die technischen Ausrüstungen und Möglichkeiten einzelner Praxen, nicht der theoretische Kenntnisstand des Behandlers oder des Personals und auch nicht die möglichen Erschwernisse der zahnärztlichen Arbeit durch Probleme, die im Wesen mancher Patienten begründet sind, nein, lediglich das, was am Ende an kürzerer oder längerer Tragezeit von Füllungen, Kronen, Brücken oder Prothesen herauskam, war hier von Interesse. Da bis heute nur sehr wenige Daten direkter Nachuntersuchungen von Patienten erhoben werden konnten und derartige Erhebungen grundsätzlich auch große Schwierigkeiten mit sich bringen, bedienten sich die Betriebskrankenkassen naheliegenderweise der ihnen über immerhin sieben Jahre vorliegenden Abrechnungsdaten einer Vielzahl von Zahnärzten.

Weitere Unterstützung fand diese außerordentlich aufwendig angelegte Untersuchung anfänglich auch von höchster zahnärztlicher Stelle, nämlich der kassenzahnärztlichen Bundesvereinigung. Anerkannt wurde auch dort, daß eine Aussage über die erzielte Behandlungsqualität im Zahnarztstuhl mittels der Auswertung der zahnärztlichen Abrechnungsangaben auf Krankenscheinen und Heil- und Kostenplänen für Zahnersatz möglich sei. Tatsächlich konnten auf diesem Wege eine Fülle hochinteressanter Aussagen gemacht werden, und zwar zum einen bezüglich der unterschiedlichen Behandlungsformen wie auch zum anderen bezogen auf einzelne Zahnärzte. Als sich jedoch schließlich die

Ergebnisse abzeichneten, machten die Zahnärztevertreter einen Rückzieher von der mit den Krankenkassen gemeinsam geplanten Veröffentlichung. Offenbar wegen der zu schlechten Ergebnisse für die Zahnärzte wurde die ehemals befürwortete Studie plötzlich als unhaltbar und unwissenschaftlich abqualifiziert.

In Wirklichkeit aber enthält die Studie so umfassende Aussagen, daß die Gegenargumente aufgebrachter Zahnärzte ohne weiteres entkräftet werden können. Gängige Praxis bei vielen Zahnärzten ist zum Beispiel das generelle Erneuern bereits vorhandener und auch intakt erscheinender Zahnfüllungen bei Patienten, die, aus welchen Gründen auch immer, aus anderen Praxen neu in die Behandlung kommen. Von den Kritikern der Studie wurde eingewendet, daß aus der frühzeitigen Abrechnung neuer Füllungen nicht direkt auf eine etwa mangelhafte Qualität der alten Füllungen geschlossen werden könne.

Die Studie ist jedoch gegen diesen Einwand gewappnet, denn sie umfaßt Daten über fast 18 000 Patienten und viele hundert den Kassen namentlich bekannte Zahnärzte. Also war aus dem Datenmaterial einer großen Menge von genau nachvollziehbaren Einzelbeispielen, aber natürlich bei voller Wahrung der Anonymität, klar herauszulesen, wie oft die Patienten die Praxen gewechselt hatten. So konnten die hierbei entstandenen Wiederholungsbehandlungen gesondert erfaßt werden und damit aus der eigentlichen Qualitätsbetrachtung herausgehalten werden. Nebenbei muß bei gerade diesem Beispiel natürlich gesagt sein, daß das Erneuern einwandfreier Füllungen an sich schon ein grobes Fehlverhalten eines Zahnarztes darstellt. Dieses läßt auf eine Bereicherungsmentalität und eine auch sonst mangelhafte Berufsauffassung schließen, die ebenso in eine Qualitätsdiskussion einbezogen sein muß, auch wenn es dann vielleicht mehr um rein charakterliche Qualitäten geht.

Nach genauer Auswertung der Fülle zahnärztlicher Abrechnungen wurden für die statistische Erhebung zunächst für alle bewerteten Behandlungsarten Durchschnittswerte gebildet. Das konnte zunächst den beurteilten Zahnärzten nur recht sein, denn so wurden sie nicht, was man auch hätte tun können, mit theoretischen Wünschen zur Behandlungsqualität konfrontiert und nicht an absoluten Maßstäben oder den Leistungsanforderungen anderer Länder gemessen, sondern nur am eigenen Niveau, wie hoch oder niedrig es auch sei. Dieses Entgegenkommen der untersuchenden Kassen ist nicht zu unterschätzen, wenn man bedenkt, daß eine »Vier« eine hervorragende Zensur ist, wenn es kaum »Dreier« gibt. Es ist zudem ein Grund, warum die Studie eher strenger ausgelegt werden muß als die Aussagen, die sie enthält, denn bei den Zahnärzten, die dort mit durchschnittlichen Leistungen enthalten sind, verbergen sich eine Menge einäugiger Könige.

Die Studienergebnisse sind jedoch auch für sich schon blamabel genug. Selbst an der Durchschnittsqualität gemessen, fallen nämlich immer noch genügend Abrechnungsergebnisse von Zahnärzten auf, die das mittlere Niveau erheblich unterschreiten. Sogar auf dem Behandlungsgebiet der Zahnfüllungen, das so grundlegend für jede zahnärztliche Tätigkeit ist, egal welche sonstige fachliche Ausprägung noch vorhanden ist, muß festgehalten werden, daß zu viele Zahnärzte ihr Handwerk nicht beherrschen oder grob vernachlässigen. Jede vierte Füllung überlebt nämlich aus unterschiedlichen Gründen nicht einmal einen Zeitraum von drei Jahren. Ob die Ursache hierfür nun in einer schlechten Herstellung, in einer unzureichenden Voruntersuchung des Zahnes oder in einer falschen Planung insgesamt begründet liegt, spielt hierbei keine Rolle, da die Ursache fast immer beim Zahnarzt zu suchen ist und das negative Urteil dadurch nicht geschönt wird.

Dieser relativ schlechte Gesamtdurchschnitt wäre für die Krankenkasse jedoch noch kein Grund, Zahnärzte genauer zu untersuchen. Dieses schlägt sie erst dringend bei einer Gruppe von 17 % vor, bei denen die Füllungshaltbarkeiten doppelt bis dreimal so schlecht sind! Das macht bei der Gesamtzahl von ca. 58 000 praktizierenden Zahnärzten knapp 10 000! Gar 25 % der Zahnärzte entfernen die Zähne, die sie selbst mit Füllungen versorgt hatten, innerhalb von drei Jahren erheblich häufiger als der Durchschnitt.

Auch der Bereich der Wurzelfüllungen von Zähnen, auf den wir im vierten Kapitel noch in allen Einzelheiten eingehen werden, wird in der Studie als bedenklich eingestuft. Eine solche Behandlung läßt sich nach den Regeln der Kunst nur mit gleichzeitiger Anfertigung von Röntgenaufnahmen erfolgreich durchführen, wobei wenigstens eine Aufnahme manchmal schon ausreicht. Daher ist die Zahl der mit den Wurzelfüllungen zusammen abgerechneten Röntgenaufnahmen ein Maß für die Gewissenhaftigkeit, mit der Wurzelbehandlungen erledigt werden. Hier treffen wir wieder 17 % der Zahnärzte an, die nur bei 70 % oder weniger ihrer Wurzelfüllungen Röntgenbilder anfertigen. So kann es dann nicht verwundern, wenn 35 von 100 Zahnärzten fast jeden dritten ihrer »wurzelbehandelten« Zähne bereits vor Ablauf von zwei Jahren entfernen müssen.

Die Ergebnisse im Bereich von Kronen, Brücken und Prothesen fallen leider nicht besser aus. Noch mehr als bei den zahnerhaltenden Maßnahmen ist die Güte dieser Zahnersatzleistungen von vorbereitenden Maßnahmen abhängig. So muß beispielsweise vor der Überkronung eines Zahnes sichergestellt sein, daß dieser auch geeignet ist, langfristig als Kronen-, Brücken- oder Prothesenpfeiler zu dienen. Weitgehend sicherstellen kann der Zahnarzt dies durch vorherige Zahnfleischbehandlungen, durch Röntgenbilder und durch Kälte- oder Stromtests der Zähne. Nur so ist nämlich herauszufinden, ob diese Zähne im Zahnmark und im Kieferknochen gesund sind. Die statistische Auswertung der Studie bewies zweifelsfrei, daß Zahnersatz dann eine deutlich längere Tragezeit aufwies, wenn vorher entsprechende Untersuchungen oder Behandlungen durchgeführt wurden.

Aber nur jeder vierte Zahn, der überkront wird, wird vom Zahnarzt vorher auf seine Vitalität getestet. 25 % der Zahnärzte machen nur an jedem zehnten zu überkronenden Zahn diese meist unverzichtbare Untersuchung. Selbst wenn sich manche Kälte- oder Stromtests erübrigen und nicht abgerechnet werden müssen, weil sich die Vitalität des Zahnes eindeutig anders offenbart, so sind diese Zahlen dennoch Zeichen einer enormen Nachlässigkeit vieler Zahnärzte.

Bei den Röntgenbildern gibt es ähnlich erschreckende Ergebnisse: bei 60 % aller Zahnersatzarbeiten, bei denen auch Zähne versorgt werden, werden überhaupt keine Röntgenbilder angefertigt. Wiederum 17 % der Zahnärzte machen höchstens bei jeder fünften prothetischen Arbeit die generell erforderlichen Röntgenaufnahmen der Zähne.

Wenn nur bei sieben von tausend Zahnersatzarbeiten auch Zahnfleischbehandlungen durchgeführt werden und 88 % der Zahnärzte dieses überhaupt nicht tun, so liegt es nur sehr untergeordnet an dem Umstand, daß nicht jeder zu überkronende Zahn an Zahnfleisch und Kieferknochen erkrankt ist. Nach dem bekanntermaßen hohen Erkrankungsgrad im Bereich des Zahnbettes müßten die Behandlungsraten bei gewissenhafter Vorgehensweise der Zahnärzte weit höher liegen.

Diese Befunde lassen bereits den Schluß zu, daß es vielen Zahnärzten offenbar überhaupt nicht darauf ankommt, haltbare und technisch einwandfreie Arbeiten in die Münder ihrer Patienten zu bringen. Verantwortliche Zahnarztpolitiker sehen dieses aber natürlich anders und finden für viele Versäumnisse dünne Entschuldigungen. So behauptete der Präsident einer Landeszahnärztekammer doch ernsthaft, Kältetests an Zähnen seien eine vermeidbare Quälerei von Patienten und es müsse in der Entscheidung des Zahnarztes liegen, ob er solche vornimmt oder nicht.

Mit dieser Äußerung wird nun gleich zweierlei verkannt: Die teils verheerenden Folgen bei unterlassenen Vitalitätsprüfungen, die von langwierigen Wurzelbehandlungen über operative Kiefereingriffe bis hin zum Zahnverlust reichen können, sind immer wesentlich unangenehmer als ein kurzer Kältetest, den man zudem äußerst behutsam und erträglich durchführen kann. Zum zweiten: Natürlich kann nicht eine Qualitätsstudie von Krankenkassen oder Politikern Zahnärzten ihre Handlungsweise vorschreiben, sondern dies können und tun nur die Regeln der (zahn-)ärztlichen Kunst. Auf diese beruft sich die Krankenkassenstudie aber selbstverständlich auch und erhebt dadurch zu Recht den Anspruch, ernstgenommen werden zu müssen.

Ein weiterer Einwand der Zahnärzte, welche die angeprangerten Nachlässigkeiten für richtig halten: Röntgenaufnahmen sollten zum einen auf das Notwendigste beschränkt werden und könnten zum anderen beispielsweise vor Überkronungen auch weggelassen werden. Diese im Kern durchaus richtige Haltung befriedigt allerdings genausowenig angesichts der hohen Verlustraten von Zahnprothesen, die wegen zu spät entdeckter Zahnfleisch- oder Kieferbefunde nach nur wenigen Jahren teilweise oder ganz unbrauchbar geworden sind. Dann ist im Ernstfall eine kurzzeitige Strahlenbelastung, solange sie im vertretbaren Rahmen bleibt, doch das weitaus geringere Übel im Vergleich zu den Behandlungsfolgen, wie sie eben schon geschildert wurden. Besser also ein vorheriges Röntgenbild ohne Befund als ein verspätetes mit Folgen.

Die Grenze zwischen einer noch gerade eben vertretbaren und einer unakzeptablen Behandlungsweise ist nicht immer leicht festzulegen, zumal wenn man die Fähigkeiten und die Motivation der Behandler und ihrer Hilfskräfte getrennt beurteilt von den gezeigten Behandlungsergebnissen. Da gibt es solche Behandlungsmaßnahmen, die trotz Vernachlässigung bestehender Behandlungsrichtlinien sich eher zufällig als brauchbar erweisen, aber auch solche, die trotz Einhaltung aller Regeln der Kunst mißlingen. Dennoch läßt sich die ganz eindeutige Beziehung beobachten, daß ein qualifizierter Behandler insgesamt auch die besseren Behandlungsergebnisse vorzuweisen hat, und in der Regel ist die Kluft zwischen guter und schlechter Leistung sichtbar ausgeprägt. Da sich in der Studie der Betriebskrankenkassen häufiger eine Gruppe von etwa 17 % der Zahnärzteschaft abzeichnet, deren Leistungen gleich um mindestens eine ganze Klasse unterhalb des Durchschnitts angesiedelt sind, stellt sich hier die hochinteressante Frage, ob es sich bei diesem Anteil der Zahnärzte immer um die gleichen, namentlich bekannten Behandler handelt. Die Antwort hierauf gibt die Studie mit einem eindeutigen »Ja«.

Die Studie läßt nämlich neben einer Fülle weiterer Aussagen auch Rückschlüsse auf die Häufungen bestimmter Behandlungsmerkmale bei den untersuchten Zahnärzten zu, und zwar sowohl positiver als auch negativer Art. Hierbei fiel auf, daß sich alle Zahnärzte im wesentlichen in drei Gruppen einteilen lassen, in denen die abgerechneten Leistungen und die daraus zu folgernde Behandlungsqualität jeweils sehr ähnlich sind. Die erste Gruppe enthält die Zahnärzte mit den überdurchschnittlich guten bis durchschnittlichen Behandlungsleistungen. In der zweiten sind die deutlich unterdurchschnittlich arbeitenden Behandler beschrieben, während sich die Zahnärzte der dritten Gruppe dadurch hervortun, daß ihre Behandlungsergebnisse höchst unterschiedlich ausfallen, also mal im Durchschnitt liegen und dann wieder weit darunter.

Der ersten Abteilung, den durchschnittlich guten Zahnmedizinern, können immerhin ganze 63 % zugeordnet werden, die sich dadurch auszeichnen, daß ihre Zahnfüllungen und Kronen die längsten Tragezeiten aufweisen und gleichzeitig die abgerechneten Honorare in einer durchschnittlichen Höhe ausfallen.

In der zweiten Gruppe, der deutlich unterdurchschnittlich arbeitenden Zahnärzte, sind nun sage und schreibe nicht weniger als 35 %! Sie fallen auf zum Beispiel durch nur etwa halb so lange Füllungs- und Kronenhaltbarkeiten, aber auch durch um mindestens 25 % höhere Honorarabrechnungen im Vergleich zu ihren durchschnittlich arbeitenden Kollegen. Die erschreckende Stärke dieser Gruppe besagt nun, das möge man sich einmal vorstellen, daß bereits mehr als jeder dritte Zahnarzt mit seinem Beruf auf die eine oder andere Weise auf dem Kriegsfuß steht!

Aus dieser zweiten Gruppe wurden in der Studie dann noch mal diejenigen 10 % aller Zahnärzte herausgefiltert, die mit am deutlichsten unterdurchschnittlichen Leistungen aufwarten und damit den absoluten zahnärztlichen Bodensatz ausmachen. In dieser untersten Schublade kommt einem Zahnarzt überdurchschnittlicher Güte die Bezeichnung »Kollege« wohl kaum noch über die Lippen. Unter diesen »Behandlern« hat es sich nämlich herumgesprochen, daß sich das Geld wesentlich schneller verdienen läßt, wenn man lästige begleitende Zahnstein-, Zahnfleisch- und Wurzelbehandlungen einfach wegläßt und dem Patienten gleich einen teuren Zahnersatz aufschwatzt. Die allerbeste Legitimation für die Wahl dieses direkten Weges findet man in der Tatsache, daß Patientinnen und Patienten doch meist möglichst schnell fertig werden wollen. Außerdem kann doch diesen Menschen auch die ganze Quälerei mit den Vorbehandlungen erspart bleiben, deren Notwendigkeit sie sowieso nicht kennen und deren Ergebnisse und Erfolge sie meist nicht abschätzen können.

Wen wird es da wundern, daß bei diesen Hazardeuren in weißen Kitteln alles teure Blendwerk nur von kurzer Dauer ist. Die Studie entlarvt wiederum, daß bei der miserablen Behandlungsweise fast doppelt so viele Zahnfüllungen innerhalb des ersten Jahres kaputt gehen als im Durchschnitt, daß Kronen gar viereinhalbmal so oft und Brücken und Teilprothesen gleich fünfmal so oft innerhalb von drei Jahren unbrauchbar werden wie beim Mittel aller Zahnärzte. Wie zum Hohn liegt für diese »Zahnkaputtkunde« der Honoraraufwand für die profitgierigen Behandler um ganze 44 % über dem Durchschnitt. Denn ein schöner und von vornherein mit einkalkulierter Nebeneffekt der geringen Haltbarkeit sind die Kosten der Neuanfertigung. Da sage noch einer, auch diese Zahnärzte hätten ein Interesse an zufriedenen Patienten.

Die Studie konstatiert dann zaghaft: »Ganz offensichtlich liegt bei diesen Zahnärzten ein Beratungsbedarf vor«, womit die fachliche Beratung des Zahnarztes bezüglich seiner Verfehlungen durch einen mit Zahnärzten und Krankenkassenvertretern besetzten Ausschuß gemeint ist. Diese Beratungsgespräche gibt es in Einzelfällen auch tatsächlich und des öfteren auch Honorarrückforderungen seitens der Krankenkassen. Daß dies alles einen nennenswerten Effekt auf die Behandlungstätigkeit des so gerügten Mediziners hat, kann aber kaum beobachtet werden. Interessanterweise werden gegen Zahnärzte auch fast nie wirkliche Sanktionen verhängt, durch die die erschreckende Unprofessionalität in den Griff zu bekommen wäre.

Was der Mehrheit der gewissenhaft bemühten Zahnärzte in Deutschland in diesem Zusammenhang immer wieder die Zornesröte ins Gesicht treibt, ist die Tatsache, daß eine gänzlich ungerechte, nämlich umgekehrte Beziehung zwischen den Behandlungsqualitäten und den Zahnärzteeinkommen besteht. Tatsächlich wird in der untersten Leistungsschublade das meiste Geld verdient, und zwar bedingt durch skrupellose oberflächliche Behandlungsplanung und -ausführung, durch hohe Folgekosten verkorkster Behandlungsversuche und durch die zu beobachtende Tatsache, daß gewissenlose Zahnmediziner meist auch der Gruppe der sogenannten Vielabrechner angehören, also derjenigen, deren erzielte Jahresumsätze dank des schnellen Pfuschs schwindelnde Höhen erreichen. Dagegen wird derjenige Zahnarzt, der sich zum Wohle seiner Patienten geduldig abmüht und dem es gelingt, lange haltbare Gebißversorgungen fertigzustellen, obendrein für sein fachliches Können im Vergleich zu den Nichtskönnern finanziell regelrecht bestraft.

Da höre ich dann wieder den Kammerpräsidenten, der nicht glauben mag, daß man mit schlechten Leistungen eine einträgliche Praxis führen kann. Er möge aber bitte zur Kenntnis nehmen, daß es genügend Möglichkeiten gibt, als Zahnarzt mit schlechten Leistungen unerkannt und ungeschoren zu bleiben. Nicht zuletzt die Zahnärztekammern sind wegen zahlreicher Versäumnisse in der Verfolgung eindeutiger Scharlatane an dieser Misere schuld. Natürlich wird sich bei fortwährender Umgehung der Regeln der zahnärztlichen Kunst und den damit zuhauf produzierten Mißerfolgen ein einschlägiger Praxisruf irgendwann etablieren und sich aufgestauter Patientenzorn langsam auch gegen den Behandler richten. Ein so in Bedrängnis geratener Zahnarzt schließt sich dann dem bekannten Standorttourismus an, das bedeutet, er bricht seine Zelte ab und eröffnet eine Praxis im Nachbarbundesland. Dieses kann er theoretisch so lange recht unbehelligt tun, bis ganz Deutschland abgegrast beziehungsweise die Geldgier gestillt ist, wobei das letztere eher selten vorzukommen scheint. Einem Großteil der Honorarrückforderungen von Kassen und Patienten kann man auf diese Weise jedenfalls trefflich aus dem Wege gehen.

Bevor nun allerdings jeder Leser ab sofort vor seinem nächsten Zahnarztbesuch einen verängstigten Anruf bei der Zahnärztekammer seines Landes tätigt, um herauszufinden, ob gegen seinen Zahnarzt disziplinar- oder berufsrechtlich irgend etwas vorliegt, sollten wir uns noch einmal die bessere Seite der Medaille betrachten, bei der immerhin 63 % der Zahnärzte den deutschen Gesamtdurchschnitt wenigstens nicht unterschreiten. »Nur« 10 % werden von der Krankenkassenstudie in ganz eindeutiger Weise abqualifiziert. So gesehen bleibt die Studie eher zurückhaltend und fällt ein Urteil, das im Rahmen bleibt, wenn man bedenkt, daß auch in anderen Bereichen des täglichen Lebens schnell einmal 10 % Ausschuß zustande kommen.

Wenn wir nicht zulassen wollen, von einem nur unterdurchschnittlich begabten Zahnarzt behandelt zu werden, so müssen wir uns jedoch vor rund jedem dritten in acht nehmen. Die Wahrheitsgrenze für schwarze Schafe dürfte aber etwa zwischen 10 und 35 % liegen, je nachdem, welche Maßstäbe man im einzelnen anlegt. In der Studie tauchte allerdings häufiger eine Negativ-Klassifikation auf, von der jeder sechste Zahnarzt betroffen war, was in Deutschland etwa 10 000 Behandler ausmacht. In dieser Größenordnung, schätze ich, ist bei Zahnärzten größte Vorsicht geboten.

Jeder gewissenhafte und offenen Auges praktizierende Zahnarzt wird, denke ich, ohne weiteres auch diese Tendenz bestätigen müssen. Wenn man nämlich feststellt, wie viele Patienten, die aus anderen Praxen kommen, mangelhaft bis katastrophal versorgt sind, dann muß sich jedem Fachmann der Verdacht aufdrängen, daß der zahnärztliche Bodensatz immens dick ist. Wer dieses nicht glauben mag und wer vielleicht zudem noch die Ergebnisse der Studie für zu streng hält, der sollte sich klarmachen, daß die Studie eher zu milde urteilt. Dieses liegt an der eingangs beschriebenen Durchschnittsberechnung, die unter Einbeziehung auch der größten Behandlungsfehler durchgeführt wurde. Würde man nämlich jetzt zum Beispiel nur die 10 % der absolut negativen Leistungen, so, als ob sie nie geschehen wären, aus der Untersuchung herauslassen, so läge der Mittelwert des Leistungsverhaltens gleich deutlich besser, mit der fatalen Folge allerdings, daß noch mehr Zahnärzte als vorher diesen Durchschnitt unterböten und in der Qualitätsskala abfallen würden.

Hieraus wird also erkennbar, daß die Ergebnisse dieser Krankenkassenstudie bei weitem nicht ausreichen, um ein objektives realistisches Niveau mittlerer oder guter Behandlungsqualität festzulegen. Die Studie ist allerdings ohne Frage bestens dazu geeignet, uns vor Augen zu führen, daß der Standard der in Deutschland praktizierten Zahnheilkunde im argen liegt und sehr verbesserungsbedürftig ist. Hierbei darf aber keinesfalls das niedrigste Leistungsniveau zur Ausrichtung mit einbezogen werden.

Vielmehr sollte es sich gerade ein hochentwickeltes Industrieland wie die Bundesrepublik leisten können, seine Zahnmediziner an dem höchstmöglichen Standard zu orientieren, um somit die fachliche Qualifikation aller deutlich zu verbessern und die Unfähigen wirklich auszumerzen. Wie ein solcher Qualitätsstandard, bezogen auf die vielfältigen Behandlungssituationen, beschaffen sein kann, davon wird noch ausgiebig die Rede sein.

Das nächste Opfer bitte

Zum Schluß der theoretischen Bestandsaufnahme der deutschen Zahnheilkunde seien hier noch zwei Beispiele aus dem täglichen Zahnarztleben geschildert. In beiden Geschichten wurden Patienten zu Opfern sowohl fachlicher Inkompetenz als auch menschlicher charakterlicher Unzulänglichkeiten.

Wieder einmal bei einem Zahnarztwechsel offenbarte sich die schludrige Arbeit eines Zahnarztes. Einem jungen Mann war von seinem früheren Zahnarzt vor fast genau einem Jahr eine Krone auf einen unteren hinteren Backenzahn zementiert worden. Jetzt hatte sich diese Krone beim normalen Kauen vom Zahnstumpf gelöst, was zu erheblicher Überempfindlichkeit und Zahnfleischentzündungen führte. Wegen Umzugs in einen anderen Stadtteil suchte der ob der geringen Haltbarkeit überraschte Patient nun eine andere Praxis auf, in welcher der Grund für den frühzeitigen Verlust der Krone sofort zweifelsfrei festgestellt werden konnte. Diese war nämlich auf einem Zahn befestigt worden, der erheblich zu stark und eindeutig zu flach abgeschliffen worden war. Beim Anblick des flachen Zahnrestes wäre selbst jedem technischen Laien sofort klargeworden, daß ein hier zementierter Goldaufbau nur kurze Zeit haften kann. Damit eine Krone eine langfristige ungestörte Tragezeit hat, müssen nämlich die Wände eines Zahnstumpfes möglichst steil beschliffen sein, um durch die so entstehende Haftreibung die Wirkung des Befestigungszementes zu unterstützen.

Pikanterweise kam zusätzlich heraus, daß diese Krone von einem Zahnarzt eingesetzt worden war, der neben seiner Behandlungstätigkeit auch noch als offiziell bestellter Gutachter tätig war. Tatsächlich hatte er tagaus, tagein über viele derartige Behandlungen des prothetischen Bereiches zu entscheiden. Seinen eigenen Leistungsstand auf diesem Gebiet hatte er hier auf traurige Weise demonstriert.

Der jetzt um Hilfe gebetene Zahnarzt riet seinem neuen Patienten nun das, was er ihm raten mußte: Eine schlichte Wiederbefestigung der Krone würde mit Sicherheit keine längere Tragezeit als bisher bedeuten. Die Situation sei nur dann zu retten, wenn die Krone erneuert würde, nachdem der Zahnstumpf auf steilere Weise nachgeschliffen worden sei. Da für den Patienten die Kosten für die Krone ein zweites Mal anfallen würden, wenn er diese Nachbesserung in der neuen Praxis erledigen lassen würde, empfahl ihm der neue Zahnarzt, in dieser Angelegenheit den Vorbehandler nochmals aufzusuchen, um dort entschieden eine selbstverständlich kostenlose Neuanfertigung zu verlangen. Schließlich müsse man davon ausgehen, daß der Vorbehandler als Gutachter mindestens die gleichen Qualitätsmaßstäbe an Zahnersatz anlege und beim Beschleifen dieses Zahnes möglicherweise nur einen schlechten Tag gehabt habe. Der Patient willigte ein, und seine Krone wurde nur provisorisch befestigt.

Mehrere Monate später erschien der Patient zu einem weiteren Untersuchungstermin bei seinem neuen Zahnarzt. Dieser erkundigte sich nun neugierig, ob denn die Nachbesserung durch den früheren Kollegen erfolgt wäre und der Patient mit seiner neuen Krone zufriedener sei. Die Antwort machte jedoch nur noch sprachlos und ließ Mitleid für den Patienten aufkommen. Denn obwohl er die fachlich korrekte Erneuerung eindeutig eingefordert hatte, hatte sein Behandler dieses abgelehnt, zeigte auch kein weiteres Schuldbewußtsein und überredete den hilflosen Patienten, sich die gleiche Krone einfach ein zweites Mal einsetzen zu lassen, weil sie dann bestimmt besser halten würde.

Woher diese zusätzlichen Haftkräfte wie von Geisterhand nun noch kommen sollten, das verriet der Zahnarzt dem verwunderten Patienten nicht, der in diesem Moment nicht aufzubegehren traute und die halbherzige Maßnahme geschehen ließ. Wen wundert es, daß diese Krone nur wenige Monate danach dann doch erneuert wurde. Sie hatte natürlich nicht gehalten. Die Kosten hierfür, die bei dem neuen Zahnarzt deshalb anfielen, wurden nach nicht einmal zwei Jahren ein zweites Mal sowohl von der Krankenkasse als auch vom Patienten getragen. Die Krankenkasse wollte sich nicht die Arbeit machen, eine Honorarrückforderung zu stellen, und die Verärgerung des Patienten war offenbar immer noch geringer als der Respekt vor dem Zahnarzt, der ihn schlecht behandelt hatte.

Das nächste bemitleidenswerte Opfer zahnheilkundlicher Gründlichkeit ist ein Patient, der ebenfalls erstmalig einen neuen Zahnarzt aufsuchte, weil er eine große schmerzhafte Schwellung unter der Oberlippe im Bereich der Wurzelspitze eines Schneidezahnes bekommen hatte. Der betroffene Zahn selbst hatte vor drei Jahren von einem anderen Zahnarzt eine Krone bekommen und war jetzt leicht gelockert und extrem berührungsempfindlich. Die Auswertung einer sofort angefertigten Röntgenaufnahme ergab eine ausgedehnte Knochenauflösung oberhalb der Wurzelspitze. Innerhalb der Wurzel des Zahnes waren ein paar Hinweise auf eine frühere sehr unvollständig gelegte Wurzelfüllung zu erkennen. Zusätzlich war ein allerdings viel zu kurz geratener metallener Wurzelstift im Röntgenbild sichtbar.

Zur Vorgeschichte gab der Patient an, der Zahn sei vor der damaligen Überkronung wurzelbehandelt worden, da er wegen einer tiefen Karies starke Schmerzen verursacht hatte. Danach sei der Zahn des öfteren berührungsempfindlich gewesen und das Zahnfleisch über der Wurzelspitze ebenfalls wiederholt angeschwollen. Nach etwa zweieinhalb Jahren wurden durch eine Blutuntersuchung bei dem Hausarzt des Patienten zusätzlich erhöhte Werte festgestellt, die auf einen entzündlichen Herd schließen ließen. Natürlich berichtete der Patient von seiner vermuteten Entzündung im Kiefer, woraufhin ihn der Hausarzt sofort zur näheren Abklärung zu einem ihm bekannten Kieferchirurgen überwies.

Zum Verständnis all dessen, was bis zu diesem Zeitpunkt in der Behandlung bereits schiefgegangen war, muß hier ein kleiner Vorgriff auf das vierte Kapitel gemacht werden. Um bei einer tiefen Karies, die Schmerzen verursacht, weil sie bis zum »Nerv«

durchgebrochen ist, einen Zahn dennoch dauerhaft zu konservieren, ist es eine fachlich notwendige Maßnahme, eine Wurzelbehandlung durchzuführen. Hierbei wird das erkrankte Weichgewebe innerhalb des Zahnes, das sich in einem Wurzelkanal bis zur Wurzelspitze erstreckt, entfernt und in den erweiterten gereinigten Kanal eine möglichst homogene Wurzelfüllung gelegt. Hierbei muß sichergestellt sein, daß alles getan wurde, um die die Entzündung verursachenden Bakterien zu entfernen, bei der Wurzelfüllung keine Hohlräume zu belassen und den Wurzelkanal bis knapp vor dessen Spitze abzufüllen. Wenn all dieses gewissenhaft vorgenommen wurde, ist zwar die Gefahr einer späteren Infektion außerhalb der Zahnwurzel nicht restlos gebannt, aber doch zumindest weitgehend ausgeschlossen. Ein so wurzelbehandelter Zahn darf dann auch bedenkenlos überkront werden, wobei aus Gründen einer möglichen Bruchgefahr bei einwurzeligen Zähnen immer auch ein metallener Wurzelstift eingebracht werden muß, der den Zahn im Übergang zwischen Krone und Wurzel verstärkt.

Durch die Untersuchung des Zahnes wurde erkennbar, daß an alle diese Regeln zwar gedacht worden war, die Ausführung jedoch erheblich zu wünschen übrig ließ. Zum einen war die Wurzelfüllung im höchsten Maße unvollständig, ließ im Wurzelkanal diverse Hohlräume offen und reichte auch bei weitem nicht an die Wurzelspitze heran, so daß der Wurzelkanal mit Sicherheit voller infektiösen Materials steckte. Direkter Beweis für diesen Mißerfolg waren natürlich die ständigen Kieferentzündungen, verursacht durch die Bakterien, die aus dem schlecht behandelten Wurzelkanal gekommen waren. Zum anderen war der Wurzelstift erheblich zu kurz ausgefallen, verringerte somit in keinster Weise die Bruchgefahr und versah tatsächlich keinerlei Funktion, wenn man von einer einträglichen Abrechnung für den Zahnarzt absieht.

Vorweggenommen sei das in dieser Situation einzig halbwegs erfolgversprechende Vorgehen eines Zahnarztes. Während eine Wurzelbehandlung noch eine relativ hohe Erfolgsquote aufweist, sind alle Folgebehandlungen, wenn denn die Wurzelfüllung erst mißlungen ist, zumeist von wenig Erfolg gekrönt. Der Verlust des

Zahnes ist dann also deutlich näher gerückt und könnte in dieser Situation auch schon erwogen werden, um dem Patienten die Unannehmlichkeiten weiterer Eingriffe zu ersparen. Wenn aber ein solcher Zahn erhalten bleiben soll, so muß daran gedacht werden, sowohl die Ursachen als auch die Folgen der Erkrankung zu beseitigen. Das richtige Vorgehen wäre also gewesen, zunächst die Krone und dann den Wurzelstift zu entfernen, was bei der Kürze dieses Stiftes kein Problem gewesen wäre. Nun wäre der Zugang zum infektiösen Zahninnern frei gewesen, mit der Möglichkeit, die mißlungene Wurzelfüllung und alles bakterienhaltige Material auszuräumen. Nach mehrmaligem Spülen des geöffneten Zahnes über möglicherweise zwei Wochen hätte man den Wurzelkanal erneut abfüllen können und direkt im Anschluß mit einem kleinen operativen Eingriff zusammen mit einer leichten Kürzung der Wurzel den entzündlich veränderten Kieferbereich über der Wurzel ebenfalls bereinigen müssen. Bei gründlichem operativen Vorgehen wäre dann eine Wiederverknöcherung an der Wurzelspitze erfolgt, unabdingbar vorausgesetzt allerdings, die vorherige Wurzelfüllung ist tatsächlich so fest und dicht, daß ein weiteres Wachstum von Bakterien und deren Nachsickern in den Kieferbereich unmöglich ist. Mit der Anfertigung einer endgültigen Krone nach Einbringung eines ausreichend langen Stiftes wäre dann im besten Sinne der Zahnerhaltung zu ihrem Recht verholfen worden.

Was vor einem knappen halben Jahr in dieser Situation nun allerdings tatsächlich geschah, führte im Ergebnis dazu, daß jetzt die Beschwerden nicht verschwunden, sondern wieder die alten und sogar schlimmer waren. Der Patient besorgte sich seinerzeit bei dem ihm empfohlenen chirurgisch tätigen Zahnarzt einen Termin und suchte diesen dann auf in der Erwartung, zunächst einen Rat über das mögliche Vorgehen zu erhalten. Der Zahnarzt war mit diesem Rat auch sofort zur Stelle. Er empfahl einen operativen Eingriff an der Wurzelspitze, der die Probleme lösen würde. Zur absoluten Verwunderung des Patienten bot der Zahnarzt sogar an, diesen Eingriff sofort und auf der Stelle vorzunehmen. Tatsächlich war die Praxis in diesem Moment leer, und ehe der Patient sich versah, war der Eingriff getätigt.

Wie sicher deutlich wird, war auf diese spontane und unüberlegte Weise der Mißerfolg förmlich vorprogrammiert, da es sträflich versäumt wurde, die Ursache der Entzündung mitzubehandeln. Erst später konnte der Patient feststellen, daß er außer einer schmerzhaften Wundheilung von dieser zahnärztlichen Maßnahme absolut nichts gehabt hatte. Zu allem Unglück konnte ihm außerdem zum jetzigen Zeitpunkt nur noch geraten werden, sich den Zahn entfernen zu lassen, da ein jetzt zu wiederholender Eingriff an der Wurzelspitze wahrscheinlich nicht mehr zum Erfolg geführt hätte. Zum Ersatz dieses Zahnes mit einem Brückenglied mußten die beiden Nachbarzähne zur Aufnahme von Kronen beschliffen werden, was ohne die Serie der vorherigen Verfehlungen mit größter Wahrscheinlichkeit hätte vermieden werden können.

Um es vorsichtig zu schätzen, passieren in Deutschland pro Jahr sicher mehrere hunderttausend solche Fälle, bei denen der Patient merkt, daß er schlecht behandelt wurde und dieses reklamiert. Einige Millionen Fälle werden es jährlich sein, die für den Patienten vielleicht weniger augenfällig, aber fachlich dennoch genauso verfehlt sind. Nach einer umfangreichen Untersuchung der Universität Münster sind ganze 52 % aller Zahnersatzarbeiten so schlecht, daß sie eigentlich sofort erneuert werden müßten!

In einem Land, in dem akademisches und technisches Knowhow zu Hause sind, mag es wie ein Rätsel erscheinen, daß in Zahnarztpraxen so viele vermeidbare Fehler passieren. Wie wir später anhand anderer Untersuchungen noch sehen werden, sind es selten nur einzelne Fehler, die eine Behandlung zum Mißerfolg werden lassen. Tatsächlich treten in den meisten Fällen die Fehler gleich gehäuft auf, um dem Patienten dann ein mehr oder weniger unerträgliches Ergebnis zu bescheren. Dieser Umstand läßt nur einen Schluß zu: Bei vielen deutschen Zahnärzten mangelt es gleichermaßen am fachlichen Wissen wie am Willen zur Präzision. Ein Hang zur Perfektion sollte eigentlich gerade diesem Berufsstand eigen sein, ist aber leider viel zu selten anzutreffen.

Es ist daher höchste Zeit, nach den Ursachen für den schlechten Stand der Zahnheilkunde in unserem Land zu fragen, um Vorschläge für eine Verbesserung ableiten zu können.

2. Kapitel

Die Gründe der Misere

Ausbildung zum Zahnarzt – Die Misere beginnt

Was bringt einen Menschen dazu, Zahnarzt zu werden? Wer als Patient schon in Zahnarztstühlen leiden mußte, der stellt sich diese Frage sicher besonders oft. Der überlegt, ob es wohl eine ganz bestimmte Sorte Mensch ist, die an einem solchen Beruf, in dem vielen Menschen extreme Unannehmlichkeiten zugemutet werden müssen, auch noch Freude haben kann. Natürlich hat der Zahnarzt immer die Verbesserung des Gesundheitszustandes seines Patienten im Auge oder sollte dies zumindest haben; bis es jedoch so weit ist, müssen Patienten immer wieder mehr oder weniger stark empfundene Qualen durchmachen, die sie dann, auch ohne daß sie eine direkte Grobheit während der Behandlung erleben, ständig mit der Person ihres Zahnarztes in Verbindung bringen. Nicht nur der Patient, sondern auch der Zahnarzt hat es also schwer, da er ein Berufsleben lang im Spagat des nutzbringenden Quälgeistes zubringen muß.

Solche und andere Probleme, die der Zahnarztberuf so mit sich bringt, erfordern stabile Naturen auch auf Seiten der Zahnmediziner. In Deutschland entschließen sich Jahr für Jahr etwa 2500 Frauen und Männer, diesen Beruf zu ergreifen. Etwa genauso viele haben fünfeinhalb bis sechs Jahre später ihre zahnärztliche Approbation in der Tasche. Die meisten wissen erst danach, genauer gesagt nach den ersten Jahren, in denen sie eigenverantwortlich ihren Beruf ausgeübt haben, was Zahnarztsein tatsächlich bedeutet. Hoffentlich vielen von Ihnen ist es dann auch vergönnt, die tatsächlichen Vorteile speziell dieses medizinischen Teilgebietes würdigen zu können und zu erkennen, daß die berufliche Freude des Zahnarztes in aller Regel natürlich nicht sadistischer Art ist.

Wer nicht gerne mit Menschen umgeht, speziell mit mehr oder weniger kranken Menschen, deren Gesundheitszustand es zu verbessern gilt, der ist in diesem wie in jedem anderen Heilberuf fehl am Platze. Hierbei fällt dem Zahnarzt, sofern er seine Aufgaben gewissenhaft erfüllt, eine ganz besonders befriedigende Tätigkeit zu, und zwar einfach deshalb, weil sie ihm in der Regel

Tag für Tag mehr Erfolgserlebnisse beschert als zum Beispiel einem Allgemeinmediziner. Dessen Tagesablauf, also der eines typischen Hausarztes oder Internisten, sieht nämlich meist folgendermaßen aus: Wenn sich ein Patient in seine Behandlung begibt, so macht der Arzt eine oder mehrere Untersuchungen, stellt eine mehr oder weniger richtige Diagnose der Krankheit und füllt dann meist nur noch ein Rezept aus, mit dem er den Patienten entläßt. Heilbehandlungen im eigentlichen Sinne wie Wundversorgungen, orthopädische oder chirurgische Behandlungen, wie sie in Praxen von Fachärzten häufiger sind, stellen in der allgemeinärztlichen Tätigkeit eher die Ausnahme dar. Da, wo der Mediziner einen wirklichen Eingriff beim Patienten vornehmen muß, lassen sich die Therapieerfolge oft wiederum nicht sofort erkennen. Aber auch bei dem Patienten, der nur mit einem Rezept versorgt wird und daraufhin die Praxis zunächst nicht wieder aufsucht, kann vom Arzt meist nicht beurteilt werden, ob seine Diagnose denn richtig war oder auch ob das verordnete Medikament dem Patienten wirklich geholfen hat.

Trotz mancher Parallelen sieht die Sache für den Zahnarzt schon sehr viel erfreulicher aus. Zum einen hat er deshalb mehr Heilerfolge, weil sein medizinisches Teilgebiet deutlich kleiner ist als das des Allgemeinmediziners und daher die Diagnosevielfalt zwangsläufig beschränkt bleibt. Die Beurteilung krankhafter Zusammenhänge sollte daher für den Zahnarzt sehr viel eher Routine sein als für seinen allgemeinärztlichen Kollegen. Zum anderen ist der Zahnarzt aber gefordert, die meisten seiner Therapien mit Hilfe chirurgischer Tätigkeiten durchzuführen, und zwar überwiegend an Zähnen, Zahnfleisch und Kieferknochen. Seine Behandlung beschränkt sich selten auf das Verordnen bestimmter Medikamente, ja tatsächlich wird vom Rezeptblock in der klassischen Zahnheilkunde nur recht spärlich Gebrauch gemacht.

Die Notwendigkeit zum ständigen manuellen Arbeiten innerhalb der Mundhöhle, zudem noch auf engstem Raum, bei schlechter Sicht und einem oft unruhigen Patienten fordert dem Zahnarzt nun auf der einen Seite ständig höchste Konzentration ab und macht seinen Beruf im besonderen Maße schwierig und anspruchsvoll. Auf der anderen Seite ist diese Tätigkeit aber auch im höchsten Maße befriedigend, da der Zahnarzt fortwährend das Ergebnis seines Handelns unter seinen Fingern entstehen sieht. Und wenn er denn nicht nur zu seiner eigenen Zufriedenheit, sondern auch zu der seines Patienten gearbeitet hat, indem er beispielsweise einen funktionell und ästhetisch gelungenen Zahnersatz herstellen konnte, so erhält er oft durch die Akzeptanz des Patienten eine zusätzliche direkte Bestätigung für alle Mühe.

Der so praktizierte Beruf des Zahnarztes hat also unbestreitbar seine schönen Seiten, vorausgesetzt, wie bereits betont, man führt ihn mit der erforderlichen Gewissenhaftigkeit aus, die für ein erfolgreiches Arbeiten unabdingbar ist. Diese Vorteile können die unschönen Seiten der Zahnheilkunde, um die viele Menschen die Zahnärzte nicht gerade beneiden, normalerweise mehr als wettmachen. Unangenehm in der Beurteilung des Laien sind zum Beispiel die vielen blutigen Eingriffe, die Behandlungen in teils sehr ungepflegten und übelriechenden Mündern oder die manchmal unvermeidbaren Maßnahmen, wo den Patienten Schmerzen zugefügt werden müssen und der Zahnarzt seine natürliche Mitleidsregung aus fachlicher Notwendigkeit für einen Moment unterdrücken muß. Für den praktizierenden Zahnarzt mögen diese Aspekte nur am Anfang seiner Laufbahn wirklich problematisch oder störend sein; in der Regel hat er sich nämlich schon nach wenigen Monaten oder Jahren weitgehend daran gewöhnt.

Die beste Motivation für einen jungen Menschen, mit dem Studium der Zahnheilkunde zu beginnen, ergibt sich aus dem oben Gesagten. Wer bereit ist, sich kranken Menschen wirklich zuzuwenden, und wer die nötige Geduld und Ernsthaftigkeit aufbringen kann, Menschen zu einem gesünderen, schmerzfreieren Leben zu verhelfen, der ist in diesem Beruf sicher gut aufgehoben. Leider ist diese Form der Motivation nicht immer anzutreffen.

Auf der Suche nach Gründen für eine halbherzige Berufsauffassung als Ursache für den so ruinösen Zustand in weiten Kreisen der Zahnärzteschaft kann man die ersten Mißstände bereits bei der Berufswahl ausmachen. Wie viele Zahnärztinnen oder Zahnärzte mag es geben, deren Hauptmotivation zur Wahl ihres Berufes darin bestand, einmal die florierende elterliche Praxis zu übernehmen? Was im Bereich beliebiger Firmenübernahmen durch Söhne und Töchter nur wenig ins Gewicht fallen mag: Wenn eine ausreichende Eignung und Einstellung für den Beruf nicht mitgebracht wird, so endet die Wahl eines Heilberufes meist in der Erfolglosigkeit. Allein die Wunschvorstellung oder das Drängen der Eltern, allein die Räumlichkeiten und technischen Gerätschaften der elterlichen Praxis, alle der Tochter oder dem Sohn schon frühzeitig vermittelten Berufseinblicke und auch der bestehende Patientenstamm bestimmen über den späteren Erfolg des Nachwuchses im Beruf natürlich nicht im geringsten. Wenn, wie so oft, nur den Eltern zuliebe und ohne fachliche Eignung, die ja bekanntlich nicht erblich ist, das Studium dennoch begonnen wird, baut sich sehr leicht schon mit den ersten Tagen ein Frust auf, unter dem später dann alle Patienten fast zwangsläufig zu leiden haben.

Viele andere junge Menschen fühlen sich nicht durch das Bestehen einer elterlichen Praxis, sondern durch den Druck des sehr guten Abiturnotendurchschnitts förmlich genötigt, ein strenges Numerus-Clausus-Fach zu wählen. Die so entstehenden Zahnmediziner mögen dann hervorragende Theoretiker mit einem enormen angelernten Fachwissen sein; ob sie aber den handwerklichen Teil ihres Berufes ebenso hervorragend bewältigen, steht auf einem ganz anderen Blatt. Wer da nicht schon als Kind und Jugendlicher gelernt hat, seine Finger gekonnt einzusetzen, und bastlerisches Geschick entwickelt hat, der wird dieses im Studium als Erwachsener nämlich mit Sicherheit auch nicht mehr ausreichend nachholen können.

Was einen weiteren sehr großen Teil der jungen Menschen veranlaßt, sich trotz einer erwarteten etwa 8jährigen Studien- und Vorbereitungszeit in dieses Studium zu stürzen, um sich voraussichtlich dann erst selbständig machen zu können, das ist das Image des Zahnarztes als »Großverdiener der Nation«. Zu den heute Studierenden ist es zwar bereits durchgedrungen, daß dieses Image für weite Teile der Zahnärzteschaft nicht mehr gilt. Für sehr viele derjenigen, die heute praktizieren und es dabei mehr auf das eigene Wohlbefinden als auf das ihrer Patienten abgesehen haben, muß es aber dereinst wahrscheinlich die Hauptmotivation gewesen sein. Wenngleich es natürlich in keiner Weise verwerflich, sondern selbstverständlich und wichtig ist, wenn sich ein Student über die finanziellen Aspekte des von ihm angestrebten Berufes Gedanken macht, so sollten die späteren Verdienstmöglichkeiten als vordergründiger Aspekt für die Wahl gerade eines Heilberufes jedoch besser nicht ausschlaggebend sein.

Nun mag es noch eine ganze Reihe anderer Gründe geben, weshalb es Menschen zur Zahnmedizin hinzieht. Die Entscheidung, dieses Studium aufzunehmen, hat am Anfang bei so manchem sicher auch keine konkreten Gründe. Bei vielen kommt der Appetit dann beim Essen, das heißt, daß solche Studenten erst innerhalb der ersten Studiensemester wirkliche Freude an diesem Fachgebiet entwickeln. Andere wiederum merken meist schon sehr früh, daß ihnen die im Studium angebotene Materie trotz allergrößter vorheriger Motivation doch nicht zusagt, und treffen die weise Entscheidung, gleich wieder abzuspringen, bevor weitere wertvolle Zeit vergeudet ist. Eine dritte Sorte beißt sich förmlich durch alle schwierigen Anforderungen hindurch, einfach, um den Studienwunsch nicht vorschnell fallenzulassen. Motto: Es wird gegessen, was auf den Tisch kommt. Wenn diese wenig erfolggewöhnten Studenten nur zäh genug sind, haben auch sie unweigerlich ihre zahnärztliche Approbation irgendwann in der Tasche, jedoch oft ohne daß sich der Appetit am Beruf jemals recht eingestellt hätte.

Wie der Alltag eines Studenten der Zahnheilkunde aussieht, kann sich natürlich vorher kaum jemand richtig vorstellen. Da, wo der Studienablauf kritikwürdig ist, soll er hier geschildert werden, wobei jedoch auf die Unterschiede zwischen den einzelnen deutschen Universitäten, die es trotz einer einheitlichen Studienordnung gibt, nicht näher eingegangen werden soll. Viel interessanter ist die Beleuchtung nur derjenigen Studienteile, die veränderungsbedürftig zu sein scheinen. Hierbei muß insgesamt festgehalten werden, daß das Bemühen der deutschen Hochschullehrer zur Aufrechterhaltung eines befriedigenden Ausbildungsstandes generell nur gelobt werden kann. Dieses gilt um so mehr, als die Bedingungen für den universitären Lehrbetrieb, und das beileibe nicht nur im Fache Zahnmedizin, im Laufe der Jahre

immer schwieriger geworden sind. Speziell die Hochschulzahn-
ärzte stehen vor dem Problem immer größerer Zahlen von Studienanfängern auf der einen und immer knapper werdender
Finanzmittel auf der anderen Seite. In einer solchen Zwickmühle
eine gute Ausbildung der jungen Kollegen zu gewährleisten, ist
natürlich fast nicht möglich. Oder andersherum gesagt, wie etwas
später zu belegen sein wird: Das Ergebnis der Ausbildung deutscher Zahnmediziner könnte allein mit genügender Finanzkraft
und damit einer besseren personellen und materiellen Ausstattung
noch deutlich gesteigert werden.

In Deutschland gliedert sich das Zahnheilkundestudium in
einen sogenannten vorklinischen und einen klinischen Teil. Jeder
Teil dauert, wenn sich der Student an die Regelstudienzeiten hält,
fünf Semester, also zweieinhalb Jahre. Während der spätere
klinische Abschnitt dem praktischen Erlernen der diversen Behandlungsabläufe innerhalb der bereits weiter vorn erwähnten
zahnärztlichen Tätigkeitsbereiche gewidmet ist und ein hochspe-
zialisiertes Studium darstellt, enthält der vorklinische Abschnitt
zahlreiche Überschneidungen mit dem Studium der Humanmedi-
zin. Hier werden also zum einen theoretische naturwissenschaft-
liche Fächer behandelt, und zum anderen – und das ist der
wesentliche Anteil innerhalb der »Vorklinik« – erlernt der werdende Zahnarzt die Zahntechnik in ihren wesentlichen Strukturen. Zweck gerade dieser Übung ist es nicht nur, bei der späteren
Zusammenarbeit mit zahntechnischen Laboratorien dem Techni-
kerkollegen wenigstens halbwegs gewachsen zu sein. Vielmehr
bietet die Beschäftigung mit der Zahntechnik neben einem fast
spielerischen Kennenlernen der vielfältigen Zahn- und Kieferfor-
men auch das nicht zu unterschätzende Erlernen der Verwendung
beider Hände inklusive sämtlicher Finger. Und nichts ist in der
Zahnheilkunde so wichtig wie die Fingerfertigkeit.

Bereits die ersten Wochen des allerersten Semesters sind daher
kolossal entscheidend für die weiteren Erfolge des Studenten und
natürlich für dessen beruflichen Erfolg schlechthin. Dieser Umstand scheint mir allerdings an deutschen Universitätszahnkliniken noch nicht ausreichend gewürdigt zu werden. Viel klarer muß
doch erkannt werden, daß zwar Technik und Theorie erlernbar

sind, daß aber Fingerfertigkeit, das buchstäbliche Fingerspitzengefühl, ohne das man nicht erfolgreich Zahnarzt sein kann, sowie die bastlerische Sorgfalt und das Geschick im Umgang mit verschiedensten Werkstoffen von den Studenten bereits ins erste Semester mitgebracht werden müssen. Noch viel mehr als bisher muß darauf geachtet werden, ob ein Student im Gebrauch seiner Finger die nötige Sicherheit aufweist. Im Bereich vieler anderer Berufe ist eine anfängliche Beurteilung bestimmter Grundvoraussetzungen eine schiere Selbstverständlichkeit. Man denke an die Auswahl von Düsenjägerpiloten, die nach strengen wahrnehmungsphysiologischen und anderen gesundheitlichen Kriterien vorgenommen wird. Im gleichen Maße wird sich ein philharmonisches Orchester immer nur aus hochmusikalischen Instrumentalisten zusammensetzten, denn wer nicht ein Mindestmaß an Musikalität mitbringt, der findet in Deutschland keinen Zugang zu einem Musik-Konservatorium, egal, wie gern er auf seinem Instrument auch spielt. Warum sollten wir eigentlich gerade in einem Beruf, wo es um nicht weniger als das gesundheitliche Wohl der Menschen geht, geringere Maßstäbe anlegen als in anderen Berufen?

Zahnmedizinstudenten in den ersten Semestern müssen ihren Ausbildern eine Vielzahl von Werkstücken vorlegen, die sie nach bestimmten Anleitungen mit verschiedenen Fräs- und Schleifinstrumenten in eine vorgegebene Form und Beschaffenheit bringen müssen. Die Palette reicht von Gipsmodellen über polierte Metallteile und beschliffene Kunstzähne bis zu fertigen Kronen, Brücken und Prothesen. Bei diesen Arbeiten heißt es, jeden Studenten sehr genau zu beobachten. Nicht nur das abgelieferte Ergebnis zählt, auch die Zeit, in der er dieses bewerkstelligt hat, ist von großer Bedeutung. Eine im Ergebnis letztlich brauchbare Arbeit kann dann nicht als ausreichend beurteilt werden, wenn der Student beispielsweise mehrere ähnliche Werkstücke vorher bereits verdorben hat und damit für die Herstellung eventuell doppelt oder mehrfach soviel Zeit benötigt hat wie der Durchschnitt seiner Kommilitonen. Wenn dieser Arbeitsstil während der folgenden vorklinischen Technikkurse anhält oder aber alle abgelieferten Arbeiten ein erkennbar niedriges Niveau haben, muß und sollte öfter zwingend davon ausgegangen werden, daß diesem Studenten die nötige Fingerfertigkeit oder die Konzentration fehlt. Da ihm seine spätere Berufsausübung in der Praxis die Fülle der Zeit, wie er sie während des Studiums hatte, bei weitem nicht läßt, wird er durch den Zwang, schnell zu arbeiten, nur um so mehr pfuschen können.

Einem solchen Studenten muß daher entweder seine mangelnde Berufsqualifikation vor Augen geführt werden, verbunden mit dem Ratschlag, das Studium zugunsten eines Berufes aufzugeben, der keine komplizierten manuellen Tätigkeiten erfordert, oder ihm muß in krassen Fällen von seiten der Ausbilder die Fortsetzung des Studiums durch wahrheitsgemäße Benotung verweigert werden. Die Zahl der Studenten, die während der ersten Semester bereits die Selbsterkenntnis zweier linker Hände ereilt und die daher den rechtzeitigen Absprung schaffen, ist wegen der geschilderten, zum Teil abstrusen Motivation zur Wahl des Zahnmedizinstudiums leider relativ gering. Je länger andererseits ein Student von den Ausbildern »im Rennen« gehalten wird in der Hoffnung, daß sich seine technischen Leistungen noch bessern, um so ungerechter wird natürlich ein erzwungener späterer Studienabbruch. Daher muß die Beurteilung der im zahnärztlichen Beruf wirklich alles entscheidenden manuellen Geschicklichkeit spätestens in den ersten beiden Semestern erfolgen. Bis heute erfolgt sie jedoch praktisch noch überhaupt nicht! Statt dessen wird den Praktikanten zwar niemals gestattet, aber dennoch durch Unachtsamkeit ermöglicht, daß sie aus lauter Zweifeln an den eigenen manuellen Fertigkeiten ihre technischen Studienarbeiten bis hin zu den Examensarbeiten in gewerblichen Laboratorien außerhalb der Klinik herstellen lassen. Wer sich als Student aber ein derartig erschreckendes Armutszeugnis ausstellt, der sollte von der Berufsausübung tunlichst ferngehalten werden.

Während des vorklinischen Studiums mit seinen vorbereitenden Kursen in technischen und wissenschaftlichen Gebieten ist dem Studierenden der Blick auf das von ihm eigentlich gewählte Fachgebiet, die Zahnheilkunde, oft regelrecht verstellt, was das Lernen manchmal unnötig erschwert. Sicher ist es erforderlich, daß viele trockene Wissensgrundlagen erarbeitet und auch praktische Übungen gemacht werden, die mit der späteren Berufsausübung nicht mehr viel gemein haben. Alle Zweige der Naturwissenschaften sind im Laufe der letzten Jahrzehnte jedoch derart umfangreich geworden, daß selbst den eingefleischten Fachleuten ein Gesamtüberblick oft nicht mehr gelingt. Der Studierende muß sich dennoch mit einer erschreckenden Fülle von Einzelfakten abplagen, die er in diesem Umfang für das nötige Verständnis des jeweiligen Fachgebietes nicht benötigt. Ist es für einen Zahnarzt denn wirklich wichtig, sich in den Stämmen des Tierreiches auszukennen, entlegene chemische Reaktionszyklen zu durchschauen oder die Nierenfunktionen und die Hirnstrukturen des Menschen bis ins Detail zu kennen? Um das Studium effektiver auf die wirklichen Erfordernisse im Berufsalltag auszurichten und letztlich, um es salopp zu sagen, bessere Zahnärzte zu produzieren, kann und sollte hier eine Beschränkung auf das Wesentliche erfolgen, ohne damit natürlich einem akademischen Anspruch zu schaden.

Das gleiche gilt für die vorklinische Zahntechnik. Hier werden in Theorie und Praxis von den Studenten oft noch zahnmedizinische und zahntechnische Verfahren erlernt, deren Kenntnis bestenfalls einen gewissen historischen Wert haben, im Berufsalltag jedoch wegen Überalterung besser keine Anwendung mehr finden sollten und tatsächlich auch kaum noch finden. Statt dessen haben Verfahren und Behandlungstechniken in moderne Zahnarztpraxen Einzug gefunden, die auch für Studierende interessant wären, die ihnen aber nicht angeboten werden können. Die Ausbildung an den Zahnkliniken hinkt in diesem Falle der Entwicklung des Faches natürlich zwangsläufig immer etwas hinterher, da moderne Aspekte der Zahnheilkunde erst nach einem langwierigen Prozeß in die Ausbildungsordnungen übernommen werden können.

Weit schlimmer ist jedoch, wenn das Üben manueller zahnärztlicher Fertigkeiten bereits in der Vorklinik zu kurz kommt, nur weil viel Zeit mit dem Kennenlernen teils antiquierter Behandlungsmethoden vergeudet wird. Dringend erforderlich und viel zu sehr vernachlässigt ist ein richtiggehendes »Einschleifen« bestimmter Abläufe, um die manuelle Geschicklichkeit zu verbessern. Um wieder die beiden oben gewählten Beispiele zu bemühen: Ein Flugschüler muß im Schnitt mindestens 100 Landungen hinlegen, bis er den ersten Alleinflug absolvieren darf. Erst dann hat er das buchstäbliche Fingerspitzengefühl für das Verhalten seines Flugzeugs in dieser besonderen Situation, welches er durch späteres ständiges Üben vervollkommnen muß. Noch augenfälliger beim Instrumentalmusiker: Wenn dieser seine Fingerübungen nicht bis ins letzte ausführt und auch sonst nicht ständig auf seinem Instrument übt, wird ihm ein fehlerfreies Spiel nie gelingen. Was in diesen Berufen nur eine harte Landung oder einen dissonanten Klang zur Folge hat, bedeutet in der Medizin einen möglicherweise irreparablen Schaden an der Gesundheit eines Menschen. Diesen jedoch gilt es weitgehend zu vermeiden. Ein Nachholen der im vorbereitenden Studium versäumten Übungen bestimmter Fertigkeiten am lebenden Patienten, wie es heute mit zum Teil erheblichen negativen Folgen passiert, muß in Zukunft soweit als irgend möglich überflüssig werden.

Der vorklinische Abschnitt wird normalerweise nach zweieinhalb Jahren ab Studienbeginn mit dem Physikum abgeschlossen, welches das Wissen der ersten fünf Semester überprüft. Der dann beginnende klinische Abschnitt bringt den Studenten noch nicht von vornherein mit wirklichen Patienten in Berührung. Innerhalb des ersten klinischen Semesters muß der Kandidat vielmehr zunächst einen sogenannten Phantomkurs absolvieren, in dem er Behandlungssituationen an einem Phantompatienten übt, der nicht aus Fleisch und Blut, sondern aus Plastik und Gummi besteht. Bei ihm ist die Mundsituation durch zwei Zahnbögen mit einschraubbaren Kunststoffzähnen sowie Wangen und Lippen aus Weichgummi simuliert. Dem Phantompatienten fehlt im Vergleich zu seinem lebenden Pendant jedoch Wesentliches: Es gibt keinen störenden Speichelfluß, keine große bewegliche Zunge und insbesondere keine Bewegungsunruhe des behandelten Patienten insgesamt. Der Phantompatient ist still und starr und läßt daher nur in sehr begrenztem Umfange das Üben wirklicher Behandlungssituationen zu. Die Körperhaltung des Behandlers, die Führung der Bohr- und Schleifinstrumente in der Mundhöhle und das durch Lippen- und Wangenpartien behinderte Bearbeiten der Zähne sind die Dinge, die einigermaßen realistisch exerziert werden können. Der Phantompatient quittiert Fehlbehandlungen bestenfalls durch verschliffene Zähne oder bis zu den Ohren eingerissene Gummimundwinkel und bleibt somit ein sehr unvollkommenes Übungsobjekt.

Erst im zweiten klinischen Semester ist der große Moment gekommen, wo der Student erstmalig einem lebenden, hilfsbedürftigen Patienten gegenübersteht, um diesen dann unter Aufsicht eines meist jungen approbierten Zahnarztes zu behandeln. Obwohl diese Patienten darauf hingewiesen werden, daß die Behandlung durch Studenten erfolgt, und sie in der Regel in diesen besonderen Umstand auch eingewilligt haben, ist den Klinikbesuchern oft nicht bewußt, wie mehr oder weniger unerfahren ihr Gegenüber im weißen Kittel ist oder daß sie in diesem Moment überhaupt allererster Patient ihres Behandlers sein können. Mögliche Fehlbehandlungen durch die Studenten sollen in den Patientenkursen dadurch vermieden werden, daß jeder Behandlungsablauf, ob es sich um eine Füllung, eine Wurzelbehandlung oder eine Krone handelt, in viele kleine Einzelschritte aufgeteilt ist, von denen jeder einzelne vom beaufsichtigenden Zahnarzt begutachtet und abgezeichnet werden muß. Dieses enorm auf Kosten der Behandlungszeiten gehende Schema ist jedoch eine unentbehrliche Einrichtung und gut geeignet, Fehler meist in engen Grenzen zu halten. Der Studierende hat natürlich auch in allen anderen Situationen zusätzlich die Möglichkeit, sich über sein weiteres Vorgehen beim Zahnarzt rückzuversichern.

Dennoch ist der Wechsel des Studenten von der Werkbank der Vorklinik über die nur halbjährige Vorbereitung am Phantomkopf zum wirklichen Patienten im ersten Behandlungskurs oft nur mit großen Schwierigkeiten zu vollziehen. Es kommt für ihn in dieser Situation nämlich, in der er sich fachlich nun wirklich beweisen muß, noch die bis dahin völlig fehlende menschliche Komponente hinzu. Plötzlich sieht er sich einem mehr oder weniger leidenden Menschen gegenüber, der nicht nur rein fachliche zahnheilkundliche, sondern auch persönliche seelische Zuwendung benötigt. Zu allem Überfluß ist dieser Mensch oft unruhig und empfindet Schmerzen bei der Behandlung, denen er durch manchmal unvermittelte ruckartige Bewegungen auszuweichen versucht. Eine mentale Vorbereitung des Studenten auf diese Situation erfolgt jedoch nicht, wie überhaupt die Betreuung und psychologische Führung eines Patienten während der Behandlung leider kein Fach innerhalb der Zahnheilkunde darstellt.

Es gibt die merkwürdigsten Verhaltensweisen, die viele der jungen unerfahrenen Studenten in dieser Situation ihrer kompletten Überforderung an den Tag legen. Sie reichen von sofortiger Resignation mit Übertragung des Falles auf den betreuenden Zahnarzt über hektisches, unkontrolliertes Bemühen bis hin zum Vorspielen nicht vorhandener Souveränität. Gerade diese letzte Reaktion der Selbstüberschätzung kann sich extrem nachteilig auf den Patienten auswirken, der jetzt oft »von oben herab« diszipliniert wird, er möge stillhalten und am besten seinen Schmerz für sich behalten, gerade so, wie auch der Phantompatient sich nicht gewehrt hatte. Eine weitere unangenehme Auswirkung bei einer solchen Mentalität eines Studenten, der nicht in der Lage ist, dem Patienten gegenüber seine relative Unerfahrenheit zuzugeben, können leicht Behandlungen sein, die, um sich ja keine Blöße anmerken zu lassen, vom Studenten vorgenommen werden, ohne daß er sie wirklich beherrscht.

Selbstüberschätzung ist jedoch beileibe nicht nur ein Problem von Studienanfängern. Leider prägt sich oft der persönliche Stil eines Behandlers gerade aus der Erfahrung der ersten Gehversuche bei der Patientenbehandlung. Wer in dieser Situation fälschlicherweise meint, Unerfahrenheit durch falsche Souveränität oder gar Grobheit überspielen zu können, der wird diese Umgangsform auch in späteren Berufsjahren meist nicht ablegen können. Patienten sollten also gewarnt sein, daß mit einem solchen Auftreten eines Zahnarztes sehr oft nur mangelnde Fähigkeiten fachlicher oder menschlicher Art kaschiert werden.

Zusammengefaßt ist der Übergang zum ersten Behandlungskurs also zu kraß und stellt Studenten, beaufsichtigende Zahnärzte und Patienten vor vermeidbare Probleme. Um ihnen aus dem Weg zu gehen, wäre dringend anzuraten, zwischen klinischem Phantomkurs und erster Patientenbehandlung einen semesterinternen Behandlungskurs einzuführen, bei dem sich die

Studenten zunächst nur gegenseitig behandeln. Dieses Üben der Studenten untereinander gibt es bislang erst in späteren Semestern, zum Beispiel im Zusammenhang mit dem Legen von Spritzen, Infusionen und ähnlichem. Da die Studenten den menschlichen Umgang miteinander über mehrere Jahre gelernt haben, stellt eine auf Gegenseitigkeit beruhende Behandlungssituation eine sehr positive, streßfreiere Möglichkeit dar, sich auf die unerwarteten Umstände beim Arbeiten in einer realen Mundhöhle einzustellen. Wenn sich in diesem Fall ein Erfolg einstellt, der schon deshalb wünschenswert und erforderlich ist, weil es sich ja um die Behandlung eines Kommilitonen handelt, so fällt die erste Behandlung bei einem fremden Patienten um so leichter.

Diejenigen, die während der klinischen Behandlungskurse über die Qualität der studentischen Leistungen zu befinden haben, sind in der Regel sehr junge Zahnärztinnen und Zahnärzte, die oft selbst erst vor wenigen Semestern ihr Examen bestanden haben und nun einen Teil ihrer Vorbereitungszeit für ihre selbständige zahnärztliche Tätigkeit an einer Zahnklinik absolvieren. Hier liegt ein weiteres Manko der Ausbildung der Zahnheilkundestudenten: Ihre Ausbilder sind meist selbst noch in der Ausbildung und oft so unerfahren, daß nicht nur falsche Behandlungsanleitungen an die Studenten weitergegeben werden, sondern zudem noch viele Patienten nicht in den Genuß einer wirklich sinnvollen Zahnbehandlung gelangen. Dies gilt für die ersten Behandlungskurse der Zahnerhaltung, aber später noch mehr für die praktischen Kurse im Fach Prothetik, da es hier um noch komplexere, schwierigere Behandlungsabläufe geht, die ein junger, frisch approbierter Zahnarzt oft nicht annähernd überschaut. Wenn er dann trotzdem einen Studenten betreuen, beraten und kontrollieren soll, kann man sich ungefähr vorstellen, was dabei herauskommen kann. Nur die direkte Überprüfung durch die ausgebildeten Hochschullehrer trägt dazu bei, gröbere Fehler zu vermeiden. Von diesen Professoren oder Oberärzten gibt es aber teilweise nur zwei pro Abteilung, was dem Ausmaß an Kontrolle gewisse natürliche Grenzen setzt.

Ein anderes System wiederum, die Betreuung der Studenten durch wirklich erfahrene ältere Zahnärzte, ist wegen der ohnehin knappen Finanzmittel an deutschen Hochschulen praktisch nicht durchführbar. In Anbetracht von 40 und mehr Studenten pro Behandlungskurs muß die Verantwortung für die Behandlung und deren Bewertung auf sehr viele Schultern verteilt werden, und die gehören nun einmal den jungen, unerfahrenen Zahnärztinnen und Zahnärzten, deren geringe Angestelltengehälter von den Trägern der Universitäten gerade noch verkraftet werden können.

Wenn der Zahnärzteschaft insgesamt an einer Verbesserung der praktischen Ausbildung gelegen ist, so gibt es wahrscheinlich nur eine Lösung auf ideeller Grundlage, indem ein engerer Schulterschluß zwischen den an Hochschulen lehrenden und den in Praxen niedergelassenen Zahnärzten versucht wird. Jeder Zahnarzt wird in seinem persönlichen Werdegang erkannt haben, wie groß die Diskrepanz ist zwischen dem zahnärztlich-praktischen Arbeiten in einer freien Praxis auf der einen Seite und der unter akademischen und wissenschaftlichen Blickwinkeln stehenden Patientenbehandlung an einer Zahnklinik auf der anderen Seite. Wünschenswert wäre es, und erste Ansätze hierfür gibt es bereits, wenn sich unter den der Aus- und Weiterbildung zugewandten niedergelassenen älteren Zahnärzten im Einzugsbereich einer Universitätszahnklinik eine Mannschaft zusammenfinden würde, die wechselweise die an der Klinik ausbildenden Zahnärzte und die Studenten in ihren Bemühungen unterstützt. Unter Federführung der Professoren und Kursleiter könnten gemeinsame Behandlungsrichtlinien erarbeitet werden, um eine größere Verwendbarkeit der praktischen Fertigkeiten der Studenten in ihrer späteren Praxistätigkeit zu erreichen.

Ein anderer Umstand schmälert das abschließende Lernergebnis des Studienabsolventen im klinischen Abschnitt zwangsläufig. Während die Universitäten in der Beurteilung ihrer Lehrtätigkeiten gut wegkommen, so ist seit einigen Jahren ein spürbarer Akzeptanzverlust speziell der Zahnkliniken von seiten der Öffentlichkeit zu verzeichnen. Dieses macht sich durch die Patientenzahlen in den Zahnkliniken bemerkbar, die im Laufe der letzten Jahre spürbar abnahmen. Demzufolge stehen auch für die Ausbildung der Studenten immer weniger Patienten zur Verfügung, was zwangsläufig die Möglichkeiten des praktischen Übens am lebenden Subjekt sehr einschränkt. So ist es heute leider keine Seltenheit mehr, daß ein Studienabsolvent während des Studiums nur noch so wenige Zähne zieht, daß er sie an den Fingern einer Hand abzählen kann, oder daß er vielleicht nur 30 oder 40 Füllungen in den Mund wirklicher Patienten gelegt hat. Zahnärztliche Approbationen müssen heute wegen akuten Patientenmangels auch dann erteilt werden, wenn ein Student noch nie eine Brücke oder Prothese am Patienten angefertigt hat, von konservierenden oder prothetischen Spezialverfahren, die später in vielen Praxen gang und gäbe sind, noch ganz zu schweigen.

Man bedenke, daß der so approbierte Jungzahnarzt bereits berechtigt ist, seine eigene Praxis zu eröffnen und beliebige Patienten zu behandeln, solange er sich von diesen seine Arbeit auf Privatrechnung vergüten läßt. Lediglich zum Erlangen der Kassenzulassung, also der Berechtigung, auf Rechnung einer gesetzlichen Krankenkasse einen dort versicherten Patienten zu behandeln, wird eine zweijährige Vorbereitungszeit verlangt, die in einer regulären Kassenpraxis, aber in Teilzeit auch an Zahnkliniken abgeleistet werden kann. Bei den erwähnten zum Teil erheblichen Defiziten der Studienabgänger im Bereich praktischer Fertigkeiten wird deutlich, welche immense Bedeutung dieser zweijährigen Vorbereitungszeit zukommt. So wichtig die Bedeutung der Zahnkliniken, besonders im Hinblick auf den studentischen Nachwuchs, auch ist, so muß klar festgestellt werden, daß der Vorbereitungsassistent im Hinblick auf seine spätere selbständige zahnärztliche Tätigkeit eine möglichst lange Vorbereitungszeit in einer freien Praxis absolvieren sollte, weil nur diese ihn wirklich auf den Beruf vorbereitet. Daß die Qualität dieser Vorbereitung natürlich nur so gut sein kann wie die Qualität der weiterbildenden Kassenpraxis, muß hier sicher nicht gesondert betont werden.

Wenn eine junge Zahnärztin oder ein junger Zahnarzt seine Vorbereitungszeit auf Klinik und Praxis aufteilen will, so ist es wiederum wünschenswert, wenn er die Praxistätigkeit mit genügender Länge zuerst wählt, um erst danach an die Klinik zurückzukehren und dort seinen deutlich gewachsenen praktischen

Erfahrungsschatz auch in die Ausbildung der Studenten mit einzubringen. Dieses wäre dann eine weitere Möglichkeit, in der praktisch weitgehend unabhängigen Koexistenz von Klinik und Praxis einen fortgesetzten Erfahrungsaustausch zu erzielen.

Leider läuft der Werdegang der Zahnärzte oft anders, teilweise auch trotz besten Bemühens seitens der Berufsanfänger. Nicht immer sind dort, wo sie es gerne hätten, Ausbildungsplätze erhältlich. Wegen sinkender Umsatzzahlen als Folge der Reformwut auf gesundheitspolitischem Sektor müssen nicht nur die Zahnkliniken, sondern gerade auch die Kassenpraxen sparen, wo sie können, und daher sind immer seltener geeignete Ausbildungsplätze für junge Zahnärzte vorhanden. Und da, wo ein Universitätsabgänger mit Glück eine Anstellung gefunden hat, kommt es wiederum erheblich darauf an, wie sehr die älteren, erfahrenen Kollegen sich um seine effiziente Ausbildung bemühen. Ob nun der Vorbereitungsplatz Klinik oder Praxis heißt, immer wieder gibt es gravierende Probleme in der Betreuung der neuen Kollegen.

Die Klinik bietet sicherlich den schonenderen Übergang in den Berufsalltag, da der Zahnarzt die dortigen, im Vergleich zu den meisten Praxen sehr viel geruhsameren Abläufe noch von seinen Studienzeiten her kennt. Trotzdem steht er sehr schnell vor Aufgaben, die er im Studium bislang nie zu bewältigen hatte, die er jetzt aber möglichst selbständig meistern muß. Auch in diesen Phasen ist nicht jeder Anfänger so vernünftig, sich in schwierigen Behandlungssituationen lieber einmal die Blöße des Unerfahrenen zu geben und einen älteren Kollegen hinzuzuziehen. Wenn er dieses jedoch aus besserer Einsicht tut, so findet er an seiner Zahnklinik oft nur Ansprechpartner, die dort zwar schon länger gearbeitet haben, allerdings wegen des wissenschaftlichen Schwergewichts jeder Klinik die wirkliche praktische Behandlungslösung auch nicht parat haben. Viele hoffnungsvolle Klinikpatienten können ein Lied davon singen, wie sie vielleicht zehn- oder zwanzigmal zu längeren Sitzungen erscheinen mußten, ohne daß ihnen dabei irgendeine nennenswerte Veränderung des Zustandes ihres Kauorgans aufgefallen wäre.

Der Übertritt eines Studienabsolventen direkt in die Praxis

eines niedergelassenen Zahnarztes kommt auf der anderen Seite einem Sprung ins kalte Wasser gleich. Dieser Sprung kann zwar bei guter Betreuung des Berufsanfängers durch seinen älteren Kollegen einen schnellen Erfahrungsfortschritt bedeuten und am Ende einen mit (fast) allen Wassern gewaschenen Zahnmediziner hervorbringen, er bedeutet aber in viel zu vielen Fällen auch den fachlichen und menschlichen Untergang des jungen Zahnarztes. Dieser sieht sich nämlich von heute auf morgen einem enormen Zeitdruck bei der Behandlung ausgesetzt, den er während seiner Behandlungstätigkeit an der Klinik nie gehabt hat. Wenn er dann noch an einen Chef geraten ist, der ihn aus Gründen eigener Gewinnmaximierung mehr zur Entlastung denn zur Ausbildung und mehr zum Erzielen eines hohen Umsatzes bei geringer Entlohnung eingestellt hat und der ihn daher ohne Qualitätsmaßstäbe überwiegend selbständig oder sogar ganz allein in der Praxis arbeiten läßt, so ist ein Desaster besonderen Ausmaßes vorprogrammiert. Daß dieses dann selten zum Besten der Patienten abläuft, kann man sich ohne weiteres vorstellen. Genau hier ist ein weiteres Grundübel auszumachen, das die Misere der deutschen Zahnheilkunde nachhaltig fortbestehen läßt.

Je länger nun der Zustand mangelhafter Fortbildung innerhalb der Vorbereitungszeit andauert, um so schlimmer sind die Folgen für den Behandlungsstil des jungen Zahnarztes selbst, der zwangsläufig anfängt, sich durch alle Schwierigkeiten nur noch allein hindurchzubeißen, dabei oft erschreckende Mißerfolge erzielt und Wissensdefizite anhäuft, die er meist sein gesamtes Berufsleben nicht wieder los wird.

Bedauernswerte und absolut vermeidbare Opfer der unzureichenden universitären Grundausbildung und der nachfolgenden teils ungenutzt verstreichenden Vorbereitungszeiten sind beispielsweise Patienten, die sich manchmal nach einem längeren Leidensweg über die Behandlungsstühle mehrerer erfolgloser selbständiger Zahnärzte ausgerechnet an die Klinik als dem letzten Souverän in Sachen Zahnheilkunde wenden, in der Hoffnung, hier könne ihnen nun endlich geholfen werden. Ahnungslos über den wirklichen Kenntnisstand und das Berufsalter ihrer Behandler wird ihnen dann durch die dort überwiegend vorhandenen

Berufsanfänger immer wieder eine Behandlung zuteil, die in ihrer Auswirkung haarsträubend sein kann und dann lediglich den Leidensweg noch weiter verlängert. Wenn dieses ausgerechnet an einer deutschen Universitätszahnklinik passiert, so sind die Auswirkungen auf die öffentliche Meinung natürlich besonders schlimm. Der weiter vorn beschriebene Akzeptanzverlust und der folgliche Patientenschwund gehen letztlich auch auf diese Mißstände zurück.

Ausdrücklich auszunehmen von dieser Kritik sind die chirurgischen Abteilungen der Zahnkliniken, die sich in ihrer personellen und materiellen Ausstattung deutlich von allen anderen Abteilungen abheben. Während andere Abteilungen von den jungen Zahnärzten in der Regel lediglich als Durchlaufstationen angesehen werden, denen sie oft nur ein Jahr lang angehören, haben die chirurgischen Abteilungen oft längerfristig angestellte Zahnärzte, die hier teilweise eine dreijährige Fachzahnarztfortbildung absolvieren. Des weiteren gibt es nur in den chirurgischen Abteilungen die Berührungspunkte mit den allgemeinmedizinisch tätigen Chirurgen, die also neben dem Zahnmedizinstudium auch ein Medizinstudium hinter sich gebracht haben und damit eine selbständige kieferchirurgische Tätigkeit anstreben. Hier tummelt sich also nachweislich mehr geballter Sachverstand, dessen akademisch-wissenschaftliches Schwergewicht in diesem Falle für beispielsweise große, komplizierte chirurgische Eingriffe auch vonnöten ist, die zumal in der Regel auch nirgendwo sonst im Lande als an der Klinik vorgenommen werden können. Selbst in Anbetracht der Behandlungsfehler, die trotz größter Sachkenntnis und Erfahrung sowieso allerorten unterlaufen können, stellen die chirurgischen Abteilungen eine Anlaufstelle dar, die Patienten bei Bedarf getrost aufsuchen können.

Als weitere Opfer schlechter zahnärztlicher Aus- und Fortbildung dürfen in diesem Zusammenhang speziell die Soldaten der Bundeswehr nicht unerwähnt bleiben. Dieses hat seine Ursache typischerweise darin, daß junge Männer nach dem Abitur zuerst studieren, um dann direkt im Anschluß an ihr Examen ihren Wehrdienst abzuleisten. In einem beruflichen Entwicklungsstadium, in dem sich die jungen Männer Zahnärzte nennen dürfen, ohne es nach ihrem praktischen Erfahrungsstand aber wirklich zu sein, geraten sie nach extrem kurzer militärischer Grundausbildung in den Rang eines Stabsarztes, als der sie dann nicht selten allein und eigenverantwortlich eine militärische Zahnstation betreuen müssen mit allen zahnmedizinischen Problemen, die dort anfallen. Da ein junger Zahnarzt in dieser wenig beneidenswerten Situation dann oft noch nicht einmal die Möglichkeit hat, ältere Kollegen um Rat oder Hilfe zu bitten, bleiben ihm vor seiner fachlichen Kapitulation nur zwei Auswege: Entweder nutzt er eine bei der Bundeswehr gängige Praxis und überweist so viele Soldaten wie möglich zu niedergelassenen Kollegen außerhalb der Kaserne, oder er besinnt sich seiner drei Offiziersterne auf der Schulter und versucht sich kraft Vorgesetztenautorität selbst in der Behandlung. Genau dieses hat schon immer zu einer solchen Fülle an Fehlbehandlungen geführt, daß es weit über die Grenzen der Bundeswehr hinaus bekannt geworden ist.

Wenn auch innerhalb der Truppe der Respekt vor Bundeswehrzahnärzten noch größer ist als vor Zahnärzten allgemein, so muß der Vollständigkeit halber doch gesagt werden, daß es auch sehr gut geführte militärische Zahnstationen gibt, in denen ältere Berufssoldaten als Zahnärzte die Verantwortung tragen. An die Verantwortlichen in diesem Bereich muß allerdings appelliert werden, keine »frischapprobierten« Wehrdienstzahnärzte bei ihrer Arbeit unbeaufsichtigt zu lassen.

Es ist damit wohl deutlich geworden, daß viele Probleme der zahnärztlichen Berufsausübung in einer falschen Motivation bei der Berufswahl, in einer in ihrer Effizienz zum Beispiel bezüglich aller manueller Fertigkeiten durchaus noch steigerungsfähigen universitären Ausbildung und in einer unzureichenden Betreuung und Anleitung des Studienabgängers bei der Vorbereitung auf seine Selbständigkeit begründet sind. So unsinnig ein Numerus clausus oder, im Ersatz dafür, ein Eignungstest vor Studienbeginn bewertet werden muß, so wichtig ist im Gegenzuge das peinlich genaue Achten auf das Erreichen der sinnvollen und wirklich notwendigen Lerninhalte und der handwerklichen Fertigkeiten während des Studiums. Würde hierauf wirklich Wert gelegt werden, dann wäre die Zahl der Studienabbrecher bedeutend größer, als sie heute zu verzeichnen ist. Das Examen sollten zum Wohle aller Patienten und der Gesundheit der Bevölkerung aber nur die wirklich Besten bestehen können. Wenn in Zukunft dann einige strengere Maßstäbe angelegt würden, so wäre dieses ganz sicher auch im Sinne der vielen Studenten, die ihr Studium mit voller Ernsthaftigkeit und bester Motivation aufgenommen haben, jedoch mit den Nachteilen des Studiensystems, das sie sich nicht aussuchen konnten, eher schlecht als recht leben können. Genau diese Studenten haben einen Anspruch darauf, so solide auf ihren Beruf vorbereitet zu werden, daß sie in ihm später glücklich werden können.

Wer kann es besser?
Kein Zahnarzt ohne Zahntechniker

Die klare Trennung zwischen dem zahnärztlichen und dem zahntechnischen Beruf wurde bereits im ersten Kapitel verdeutlicht. Während früher noch die Zahnärzte die anfallenden technischen Laborarbeiten selbst ausführten oder durch angelernte Hilfskräfte ausführen ließen, werden diese Tätigkeiten heute von einem sich selbständig aus- und fortbildenden Handwerk erledigt. Die Abhängigkeit der Zahntechniker von den Zahnärzten ist jedoch geblieben, das heißt, daß die Zahntechniker weder selbst Patienten empfangen noch diesen direkt Rechnungen stellen können. Nur ein Zahnarzt kann Auftraggeber eines Zahntechnikers sein, und nur dem Zahnarzt stellt der Zahntechniker seine Arbeit in Rechnung, der diese bezahlen muß, um sie seinerseits an den Patienten weiterzureichen.

Genau so will es zumindest das Gesetz: Keinem Patienten ist es bislang gestattet, mit irgendwelchen Problemen ein zahntechnisches Labor direkt aufzusuchen. Er muß immer grundsätzlich erst einen Zahnarzt bemühen, der dann, sofern erforderlich, ein Labor mit einer Arbeit beauftragt. Daß dieses klare und sinnvolle System heute, und zwar interessanterweise ausgehend von beiden Seiten, langsam ausgehöhlt wird, davon wird gleich noch die Rede sein. Zunächst einmal sollte man vermuten, daß es bei der zwangsläufig engen Zusammenarbeit dieser beiden verwandten Berufe im Verhältnis zwischen Zahnärzten und selbständigen Zahntechnikern reibungslos klappt. Tatsächlich ist aber aus ganz unterschiedlichen Gründen diese Berufssymbiose selten ohne Spannungen gewesen.

Die Übertragung zahntechnischer Aufgaben auf selbständige Handwerker, deren Arbeit damit der direkten Kontrolle eines Zahnarztes entzogen war, war allerdings kein reiner Akt standespolitischer Vernunft. Die größer werdende Schar der frei tätigen Zahntechniker mußte es den Zahnärzten regelrecht abtrotzen, den Status eines Zahntechnikermeisters etablieren zu können, um damit die Berechtigung der Ausbildung des eigenen Nachwuchses zu erhalten. Dieser angesichts der sich ständig ausweitenden Nachfrage nach Zahnersatzleistungen letztlich unausweichliche und sinnvolle Schritt barg natürlich das Risiko vieler Unwägbarkeiten.

Noch in den 70er Jahren gab es weniger selbständige Zahntechniker, als es dem damaligen technischen Bedarf entsprach. Hier sah sich der Zahnarzt in der Regel als Bittsteller bei einem der nicht so reichlich wie heute gesäten Labors und hatte oft Mühe, alle zahntechnischen Aufträge an den Mann zu bringen. Dieser Umstand hatte eine überraschende Auswirkung auf das Verhältnis der ungleichen Berufspartner: Viele Laborchefs nahmen es sich bei der Fülle der auf sie einstürmenden Aufträge heraus, Arbeiten wegen erheblicher Qualitätsbedenken abzulehnen. Nicht nur die Zahntechniker haben die unverrückbare Tatsache erkannt, daß ein Labor immer nur höchstens so gut arbeiten kann wie der beauftragende Zahnarzt.

Das Arbeitsmaterial, das ein Labor von einem Zahnarzt erhält, sind im wesentlichen Abdrücke der vorbereiteten Zähne und Kiefer der Patienten. Der Techniker fertigt von diesen Abdrücken Gipsmodelle an und stellt dann den vom Zahnarzt gewünschten Zahnersatz auf diesen Modellen her.

Wenn jedoch im Labor festgestellt wurde, daß die auf den Modellen erkennbare Vorarbeit des Zahnarztes oder bereits die Abdrücke selbst so grobe Mängel aufwiesen, daß das qualitative

Ergebnis des Zahnersatzes in Frage stand, so gab das Labor den Auftrag kurzerhand als unerfüllbar an die Praxis zurück. Der Laborleiter mußte sich um seine Arbeitsauslastung in dieser Zeit keine Sorgen machen und ließ es darauf ankommen, den betroffenen Zahnarzt als Kunden zu verlieren. Tatsache ist natürlich, daß eine solche Kritik eines Zahntechnikers eine erhebliche Anmaßung darstellt, da er sich in einem solchen Fall auch eine zahnmedizinische Kompetenz zubilligt, die er normalerweise nicht hat. Tatsache ist aber auch, daß diese Kritik der Techniker oft nur zu berechtigt war und ist.

Der so kritisierte Zahnarzt hatte trotz allen Schimpfens über den aufmüpfigen Laborleiter natürlich in der Regel keine andere Wahl, als das Ergebnis seiner eigenen Arbeit einmal kritisch zu hinterfragen und gegebenenfalls den Patienten ein weiteres Mal einzubestellen und die Zahnpräparationen und Abdrücke zu dessen Wohle zu wiederholen. Auf diese Weise war also die eigentliche Kontrollfunktion der Zahnärzte über ihre Techniker ins Gegenteil verkehrt und hatte damit durchaus vereinzelt, wenn auch nicht zur Freude vieler Zahnärzte, qualitätssteigernde Auswirkungen.

Heute ist das zahlenmäßige Verhältnis zwischen Zahnärzten und zahntechnischen Labors genau auf den Kopf gestellt. Um das Wort »leider« sollte man diesen Satz ergänzen, denn die zum Teil traurige Auswirkung auf das Ergebnis prothetischer Arbeiten läßt sich aus dem vorab Gesagten bereits teilweise ableiten. Um sich der verstärkten Nachfrage anzupassen, gab es in den 70er und 80er Jahren einen Boom in der Ausbildung von Zahntechnikern. Das Handwerk hat dabei ein gutes Stück über den Bedarf hinaus ausgebildet, was zur Folge hat, daß heute die Zahntechniker den Zahnärzten hinterherlaufen, und nicht mehr umgekehrt. Daß sich bei einem Überangebot an Leistungserbringern wie von allein auch die Qualität der den Patienten eingesetzten Zahnersatzarbeiten verbessern müßte, ist leider graue Theorie. Dieses wäre nämlich nur dann so, wenn sich die Zahnärzte mit qualitativ hochwertigen Arbeiten nur noch solche Labors aussuchten, die den hochwertigsten Ersatz anfertigen. Derartig qualitätsorientierte Labors gibt es in Deutschland zwar in großer Anzahl, jedoch nicht die genügende Anzahl von Zahnärzten, die in der Lage wären, diese Qualität auch in Auftrag zu geben.

Wenn man sich heute mit Meistern zahntechnischer Labors unterhält, so hört man immer wieder ein lautes Wehklagen über die teilweise katastrophalen Arbeitsunterlagen, die von den Praxen in die Labors geschickt werden. Da wird berichtet von mit Lufteinschlüssen übersäten, blutbesudelten Abdrücken, in der Konsistenz schlechten, in sich verzogenen Abformmaterialien, völlig unzureichender Darstellung der zu versorgenden Zähne und unbrauchbaren Bißbehelfen zum paßgenauen Zusammenfügen der Modellkieferhälften im Labor. Der fatale Unterschied zu früher ist jedoch, daß es sich ein Laborleiter heute kaum noch leisten kann, einen Zahnarzt auf seine Verfehlungen hinzuweisen. Er ist heute um so mehr gezwungen, auf absolut zweifelhaften Zahnstümpfen kompliziertesten Ersatz anzufertigen, der bei allem technischen Aufwand zwar teuer ist, aber in keinem Falle mehr hochwertig sein kann.

Auf eine weitere schlimme Folge des Überangebotes zahntechnischer Labors muß an dieser Stelle auch noch hingewiesen werden, da es darum geht, Patienten davor zu schützen, ein Spielball der zum Teil widerstreitenden Interessen von Zahnärzten und Zahntechnikern zu werden. Es ist heute in Worten und Taten der eindeutige Trend zu beobachten, daß das Zahntechnikergewerbe versucht, mehr und mehr auch zahnmedizinische Kompetenzen an sich zu reißen, die ihm, das sei schon eingangs festgestellt, bislang natürlich mitnichten zugebilligt werden können, weil die Lehre eines Zahntechnikers diese bei weitem nicht hergibt. Tatsächlich gab es in jüngster Zeit ganz eindeutige Forderungen seitens des Verbandes Deutscher Zahntechniker-Innungen bezüglich einer Aufnahme der Zahntechnik in das Zahnheilkundegesetz. Sogar die direkte Beziehung zwischen zahntechnischen Labors und Patienten wurde bereits eindeutig gefordert.

Solche enormen Ambitionen der Zahntechniker entspringen zum Teil einer überzogenen Berufsauffassung einiger führender Mitglieder der Zahntechniker-Innungen. Zum anderen sind sie aber auch Ausdruck einer Art Krisenmanagement innerhalb des

Handwerks, das zum Ziel hat, die von erschreckend vielen Zahnärzten offenbarte Inkompetenz im handwerklich-technischen Bereich durch eigenes Eingreifen zu korrigieren. Wie weiter vorne schon gesagt, gehen diese Bestrebungen aber nicht allein von den Zahntechnikern aus. Gerade Zahnärzte selbst fördern, möglicherweise ohne es zu wissen und zu wollen, die Entwicklung zunehmender zahntechnischer Verselbständigung.

Dabei haben diese Zahnärzte scheinbar eine geniale Möglichkeit entdeckt, ihre Gewinne weiter zu maximieren, indem sie möglichst viele Aufgaben auf die Schultern der von ihnen beauftragten Zahntechniker abladen. Dieses sieht im Alltag dann so aus, daß der Zahnarzt seinen Patienten kurzerhand in das Labor seines Technikers schickt, um dort Arbeiten ausführen zu lassen, die er nach dem Zahnheilkundegesetz in jedem Falle selbst erledigen müßte. Was dann in Labors mit den Patienten alles angestellt wird, ist unvorstellbar: Es werden beispielsweise provisorische Kunststoffkronen entfernt und wiederbefestigt, zwischenzeitlich das Zwischenergebnis eines Zahnersatzes im Munde des Patienten anprobiert und korrigiert, mit Wachs oder ähnlichen Materialien eine Registrierung der Bißverhältnisse der Kiefer vorgenommen, gesamte Abdrücke der Mundsituation angefertigt oder sogar komplette Zahnersatzarbeiten endgültig einzementiert. Um es noch einmal zu betonen, alle diese Tätigkeiten sind originäre, ureigenste Aufgaben nur und ausschließlich des Zahnarztes, und die Übernahme durch den Zahntechniker, ja selbst durch eine Zahnarzthelferin, stellt einen eklatanten Verstoß gegen das Zahnheilkundegesetz dar, ist »Unerlaubte Ausübung der Zahnheilkunde«!

Landauf, landab wird aber gegen diese Grundsätze verstoßen. Während die Motivation eines Zahnarztes eindeutig ist, da er, während ein Techniker für ihn arbeitet, andere gewinnbringende Behandlungen durchführen kann und vielleicht davon überzeugt ist, daß der Techniker diese Arbeiten ohnehin besser erledigt als er selbst, gibt es für Zahntechniker zwei Hauptgründe, sich in dieser Weise illegal zu betätigen: Der hervorstechendste Grund wird der sein, daß der Zahnarzt als sein Kunde ihn unter erheblichen wirtschaftlichen Druck setzt und ihm mit dem Ausbleiben weiterer Aufträge droht, wenn das Labor nicht kooperativ ist. Für eine bestimmte Sorte der Vertreter des Zahntechnikerhandwerks mag es aber auch einen enormen Anreiz bedeuten, selbst als »Quasi-Zahnarzt« tätig sein zu können. Solche Techniker sind stolz, in ihrem Labor einen richtigen Zahnarztstuhl stehen zu haben und von Zeit zu Zeit ihren schmutzigen Technikerkittel gegen den blütenweißen Zahnarztkittel vertauschen zu können. Daß ein in dieser Weise tätiger Techniker dann zahnmedizinische Kompetenzen auch ausdrücklich zugesprochen bekommen möchte, liegt natürlich auf der Hand, wobei die Forderung nach Honorierung seines Extraservices sicher nicht mehr lange auf sich warten lassen wird.

Nur einige zahnärztliche Standesvertreter mögen diese Problematik erkannt haben, trauten sich aber bislang offenbar nicht, die hier geschilderten wirklichen Grundlagen der Misere offenzulegen. Hätten die Zahnärzte bezüglich der von ihnen abgelieferten Behandlungsqualität durchweg ein gutes Gewissen, so könnten sie die geschilderten Innungs-Verbandsforderungen völlig kalt lassen. Jeder vernünftig denkende Mensch kann die geforderte Kompetenzübertragung von vornherein nur als Witz auffassen, wenn man an die extrem unterschiedlichen Ausbildungen von Zahnärzten und Zahntechnikern denkt: Ein mindestens fünfjähriges akademisches Hochschulstudium auf der einen und eine dreieinhalbjährige Handwerkslehre auf der anderen Seite. Die Reaktion der Zahnärztevertreter bestand aber in einem gellenden Aufschrei ob der Forderungen der Techniker. Deutlicher und entlarvender konnten die Zahnärzte ihre begründete Angst vor dem Verlust eigener Zuständigkeiten gar nicht dokumentieren. Zahnärztlicher Schlendrian führt eben, wie eingangs schon geschildert, zur Erpreßbarkeit, und nicht nur die Politiker, sondern auch die Zahntechniker wittern die Gunst der Stunde.

Solange aber um Kompetenzen noch gerangelt wird und Zahnärzte von sich aus meinen, ihre eigenen Aufgaben an Zahntechniker übertragen zu können, seien alle Patienten vor den Auswirkungen einer derartig unheiligen Allianz eindringlich gewarnt. Die Aufforderung eines Zahnarztes, Sie mögen mit seinem Techniker in dessen Labor einen Termin vereinbaren, ist in jedem Falle suspekt und sollte von Ihnen unbedingt abgelehnt werden. Die einzige Ausnahme für einen Patienten, ein zahntechnisches Labor aufzusuchen, ist die Notwendigkeit einer präzisen individuellen Farbbestimmung der Zähne, wie es für die Angleichung von Ersatzkronen oder ästhetischen Keramikrekonstruktionen erforderlich ist. Aber selbst hier können Sie es verlangen, daß der Zahntechniker zu einem Zeitpunkt in der Praxis erscheint, in dem Sie beim Zahnarzt ohnehin einen Termin haben. Dieses ist ein geringer Service, den ihnen ihr Zahnarzt sicher gerne zuteil werden läßt, wenn sie für ihn nicht nur ein »Fall« unter vielen sind.

Wenn Sie jedoch erleben, daß Sie Ihr Zahnarzt zur Erledigung auch nur der geringsten Teile einer Zahnersatzarbeit, und wenn es nur das Entfernen einer Druckstelle ist, in ein Labor schickt, sind Sie gut beraten, dieser Praxis umgehend den Rücken zu kehren. Ihr Behandler hat sich nämlich in diesem Moment ein derartig erschreckendes Armutszeugnis eigener Inkompetenz beziehungsweise illegaler Gewinnmaximierung ausgestellt, daß jede Instanz des deutschen Rechtswesens wegen des sofortigen Behandlungsabbruchs hinter Ihnen stünde. Ein Hinweis Ihrerseits an die zuständige Zahnärztekammer wäre ebenfalls wünschenswert.

Es soll hier abschließend nicht verschwiegen werden, daß es natürlich auch absolut ideale Beziehungen zwischen Zahnärzten und Zahntechnikern gibt. Da, wo auf beiden Seiten die gleichen hohen Qualitätsmaßstäbe angelegt werden, wo ein harmonisches menschliches Miteinander zwischen dem Zahnarzt und dem Laborleiter und seinen Angestellten herrscht und wo man sich manchmal über viele Jahre hinweg präzise in den gegenseitigen Vorstellungen angleichen konnte, da können eigentlich nur gute Ergebnisse entstehen. Schwierigkeiten gibt es des öfteren in der Zusammenarbeit mit einem größeren Labor, in dem zwanzig oder gar mehr Zahntechniker arbeiten und die Wege und Zuständigkeiten einzelner Arbeiten für den Zahnarzt oft unkontrollierbar sind. Einem kleinen, überschaubaren Labor mit überschaubaren Zuständigkeiten wäre da wohl eher der Vorzug zu geben.

Für den Patienten bleiben die Beziehungen zwischen Praxis

und Labor oft im verborgenen. Eine bisher unerwähnt gebliebene Variante der Zusammenarbeit zwischen Zahnarzt und Zahntechniker ist für den Patienten jedoch in aller Regel von besonderem Vorteil. Fast jede fünfte Praxis in Deutschland verfügt nämlich über ein eigenes zahntechnisches Labor, in dem von einem oder mehreren beim Zahnarzt fest angestellten Zahntechnikern ein Großteil der anfallenden Technikarbeiten erledigt wird. Die bei den Inhabern eigenständiger gewerblicher Laboratorien überhaupt nicht gern gesehenen unbestreitbaren Vorzüge einer solchen Konstruktion ergeben sich im wesentlichen aus der räumlichen Nähe zwischen Zahnarzt und Techniker. Die ständig vorkommenden kleineren Probleme der Feinabstimmung von Paßgenauigkeiten oder Farbgebungen können so in wirklich direkter Zusammenarbeit behoben werden, woraus für den Patienten zudem noch die kürzestmöglichen Wartezeiten resultieren.

Oft ist so auch das abschließende Ergebnis einer zahntechnischen Arbeit besser, als wenn das Labor außerhalb der Praxis liegt. Während beispielsweise eine leichte Paßungenauigkeit oder eine geringe Farbabweichung bei einer Arbeit aus einem Fremdlabor wegen des neuerlichen Laborversandes und der in der Regel für den Patienten neu anzuberaumenden Sitzung oft unkorrigiert bleiben, kann das Praxislabor sofort tätig werden und der Patient die korrigierte Arbeit zumeist noch in der gleichen Sitzung erhalten. Gebrochene Prothesen oder ähnliches, die der Patient in die Praxis bringt, kann er nach der Reparatur im Praxislabor oft gleich wieder mitnehmen. Bei der Beschäftigung eines Fremdlabors wäre er seine Zähne zumeist einen ganzen Tag oder länger los.

Aus der Sicht der gewerblich tätigen Zahntechniker verständlich ist die fortwährende Kritik an der Existenz der zahnarzteigenen Praxislabors. Diesen wird von den selbständigen Technikern eine mangelhafte Qualität nachgesagt, was seinen Hauptgrund aber wahrscheinlich darin hat, daß die Praxislabors den gewerblichen Technikern natürlich einen Teil des Umsatzes abgraben. Sogar ein regelrechtes Verbot der Praxislabors wurde schon von den Zahntechniker-Innungen gefordert, wodurch die historisch begründete zahnärztliche Hoheit über die Zahntechnik schlicht vom Tisch gefegt wäre.

Aber auch für das Praxislabor gilt die Regel, die über allem steht: Nur wenn Zahnärzte und Zahntechniker mit einem Mindestmaß an fachlichem Können und Gewissenhaftigkeit an ihre Aufgaben herangehen, können sie ihre Patienten wirklich dauerhaft zufriedenstellen. Dem Zahntechnikerhandwerk kann dieses auch im großen und ganzen bescheinigt werden, solange die Beschränkung auf die angestammten rein technischen Aufgaben streng eingehalten wird. Wie ruinös die Folgen aber sind, wenn gerade Zahnärzte ihre Aufgaben nicht ausreichend wahrnehmen, haben wir auch in diesem Kapitel wieder gesehen.

Thema »Beutelschneiderei«

Warum stehen eigentlich Zahnärzte heute immer noch in dem schlimmen Ruf, »Beutelschneider« zu sein? Seit dem Mittelalter hat sich doch unbestreitbar vieles in der Zahnheilkundelandschaft verändert, so daß es unerklärlich vorkommen mag, daß ausgerechnet dieser Begriff überdauert hat und den Zahnärzten bis ins 20. Jahrhundert noch anhängt. Hat dies wirklich nur historische Gründe?

Auch das Attribut »Großverdiener der Nation« ist in bezug auf die Zahnärzte schier unausrottbar. Schon weiter vorne wurde auf die wirtschaftliche Situation vieler deutscher Zahnarztpraxen hingewiesen, um die es nicht mehr durchweg rosig bestellt ist. Wenn man die Grenze zum Großverdiener willkürlich bei einem Jahreseinkommen von 500 000 DM zieht, so muß festgehalten werden, daß nur etwa 4 % der deutschen Zahnärzte in diesem Bereich liegen. Die Hälfte dieses Betrages geht natürlich für die Einkommensteuer weg, und der Rest muß dazu herhalten, nicht nur alle privaten Lebenshaltungskosten, sondern die bei Selbständigen notwendigen Vorsorgeaufwendungen, Versicherungen, Altersrücklagen und so weiter zu bestreiten.

Was bei einem so hohen Einkommen sicher kein Problem ist,

rechnet sich anders, wenn man bei dem Durchschnittseinkommen deutscher Zahnärzte nachschaut, das, wie es die offizielle Quelle der Kassenzahnärztlichen Bundesvereinigung hergibt, bei etwa 200 000 DM liegt. Nur gut 40 % der Zahnärzte rangieren über diesem Einkommen, wobei, wie schon gesehen, die Zahl der Zahnärzte mit den höheren Einkommen rapide abnimmt. Wenn man von diesem Einkommen wiederum Steuern, Versicherungen und alle anderen zwangsweisen Aufwendungen des Selbständigen abzieht, so wird das Zahnarzteinkommen auf einmal ohne weiteres vergleichbar mit dem eines leitenden Beamten. Bei jedem vierten Zahnarzt liegt es unter 130 000 DM, bei jedem zehnten gar unter 50 000 DM. Es scheint aber so, daß man auch dieses Geld gerade einem Zahnarzt noch nicht so recht gönnen mag.

Wird diese öffentliche Mißgunst nun nur durch die wenigen Zahnärzte bestimmt, die offensichtlich mit genialen Begabungen ein überdurchschnittliches Einkommen nach Hause tragen, und dies oft noch mit einem Minimum an Zeitaufwand, von dem in anderen Berufen nur geträumt werden kann? Festgehalten werden muß in diesem Zusammenhang auch, daß bei den bestehenden Gebührenordnungen und der pro Woche maximal zur Verfügung stehenden Arbeitszeit dem Einkommen eines Zahnarztes nach oben hin gewisse natürliche Grenzen gesetzt sind. Je mehr ein Zahnarzt allein mit dem Einsatz seiner eigenen Arbeitskraft, unabhängig von der Zahl der ihm zur Seite stehenden Assistentinnen, diese Umsatzgrenze überschreitet, um so mehr muß zwingend davon ausgegangen werden, daß er seine Leistungen nicht mehr nach den gültigen Regeln der Kunst erbringt. Gute Zahnheilkunde erfordert Zeit und wird auch deshalb teilweise so hoch honoriert. Trotz einiger Ungereimtheiten in der gesetzlichen und der privaten Gebührenordnung, in denen die Höhe des Honorars nicht nur nach Zeitaufwand bemessen ist, darf eine Gewinnoptimierung vom Zahnarzt nicht dadurch vorgenommen werden, daß er durch Außerachtlassung zentraler Behandlungsgrundsätze so viele abrechenbare Tätigkeiten wie nur irgend möglich vornimmt.

Bei genauer Betrachtung der zahnärztlichen Einkommenskurve trifft ein solcher bereits aus dem hohen Einkommen ableitbarer Arbeitsstil nur für einen recht kleinen Teil der Zahnmediziner zu, der allein das Beutelschneiderimage noch nicht auszumachen vermag. Es muß also noch etwas anderes sein, das Patienten mißtrauisch macht und letztlich dem Zahnarzt nicht die Butter auf dem Brot zubilligt. Auch wenn die Öffentlichkeit die Einkommenssituation ihrer Zahnärzte um einiges günstiger einschätzt, als sie tatsächlich ist, muß sich doch der Verdacht aufdrängen, daß auf dem Umweg über den Einkommensneid etwas ganz anderes kritisiert werden soll.

Wir leben in einem Land, wo ein Teil der Bevölkerung enorm hohe Jahreseinkommen verbucht und gerade den Zahnärzten dabei deutlich den Rang abläuft. Nicht nur risikobereite Unternehmer, Großindustrielle und Konzernmanager, sondern auch viele mittelständische Unternehmer, Kaufleute und freiberuflich Tätige wie Architekten oder Rechtsanwälte zählen dazu. Keinem dieser gutverdienenden Berufstätigen hängt der Ruf eines Beutelschneiders an. Hier sind viele der wahren Großverdiener tatsächlich zu finden, ohne daß sie in der Öffentlichkeit ständig als solche tituliert werden. Neid auf hohe Einkommen und Besitzstände kommt in der Regel dann auch nicht auf, wenn wir den Angehörigen der lukrativen Berufe ihren erarbeiteten Lebensstandard gönnen. Dieses werden wir immer um so mehr tun, je zufriedener wir mit den Leistungen und Errungenschaften der Firmen oder Freiberufler ganz allgemein sind. Kann es uns nicht egal sein, wenn sich unser Rechtsanwalt einen neuen Porsche leistet, solange er uns in allen juristischen Angelegenheiten optimal berät und vertritt? Gönnen wir dem Firmenchef nicht seine Villa im teuren Vorort für die Erfindung oder Vermarktung eines Produktes, das uns allen Annehmlichkeiten verschafft?

Der Zahnärzteschaft wird dieses Privileg in der Bevölkerung nicht unbedingt zuteil, wobei es aber nicht die Einkünfte sein können, die Anlaß zur Mißgunst geben. Da bleibt dann nur noch der Schluß, daß auf dem Umweg über die Honorare vielmehr die Leistungen der Zahnmediziner am Pranger stehen, bei denen sich eine weitgehend ahnungslose Öffentlichkeit bislang noch unfähig zeigt, sie direkt zu kritisieren. Zahnärzte sehen sich konfrontiert mit einem manchmal abgrundtiefen Mißtrauen ihrer Patienten. Das äußert sich zum Beispiel oft in dem Moment, in dem einem

Patienten ein Behandlungsvorschlag gemacht wird, besonders wenn dieser dem Patienten überraschend umfangreich und dementsprechend auch teuer erscheint. Eine große Unsicherheit macht sich beim Patienten breit, wenn ihm in großer Eile ein umfangreicher Therapieplan präsentiert wird und er sich zur Einwilligung förmlich gedrängt sieht: Da ist dann nicht die Zeit für eine eingehende Beantwortung der Fragen, die sich jedem Patienten zwangsläufig aufdrängen. Vor- und Nachteile der angeratenen Therapie werden vorenthalten und auch keine Alternativen unterbreitet. So ist Mißtrauen gegenüber einem solchen Behandler nur zu verständlich.

In vielen, noch krasseren Fällen wird Patienten erst überhaupt kein Therapievorschlag gemacht. Da geht es dann nach dem Motto: Mund auf und stillhalten. Patienten fühlen sich in Zahnarztstühlen ohnehin bereits auf das unangenehmste ausgeliefert. Diese Situation wird obendrein von manchen Zahnärzten auch heute immer wieder dazu ausgenutzt, ihre Behandlung der Kontrolle durch ihre Patienten weitgehend zu entziehen; weder können diese in irgendeiner Weise mitverfolgen, was wirklich mit ihnen geschieht, noch können sie sich wegen des offenstehenden Mundes danach erkundigen. Zur gewaltsamen Unterbrechung der Behandlung fehlt vielen Patienten auch einfach der Mut, da sie es im Hinblick auf eine möglichst schonende Behandlung nicht riskieren wollen, ihren Zahnarzt mißmutig zu stimmen. Krone der Dreistigkeit solcher Zahnärzte ist dann noch das emotionslose Präsentieren einer gesalzenen Rechnung für Behandlungen, die der Patient möglicherweise weder wollte noch bezahlen kann. Dennoch sind derartig betrogene Patienten oft erstaunt, wenn man ihnen eröffnet, daß sich ihre Zahnärzte mit diesem Behandlungsstil im juristischen Sinne der Körperverletzung schuldig gemacht haben, da sie ohne die erforderliche Aufklärung und das Einverständnis des Patienten tätig wurden.

Ein großer Teil der Beutelschneiderei findet nun allerdings in völliger Abwesenheit eines Patienten statt. Gemäß der erbarmungslosen Erkenntnis »Verdient wird nicht das, was am Patienten geleistet wurde, sondern nur das, was auf der Rechnung steht« geben sich viele Zahnärzte erheblich mehr Mühe bei der Rechnungserstellung als bei der Arbeit im Mund ihrer Patienten. Abrechnungsbetrügereien und Mißbrauch der Gebührenordnungen sind dabei sowohl im Bereich der gesetzlich Versicherten als auch bei Privatpatienten möglich. Eine komplette Beschreibung aller Möglichkeiten, die Gebührenordnungen für die Zwecke des Behandlers auszunutzen und eindeutige Falschabrechnungen durchzuführen, ohne daß einer Krankenkasse oder einem Privatversicherer dieses auffallen kann, würde den Rahmen dieser Abhandlung bei weitem sprengen. Nur schlaglichtartig sollen einige Praktiken aufgezeigt werden.

Eine beliebte Unterlage, um die eigenen Behandlungsergebnisse etwas zu beschönigen, ist der Krankenschein. Selten entdeckt wird eine gängige Praxis, auf den Scheinen kleinere Abrechnungspositionen für Leistungen zu vermerken, die am Patienten überhaupt nicht vorgenommen wurden. Neben einer Reihe durchaus zulässiger Ansätze sogenannter Analogpositionen, welche die tatsächlich vorgenommene Leistung zwar nicht präzise beschreiben, die in der Höhe des zustehenden Honorars aber stimmen, finden sich auf Krankenscheinen auch immer wieder Abrechnungen, die mit der Wirklichkeit schlicht gar nichts zu tun haben und zudem von niemandem nachgeprüft werden können. Wenn beispielsweise ein langjähriger treuer Patient seine halbjährliche große Durchsicht machen läßt und der Zahnarzt einen einwandfreien Gebiß- und Zahnfleischzustand vorfindet, ohne irgendeine Behandlung durchführen zu müssen, darf er auf dem Krankenschein lediglich die Untersuchungsposition eintragen. Ein solcher Schein enthält bisweilen aber weitere Positionen: die Zahnsteinentfernung, obwohl sie nicht erforderlich war, eine sogenannte Mundbehandlung, also zum Beispiel eine Salbenbehandlung entzündeter Schleimhaut, oder das Entfernen einer scharfen Zahnkante. Bereits so sind auf die Schnelle etwa 50 DM »hinzuverdient«. Alle diese »Behandlungen« wären durch einen Dritten nicht feststellbar, denn der Zahnstein fehlt, die Schleimhaut ist entzündungsfrei und die Zahnkante ist genauso rund, wie sie vorher war. Noch nicht einmal der Patient, falls er sich überhaupt dafür interessiert, könnte im Einzelfall sagen, was im zeitlichen Zusammenhang mit seiner Untersuchung noch alles passiert ist und dem Zahnarzt eine Abrechnung erlauben könnte.

Einzige Kontrollinstanz derartigen verbreiteten Mißbrauchs sind Prüfungsausschüsse, die bei den Kassenzahnärztlichen Vereinigungen der Länder, welche die endgültigen Verrechnungen zahnärztlicher Leistungen mit den Krankenkassen vornehmen, eingerichtet sind. In diesen Ausschüssen, die je zur Hälfte von Zahnärzte- und Krankenkassenvertretern besetzt sind, werden die Krankenscheine stichprobenartig auf unzulässige Abrechnungen hin kontrolliert. Des weiteren wird dort für jede Abrechnungsposition ein Landesdurchschnitt ermittelt und überprüft, wo ein Zahnarzt diesen sichtbar überschreitet. Die beschriebene Abrechnung nicht erbrachter Leistungen fällt bei dieser Prüfung mangels absoluter Maßstäbe jedoch selten ins Auge: Je mehr sie praktiziert wird, um so mehr spiegelt sie sich im Durchschnitt des gesamten Landes wieder. Zudem werden Zahnärzte auch nur dann zur Rückerstattung bereits ausgezahlter Honorare verpflichtet, wenn ihr Abrechnungswert einer Position sich sehr deutlich oder gar um 100 % über dem tatsächlichen Landesdurchschnitt befindet.

Zahnärztliche Standesverteter selbst waren bislang machtlos, diesem Mißbrauch einen wirksamen Riegel vorzuschieben. Zu sehr wird auch heute noch das gesetzliche Krankenversicherungswesen als ein Selbstbedienungsladen verstanden, an dem sich jeder Zahnarzt nach besten Kräften schadlos halten kann. Erst das Gesundheitsstrukturgesetz könnte dazu beitragen, alle auf diese Weise abrechnenden Zahnärzte zur Vernunft zu bringen. Die hier verordnete Obergrenze der pro Jahr honorierten Leistungen im Bereich der gesetzlichen Krankenkassen stellt zwar einen extrem bedauerlichen, massiven Angriff auf den Status der zahnärztlichen Freiberuflichkeit dar und trifft genauso die vielen unschuldigen, gewissenhaft abrechnenden Behandler, sollte die Zahnärzte wegen ihrer diversen internen Probleme aber überhaupt nicht wundern.

Mißbrauch in der Berechnung einzelner Positionen ist wesentlich schwieriger in denjenigen Behandlungsbereichen zu treiben, die über andere Unterlagen als den Krankenschein abgerechnet werden. Heil- und Kostenpläne für Zahnersatzarbeiten unterliegen einer strengeren Kontrolle als Krankenscheine und werden vor allem in der Regel bereits vor der anstehenden Behandlung geprüft. Aber auch im prothetischen Bereich der gesetzlichen Krankenversicherungen findet ein zum Teil maßloser Mißbrauch statt. Dies betrifft vor allem solche Fälle, in denen eine prothetische Arbeit schon nach wenigen Monaten ganz neu angefertigt werden muß. Wie in einem späteren Kapitel noch genauer begründet wird, muß die Schuld für eine derartig kurze Haltbarkeit eines Ersatzes in aller Regel dem Zahnarzt angelastet werden. Einmal abgesehen von den wenigen Fällen, in denen Prothesen schlicht verlorengehen oder durch Unfälle oder ähnliche Gewalteinwirkungen unbrauchbar werden, ist es keinem noch so abartig veranlagten Patienten möglich, in wenigen Monaten bis hin zu vielleicht zwei Jahren durch völlige Vernachlässigung der Mundhygiene oder das Kauen von Kieselsteinen Zahnersatz derartig zu beschädigen, daß er erneuert werden muß.

Wenn dieses so schnell also wieder erforderlich ist, so war entweder die Planung oder die Ausführung des Zahnersatzes durch den Zahnarzt grob mangelhaft. Diese zwingende Erkenntnis scheint sich jedoch noch nicht in sehr viele Köpfe Zugang verschafft zu haben, wobei die Verantwortlichen der Leistungsabteilungen der Krankenkassen hier ausdrücklich mit eingeschlossen werden müssen. Gängiges Verfahren in solchen Fällen ist in der Regel nämlich nicht die zerknirschte Selbsterkenntnis in der jeweiligen Zahnarztpraxis und die eigentlich einzig richtige Maßnahme der komplett kostenlosen Neuanfertigung des mißlungenen Ersatzes. Statt dessen wird einfach ein neuer Heil- und Kostenplan erstellt und der Krankenkasse zur neuerlichen Bezuschussung zugeleitet. In viel zu vielen Fällen erfolgt dann auch diese Kostenübernahme anstandslos, oftmals schon dann, wenn der vorherige Ersatz nur mindestens ein halbes Jahr alt war. Noch viel zu selten fragen die Krankenkassenvertreter in den Praxen nach, weshalb die schnelle Neuanfertigung erforderlich ist. Nur in Einzelfällen wird der Patient zu einem unabhängigen Gutachter geschickt, der dann zumeist die vorherige Behandlungskatastrophe aufdeckt und die Neuberechnung nicht befürwortet.

Besonders selten machen Kassen von ihrem Recht zur Ablehnung der Zuzahlung dann Gebrauch, wenn aus einer anderen Praxis ein Heil- und Kostenplan für eine identische oder ähnliche Zahnersatzarbeit, wie sie kurz vorher bereits bezuschußt worden war, eingeht. Häufig zieht ein betrogener Patient die einzig richtige Konsequenz und kehrt der verantwortlichen Praxis, die ihren Vertrauensbonus verspielt hat, den Rücken. Ein neuer Zahnarzt seines Vertrauens wird dann eingeschaltet, der jetzt natürlich notwendigerweise einen neuen Zahnersatz planen und in Rechnung stellen muß. Die so in Kenntnis gesetzten Kassen versuchen zunächst in Anwendung tatsächlich bestehender einschlägiger Vorschriften ihr Mitglied dahingehend zu motivieren, doch wieder den Vorbehandler aufzusuchen, um diesem Gelegenheit zu geben, die mißlungene Arbeit kostenlos zu wiederholen. Zu oft wird dabei jedoch verkannt, daß diese theoretische Pflicht des Patienten bei seinem Recht zur freien Arztwahl endet. Manche Kassen schrecken dennoch nicht davor zurück, Patienten unter Zitierung diverser Paragraphen so lange einzuschüchtern, bis sie ihren neuen Zahnarzt oder einen Rechtsanwalt um Unterstützung gegen die Kasse bitten oder sich tatsächlich widerwillig in die Hände des Behandlers zurückbegeben, zu dem sie das Vertrauen eigentlich gründlich und zu Recht verloren haben.

Diese üble Praxis der Krankenkassen, die Patienten selten zu einem wirklich besseren Zahnersatz verhilft, wurde oft kritisiert, ist aber heute deshalb noch an der Tagesordnung, weil sich die Krankenkassen die ihr aus dieser Entwicklung entstehenden Unannehmlichkeiten und Schreibarbeiten nur zu gerne ersparen und auch nicht das Image entstehen lassen wollen, sie hätten irgendwelche Zweifel an den Fähigkeiten einzelner Zahnärzte. Setzt sich der Patient nämlich gegen die Kasse durch, von der man in dieser Situation viel eher erwarten würde, daß sie sich von vornherein unterstützend an die Seite des betrogenen Patienten und gegen den verantwortlichen Zahnarzt stellt, dann ist es nun die Angelegenheit der Kasse, durch die Beauftragung eines Gutachters ein sogenanntes Mängelgutachten erstellen zu lassen. Erst mit Hilfe dieses eindeutig ausfallenden Gutachtens ist die Kasse in der Lage, den Vorbehandler in Regreß zu nehmen, das heißt, von ihm die zu Unrecht gezahlten Honorare zurückzuverlangen. Im gleichen Zuge kann der Patient den an den Zahnarzt entrichteten Eigenanteil zurückverlangen und ist damit in der Lage, die Rechnung für den neuen Ersatz zu begleichen.

Bis dieses jedoch soweit ist und ein Vorbehandler davon überzeugt werden konnte, daß seine Leistungen mangelhaft waren, vergehen im schlimmsten Fall oft viele Monate fachlicher, wirtschaftlicher und juristischer Auseinandersetzungen. Da den Kassen dieser dornenreiche Weg beim Vorgehen gegen die schwarzen Schafe der zahnärztlichen Zunft bekannt ist, sind sie oftmals geneigt, einfach ein zweites Mal in den Säckel der Solidargemeinschaft der Versicherten zu greifen und den Zahnersatz ohne weitere Nachfragen erneut zu bezuschussen. Da, wo nicht der einzig gerechte, wenn auch manchmal schwierige Weg der Regreßnahme beschritten wird, müssen sich auch die Krankenkassen vorwerfen lassen, mehr oder weniger freiwillig Mittäter bei der Kostentreiberei im Gesundheitswesen zu sein. Wenn auch der Anteil der Zahnarztleistungen bei der Kostenausweitung im Gesundheitswesen nur einen relativ kleinen Teil einnimmt, so sollte dennoch auch hier ein größeres Kostenbewußtsein herrschen. Auch die Krankenkassen geht dieses im besonderen Maße an.

Die Arbeitsweise der privaten Krankenversicherungen unterscheidet sich in diesem Punkt leider oft nicht wesentlich von der der gesetzlichen Kassen. Längst nicht alle von Privatpatienten eingereichten Rechnungen werden dort so eingehend geprüft, daß auch eklatante Falschabrechnungen oder Behandlungswiederholungen nach viel zu kurzen Zeitabständen immer auffallen würden. Zahnärzte wissen um die naturgemäß sehr laienhaften zahnmedizinischen Kenntnisse der Mitarbeiter privater Krankenversicherer, die manchmal auch deshalb eindeutige Regelungen der privaten Gebührenordnung für Zahnärzte und Ärzte nicht immer richtig auszulegen verstehen. Hinzu kommen noch alle die Gebührenpositionen, die, verursacht durch undeutliche oder undurchdachte Formulierungen einzelner Gebührenbeschreibungen, von Zahnärzten und Versicherungen höchst uneinheitlich ausgelegt werden. Andere zahnmedizinische Behandlungsmerk-

male sind vom Gesetzgeber in der Gebührenordnung komplett vergessen worden und können nur behelfsweise mit Analogpositionen abgerechnet werden. Wenn man sich alle Gebührenmerkmale, Verordnungen und Richtlinien einmal vor Augen führt, so stellt man fest, daß es sich dabei um alles andere als ein in sich geschlossenes Regelwerk zur Abrechnung handelt. Tatsächlich haben sich Zahnarztpraxen und Versicherungen täglich durch einen kolossalen Dschungel zu kämpfen, der zu allem Überfluß im Laufe der Jahre immer dichter zu werden scheint.

Wen mag es da recht wundern, wenn bei den sich offenbarenden Lücken und Rechtsunsicherheiten von denjenigen, die ihre Leistungen abzurechnen haben, auch gerne ein teilweise erheblicher Mißbrauch betrieben wird? Viele Nischen machen es Zahnärzten sehr leicht, ihre Rechnungen unnötig kompliziert und unübersichtlich zu machen und sie damit derartig aufzublasen, daß die dem Patienten zuteil gewordenen Leistungen sich nachträglich erst recht lohnen. Natürlich wird die Zahl der sich derartig illegal bereichernden Mediziner nicht sehr groß sein. Man sollte davon ausgehen, daß die übergroße Mehrheit der Praxen in Deutschland eine für den Patienten faire und gewissenhafte Abrechnung durchführt und bestenfalls dann einmal die Gebührenordnung für die eigenen Zwecke umdeutet, wenn es gar keinen anderen Weg der Abrechnung einer erbrachten Leistung gibt.

Eine relativ einfache, für die sich bereichernde Minderheit unter den Zahnärzten viel zu einfache Möglichkeit der Beeinflussung der Endsumme einer Privatrechnung ist die Verwendung unterschiedlicher sogenannter Steigerungssätze. Diese Multiplikatoren wurden eingeführt, um dem besonderen Schwierigkeitsgrad oder Zeitaufwand einer erbrachten Leistung Rechnung tragen zu können. Gesetzliche Obergrenze des Faktors, mit dem das Grundhonorar einer jeden Gebührenposition multipliziert wird, ist derzeit 3,5. Auch für die deutschen Privatversicherungen ist dieser Steigerungssatz in der Regel gleichzeitig die vertraglich zugrunde gelegte Schallgrenze der Bezuschussung einer Arztrechnung. In der Gebührenordnung ist zudem festgelegt, daß für alle Leistungen, die mit einem Multiplikator über dem

2,3fachen Satz berechnet werden, vom Zahnarzt eine gesonderte Begründung vermerkt werden muß. Praxen, die auf diesem Instrument der Steigerungssätze und Begründungen spielen gelernt haben, müssen sich um die Erstattungsleistungen der Privatversicherungen in der Regel keine Sorgen machen. Auch hier gilt also: Nicht die fachlich-zahnmedizinische Kompetenz macht den wirtschaftlichen Erfolg einer Praxis aus, sondern leider im entscheidenden Maße die Kenntnis aller Abrechnungsschliche!

Die Begründungen für höhere Steigerungssätze, manchmal fadenscheinig wie Zeitungshoroskope, sind oft schnell formuliert und haben mit dem konkreten Patienten zuweilen nicht sehr viel gemein. Die schon in den meisten Praxen im Einsatz befindlichen EDV-Programme für die Erstellung der Privatliquidationen bieten ihren Anwendern teilweise als besonderen Service für jede Abrechnungsposition ganze Begründungskataloge an, aus denen dann ganz nach Gutdünken ausgewählt werden kann. Beliebt ist die Häufung gleich mehrerer Begründungen für nur eine einzige erhöhte Gebührenziffer, in der Hoffnung, der prüfende Versicherungsangestellte wird mindestens einen der Steigerungsgründe akzeptieren. Wenn die Formulierungen erkennen lassen, daß sie mit gewissem zahnmedizinischen Sachverstand geschrieben wurden, haben sie bereits eine Chance, bei der Versicherung anerkannt zu werden, und zwar um so eher, je unverständlicher sie abgefaßt sind.

Eine besondere Problematik stellt auch die für manche Zahnärzte gängige Praxis dar, die Abrechnung ihrer Leistungen gar nicht mehr selbst vorzunehmen, sondern damit eine Firma zu beauftragen. Viele Inkassoinstitute, die den ihnen angeschlossenen Zahnärzten die Honorarbeträge direkt auszahlen, um sie dann bei den Patienten einzutreiben, bieten den Zahnärzten auch an, nach den aus den Praxen übersandten Behandlungsunterlagen, die natürlich unvollständig oder unleserlich sein können, komplette Rechnungen unter Ausnutzung aller Möglichkeiten der Gebührenordnungen zu erstellen. Wenn die so entstandenen Rechnungen direkt und ohne weitere Kontrolle der Zahnärzte, welche die Leistungen erbracht haben, an die Patienten weitergeleitet werden, so ist auch hier im Sinne der Ausnutzung aller nur

denkbaren Abrechnungspositionen, ohne Rücksicht auf den tatsächlichen Behandlungsablauf, einem Mißbrauch Tür und Tor geöffnet.

Besondere Vorsicht ist für Patienten da geboten, wo ein Zahnarzt den Steigerungshöchstsatz des 3,5fachen noch überschreitet. Allgemein kann zu diesem Verfahren folgendes gesagt werden: Während es eine ganze Reihe sehr aufwendiger zahnärztlicher Leistungen gibt, die den 3,5fachen Satz auch bei normalem Zeitaufwand voll rechtfertigen, sofern selbstverständlich wieder eine qualitativ hochwertige Ausführung gegeben ist, so gibt es bis zu diesem gesetzlichen Höchstsatz für alle anderen Bereiche einen in der Regel ausreichenden Spielraum, um den tatsächlichen zahnärztlichen Aufwand zu honorieren. Bei dieser Aussage geht es nicht um die Höhe der Zahnarzthonorare generell, die ständig in standes- und gesundheitspolitischer Diskussion sind und derzeit zum Nachteil betriebswirtschaftlicher Interessen deutscher Zahnarztpraxen eindeutig und erheblich gekürzt werden. Der Steigerungssatz ist ein für den Einzelfall gedachtes Instrument der Honorargestaltung und muß von jedem einzelnen Zahnarzt fair und gewissenhaft eingesetzt werden. Wenn also der 3,5fache Satz bei der Abrechnung überschritten wird, dann müßten so extreme Bedingungen bei der Behandlung vorgekommen oder so außergewöhnliche Behandlungsmethoden angewandt worden sein, wie es sie sicher genauso extrem selten wirklich gibt. Tatsächlich kommen aber zehnfache oder noch höhere Multiplikatoren auf Privatrechnungen vor, die von den Patienten allerdings eingehend geprüft werden sollten. Die Qualität der Behandlung kann eine solche Rechnungsüberhöhung kaum noch rechtfertigen, und die Spezialbehandlung durch eine selbsterkorene Koryphäe ihres Faches ist erst recht mit dem allergrößten Argwohn zu prüfen. Sehr viel eher liegt in solchen Fällen der Verdacht nahe, Patienten und Versicherungen müßten für den Privatbesitz und den ausschweifenden Lebensstil des Behandlers herhalten; ebenso hinterlassen käuflich erworbene akademische Titel ihre unschönen Löcher im Privatvermögen des ambitionierten Nobelzahnarztes.

Der Patient muß außerdem wissen, daß für alle Honorarbeträge, die über dem 3,5fachen Satz berechnet werden, die Versicherungen in der Regel nicht mehr aufkommen. Aber auch er selbst muß, da er ja die Gebührenordnung auf seiner Seite hat, diese Honorarüberhöhungen nicht begleichen. Einzige Ausnahme hierfür ist nur, wenn er vor der Behandlung bei seinem Zahnarzt eine sogenannte Honorarvereinbarung unterzeichnet hat, mit der er sich zur Anerkennung eines geänderten Steigerungshöchstsatzes verpflichtet hat. Eine solche Unterschrift sollte man sich allerdings sehr genau überlegen und damit auch im Gesundheitswesen ein ausgeprägtes Kostenbewußtsein an den Tag legen. Es kann mit Sicherheit behauptet werden, daß es genügend Zahnärzte gibt, welche die vom Patienten gewünschten Leistungen genauso gut oder gar besser erbringen können und dabei die gesetzlichen Grenzen der Gebührenordnung wahren.

Trotzdem gibt es für Privatpatienten immer wieder ein böses Erwachen, wenn ihnen nach abgeschlossener Behandlung die Rechnung präsentiert wird. Die um Rat und Unterstützung gebetenen Versicherungen erweisen sich mit dem Hinweis auf die eigenständige Rechtsbeziehung zwischen Patient und Arzt in solchen Situationen oft auch nicht als wirkliche Partner der Patienten. Sie beschränken sich zumeist auf ihre Lieblingsbeschäftigung, nämlich Rechnungen in einzelnen Abschnitten nicht anzuerkennen, um nur noch partielle Erstattungsleistungen erbringen zu müssen, ohne dieses jedoch immer schlüssig zu begründen. Der Patient ist dann ganz schnell im doppelten Sinne der Dumme: Zum einen muß er sich darum bemühen, von seiner Versicherung eine möglichst umfangreiche, dem Versicherungsvertrag entsprechende Erstattung der in Rechnung gestellten Leistungen zu erstreiten, zum anderen hat er bei vermuteter Falschabrechnung seines Zahnarztes das Problem, diesem den Betrug auch wirklich nachzuweisen. Hierzu muß wiederum ein aufwendiges Gutachten erstellt werden, dessen Kosten der Patient in der Regel auch noch selbst aufbringen muß. Und ehe er sich versieht, landet er vor Gericht und kann nur noch mit einem ungewissen Ausgang rechnen.

Um den Zahnärzten, die es auf überzogene Rechnungsstellung oder gar Falschabrechnung abgesehen haben, die Chancen zumindest zu schmälern und um auch möglichst allen späteren finanziellen Differenzen mit dem Zahnarzt aus dem Wege zu gehen, sollte jeder Patient bestimmte Regeln dringend befolgen. Er hat zum einen das Recht, auch bei kleineren zahnärztlichen Maßnahmen von seinem Behandler einen fundierten Kostenvoranschlag zu verlangen, und sollte von dieser Möglichkeit in allen Zweifelsfällen auch Gebrauch machen; zum anderen sollte er alle Abschlußrechnungen einer genauen Prüfung unterziehen.

Vorteil einer Vorausplanung ist es nicht nur, eine kostenmäßige Überprüfbarkeit aller Leistungen zu erlangen. Zwingende Voraussetzung für einen Kostenvoranschlag ist immer auch eine präzise Behandlungsplanung des Zahnarztes und die Festlegung eines bestimmten Behandlungszieles, über das neben der geschätzten Höhe des zu erwartenden Rechnungsbetrages zwischen Behandler und Patient völlige Einigkeit erlangt werden muß. Wenn sich während der Behandlung dann fachlich notwendige Veränderungen ergeben, muß der Zahnarzt das Behandlungsziel erneut überprüfen und in ausreichender Zeit die möglichen Änderungen des Ergebnisses und der Kosten mit dem Patienten genau besprechen.

Nur ein mit derartiger Sorgfalt zustande gekommener Kostenvoranschlag schützt Patienten vor unliebsamen Überraschungen beim späteren Behandlungsergebnis oder der Rechnungshöhe. Dem Zahnarzt ist es wiederum zumeist nicht möglich, ein genaues Behandlungsziel festzulegen und die entstehenden Kosten auch nur annähernd abzuschätzen, bevor er nicht eine manchmal umfangreiche Vorbehandlung abgeschlossen und zum Beispiel über den Bestand oder die Entfernung einzelner Zähne entschieden hat. Wenn, andersherum gesagt, vor weitreichenden zahnärztlichen Planungen jedwede Vorbehandlungen an Zähnen und Zahnfleisch unterbleiben, sollte dies den Patienten mißtrauisch machen und zumindest zu einer Nachfrage motivieren. Der Verdacht sollte sich dann nämlich aufdrängen, daß der Zahnarzt, der es mit den Voruntersuchungen und den teils unerläßlichen Vorbehandlungen nicht so genau nimmt, auch in der endgültigen Fertigstellung seiner Arbeit die nötige Sorgfalt vermissen lassen könnte. Wer nur ein schnelles Behandlungsende im Auge hat, kann leicht so verstanden werden, daß er insbesondere möglichst schnell seine Rechnung schreiben möchte. Diese Berufsauffassung ist häufig bei solchen Zahnärzten anzutreffen, die sich bei der Festlegung ihrer Behandlungsziele nicht an den tatsächlich vorzufindenden individuellen Problemen ihrer Patienten orientieren, sondern sich in ihrer Praxis ohnehin nur auf ganz wenige Standardversorgungen »spezialisiert« haben, die meistens zugunsten der Gewinnoptimierung ausgesucht wurden. In dieses starre Schema wird dann jeder Patient schonungslos gepreßt, nachdem ihm wortreich glaubhaft gemacht wurde, daß man ja nur sein Bestes wolle.

Hierbei handelt es sich nur um eine modernere Variante der Beutelschneiderei, wie sie eingangs schon geschildert wurde: Während dort Zahnärzte ganz planlos und ohne Einverständnis der Patienten drauflos behandelten, wird hier immerhin ein sogenannter Therapieplan erstellt, der aber in Ermangelung der nötigen und teilweise zeitaufwendigen Vorbehandlungen meistens recht wertlos ist. Für den Patienten ist diese Form der zahnärztlichen Bereicherung am schwersten durchschaubar und vermeidbar, da ihm oft nicht die nötige Zeit zur Entscheidungsfindung eingeräumt wird. Immer dann, wenn sich ein Zahnarzt nicht wirklich mit der speziellen Behandlungsproblematik eines Patienten auseinandersetzt, sondern nur sein erprobtes lukratives Behandlungsschema durchsetzen will, wird er auch genügend Argumente finden, sein Opfer einzuwickeln.

Zeitdruck bei der Behandlungsplanung oder der Entscheidung des Patienten ist also kein guter Ratgeber für eine erfolgreiche Behandlung und entlarvt den Zahnarzt, der wegen seiner hohen Praxiskosten oder reiner Gewinnsucht zur Entscheidung drängt. Ganz im Gegenteil sollte jeder Patient die ihm überlassenen Planungsunterlagen, zu denen auch immer eine Kurzbeschreibung der häufigsten Behandlungspositionen gehört, nach Möglichkeit in Ruhe prüfen und bei Unsicherheiten den Zahnarzt gezielt rückfragen können. Dieser wiederum muß Verständnis für die Neugierde seines Patienten haben und mit Geduld weitere Aufklärung betreiben.

Wenn alle Unklarheiten aus dem Weg geräumt wurden und die Behandlung eigentlich beginnen könnte, wird von manchen

Zahnärzten eine weitere Hürde aufgestellt: Der Patient wird aufgefordert, dem Zahnarzt einen Kostenvorschuß zu gewähren, und der Behandlungsbeginn wird hiervon abhängig gemacht. Dieses Vorgehen kann einen gutmeinenden Patienten natürlich verschrecken. Wenn er seinem Behandler jedoch noch weitgehend unbekannt ist und gleichzeitig eine zahnärztliche Leistung erhalten soll, die hohe Abschlußkosten erwarten läßt, sollte er auf den Vorschuß eingehen. Dagegen läßt es auf miserable wirtschaftliche Verhältnisse des Zahnarztes schließen oder ist einfach schlechter Umgangsstil, wenn die Patienten dem Zahnarzt gut bekannt sind und eventuell ihre Rechnungen auch schon immer anstandslos bezahlt haben.

Für die Zeit nach der Behandlung bleibt dann noch die Kontrolle der Abschlußrechnung, die für »kostenbewußt« denkende Zahnärzte natürlich das entscheidende Instrument der wirtschaftlichen Prosperität darstellt. Damit kein falscher Eindruck entsteht: Gute Leistung kostet gutes Geld, auch und manchmal erst recht beim Zahnarzt. Zahnärzte tragen wirtschaftliche Verantwortung nicht nur für sich selbst, sondern auch für ihre Angestellten und ihre Familien. Kostenbewußtsein im wohlverstandenen Sinne ist also für eine Zahnarztpraxis genauso unabdingbar wichtig wie für jedes andere Unternehmen. Nur dort, wo sie an weitaus erster Stelle rangiert und das Patientenwohl einem gewinnorientierten Praxisschwerpunkt kurzerhand geopfert wird, muß sie heftig kritisiert werden. Fatalerweise deckt sich ein solches Praxismanagement manchmal genau mit den Erwartungen und überzogenen Ansprüchen von Patienten, die gerne in dem Glauben gelassen werden, daß die Qualität der zahnärztlichen Arbeit um so höher ausfällt, je teurer sie ihnen letztendlich verkauft wird.

Wenn ein Patient seinem Zahnarzt jedoch durch die Blume signalisieren möchte, dieser möge sich bei der Erstellung seiner Rechnung an alle einschlägigen Vorschriften halten und zugleich die tatsächlich erbrachte Behandlung nie aus dem Auge verlieren, so sollte er rechtzeitig während der Behandlung seinen Wunsch ankündigen, bei Rechnungsübergabe die Positionen im einzelnen erläutert zu bekommen. Ein derartig neugieriger Patient sollte seinem Zahnarzt mit einer solchen Frage eine Freude machen, da er erkennen läßt, daß er nicht nur an sich selbst und das Behandlungsergebnis denkt, sondern auch an die späteren Honoraransprüche seines Behandlers.

In vielen anderen Bereichen des täglichen Lebens ist eine Rechnungsdurchsicht ein völlig übliches Verfahren. Einen Kfz-Meister wird es wenig stören, wenn sich der Kunde vor der Bezahlung der Reparaturrechnung seines Autos in aller Ruhe nach einzelnen Rechnungsinhalten erkundigt und sich das Zustandekommen verschiedener Abrechnungspositionen erklären läßt. Unüblich hingegen ist dieses Vorgehen noch beim Erhalt von Zahnarztrechnungen. Viele Patienten werden vielleicht von vornherein meinen, daß sie eine Zahnarztrechnung ohnehin nicht durchschauen, während sie von den Einzelteilen ihres Wagens sehr viel mehr zu verstehen glauben. Außerdem reichen Patienten ihre Rechnungen ja in aller Regel an Versicherungen weiter und verlassen sich dann darauf, daß Falschabrechnungen, ob nun bewußt oder unabsichtlich, dort in jedem Falle gefunden werden. Viele mögen außerdem einfach nicht ihren »Halbgott in Weiß« mit derartigen »Lappalien« behelligen.

Besser wäre es jedoch, wenn sich diese Einstellungen änderten. Schließlich ist der Patient derjenige, der die Rechnung am Ende zu begleichen hat, und daher sollte er in Zweifelsfällen den zahnärztlichen »Halbgott« ruhig von dem ihm sowieso nicht zustehenden Sockel holen, damit das Abrechnungsverhalten offengelegt werden kann. Jeder Patient wird dann auch erstaunt sein, wieviel er tatsächlich von der Rechnungsaufstellung versteht, bei der es ja immerhin um Behandlungsmaßnahmen rund um seine eigene Gesundheit geht. Als Privatpatient sollte er in jedem Falle die Begründungen genau hinterfragen, die bei den Positionen mit den höheren Steigerungssätzen angeführt sind.

Wie selten schließlich Versicherungen bei der Kontrolle eingereichter Kostenvoranschläge auf Falschabrechnungen aufmerksam werden, wurde bereits beschrieben. Das gleiche gilt auch für die Abschlußrechnungen, die zwar von den Versicherungen genauso geprüft und in der Regel dann immer nur anteilig erstattet werden, die aber nur selten wegen irgendwelcher Diskrepanzen zwischen tatsächlicher Behandlung und Abrechnung kritisiert werden, da die Versicherungen hier kaum Einblicke haben.

Die beste und im Grunde einzige Kontrolle kann also nur vom Patienten selbst ausgehen, sofern dieser daran interessiert ist und – soweit er es als Laie nachvollziehen kann – von seinem Zahnarzt in Kenntnis gesetzt wird. Somit sollte nicht nur die Aufklärung vor Beginn der Behandlung zur Pflicht werden, um das ausdrückliche Einverständnis des Patienten zu erhalten, sondern auch die Information während der Behandlung. Der Idealfall einer offenen und ehrlichen Behandlung, die dadurch gleichzeitig die Kompetenz des Behandlers erkennen läßt und dem Patienten ein Maximum an Vertrauen einflößt, sollte davon geprägt sein, daß der Zahnarzt über die jeweils stattfindenden Maßnahmen verständlich und ganz von selbst Auskunft gibt und so seinen Patienten ständig auf dem laufenden hält. Dort, wo diese freimütige Behandlungsweise, die dem Patienten nichts verheimlicht, vom Zahnarzt praktiziert wird, sind verständlicherweise spätere Abrechnungsmanipulationen kaum noch möglich.

Wo gehe ich am besten hin?

Schon ganz am Anfang dieses Buches haben wir uns gefragt, welche Kriterien einen Zahnarzt zu einem guten Vertreter seiner Zunft machen. Von einigen Gesichtspunkten war im Zurückliegenden bereits die Rede, von einigen anderen wird noch in verschiedenen Zusammenhängen gesprochen werden. Das Qualitätsangebot an Zahnärzten in Deutschland ist zum Glück so vielfältig wie die Menschen überhaupt. Ein branchenüblicher Spruch lautet: »Jeder hat die Patienten, die er verdient«, und deutet darauf hin, daß sich je nach Wesensart und Arbeitsweise einer Zahnärztin oder eines Zahnarztes immer auch ganz bestimmte Patiententypen angezogen fühlen.

Viele dieser Unterschiede kann ein Patient oft jedoch nur im Laufe einer längeren Behandlungsbeziehung kennenlernen. Wohin wendet man sich aber, wenn man wegen eigenen Umzugs oder Praxisaufgabe des alten Behandlers gerade überhaupt keinen

Zahnarzt hat? Wer nicht unbedingt in entlegenen Gegenden mit nur ein oder zwei in Frage kommenden Praxen wohnt, der hat oft eine reichhaltige Auswahl, die es ihm wünschenswert erscheinen lassen wird, einige Hinweise für eine grobe Vorauswahl zu erhalten. Hier geht es also nur um von außen weitgehend zu beurteilende Kriterien, die auch bewußt nur verallgemeinert angewandt werden können. Daß die Wahl der richtigen Praxis und eines passenden Behandlers wichtig ist, mag auf der Hand liegen, sie scheint aber angesichts mancher Patientenschicksale doch nicht immer leicht zu sein. Ein verzweifelter Patient war nach jahrelanger Wanderschaft durch eine Vielzahl von Zahnarztpraxen zeitweilig schon zu der Überzeugung gelangt: »Lieber lasse ich meine Zähne von allein kaputtgehen, als sie mir von Zahnärzten kaputtmachen zu lassen!«

Empfehlungen von Freunden und Bekannten sind zwar immer nett und ehrlich gemeint, helfen aber dem Suchenden nicht unbedingt weiter. Zu individuell sind oft die Erfahrungen einzelner Menschen mit ihrem Behandler, weshalb sich schon die heißesten Tips für den Empfohlenen als große Enttäuschung entpuppten. Dieses liegt an unterschiedlichen Persönlichkeiten von Behandler und Patient genauso wie an den Spezialisierungen mancher Zahnärzte, die für viele Patienten die passenden Behandlungsmethoden beherrschen, für andere aber den erforderlichen Therapieansatz nicht finden. Eine harmonische Arzt-Patienten-Beziehung muß sich aus einer Vielzahl von Entsprechungen entwickeln und kann nicht immer von vornherein erwartet werden.

Eine erste und sehr grundlegende Überlegung für die Wahl einer Praxis ist ihre Lage. Von großer Wichtigkeit kann es oft sein, daß die Praxis in der Nähe entweder des Wohnortes oder der Arbeitsstelle gelegen ist. Jeder, der jemals spontane Zahnschmerzen gehabt hat, wird diese Forderung sofort gutheißen. Hier nützt der Zahnarzt, der nur nach stundenlanger Fahrzeit zu erreichen ist, meist nicht mehr viel. In kleineren Städten oder Orten hat die meist zwangsläufige Nähe zu dem oder den Zahnärzten noch den Vorteil, daß der Zustand der einzelnen Praxen und der Zufriedenheitsgrad der Patienten oft an Stammtischen die

Runde machen. Je kleiner der Ort ist, um so größer ist auch die Möglichkeit, daß sich Patient und Zahnarzt privat kennen, wodurch dann auch um so leichter ein vertrautes Miteinander erwachsen kann, das in der Großstadt während der Behandlung selbst entstehen muß. Der Mediziner, der sich in einer kleinen Gemeinde niederläßt, weiß natürlich auch, daß er dort viel mehr einer öffentlichen Kontrolle ausgesetzt ist als in der anonymen Stadt. Die Einwohner so mancher kleinen Ortes haben schon auf diese Weise ihrem Zahnarzt wegen bekannt gewordener gehäufter Fehlbehandlungen praktisch geschlossen den Rücken gekehrt, ihm damit den wirtschaftlichen Garaus gemacht und gleichzeitig der Zahnheilkunde einen Dienst erwiesen.

Die zweite Überlegung bei der Wahl eines Zahnarztes ist sein Alter. Wie sicher schon bei der Beschreibung des zahnärztlichen Werdeganges deutlich wurde, kann die Wahl eines sehr jungen Zahnarztes ins Auge gehen, und zwar besonders dann, wenn sich fachliche Unerfahrenheit mit dem überheblichen Auftreten eines »Nachwuchshalbgottes« paaren. Eine Ausnahme hiervon kann nur dann gemacht werden, wenn ein ganz besonderes Vertrauensverhältnis des Patienten zu einem solchen Berufsanfänger besteht oder dieser noch, in enger Zusammenarbeit mit einem erfahrenen Zahnarzt im Hintergrund, unterstützt wird. Dieses gilt in günstigen Fällen für die Studentenbehandlung in der Zahnklinik genauso wie für die in der Vorbereitung stehenden Zahnärzte in einer Praxis. Viele Patienten suchen jedoch bevorzugt junge Zahnärzte gleich nach deren Niederlassung auf, und dies nicht nur in der Hoffnung, als Patienten quasi der ersten Stunde ihres neuen Zahnarztes fortan eine Sonderrolle zu spielen. Diese Menschen gehen genauso davon aus, daß sie bei der noch wachsenden Patientenzahl nur kurze Wartezeiten und dafür längere Behandlungszeiten haben, und sind der Überzeugung, daß der frisch approbierte Mediziner über die neuesten wissenschaftlichen und technischen Erkenntnisse verfügt. Sosehr dieses manchmal auch zutreffen mag, so wird hierbei doch oft verkannt, daß es zum Erzielen nachhaltiger Behandlungserfolge nicht allein auf die dem Patienten gewidmete Zeit oder das Beherrschen der fachlichen Neuheiten ankommt, sondern vielmehr auf die eingefleischte

Routine und die Erfahrung bei vielen sehr grundlegenden zahnärztlichen Tätigkeiten. In diese kann der Jungzahnarzt aber erst im Laufe einiger Jahre hineinwachsen.

Vor dem anderen Ende der Altersskala, wo dann die berufliche Lebenserfahrung einen Gipfel erreicht hat und der Arbeitsalltag fast nur noch aus Routine besteht, muß aber noch mehr gewarnt werden. Nicht nur die wirklich alten Zahnärzte, die den Zeitpunkt ihres beruflichen Rückzuges um mindestens ein Jahrzehnt verpaßt haben, sind hier gemeint. Ganz selbstverständlich lassen mit zunehmendem Alter die körperlichen und geistigen Fähigkeiten erheblich nach, wenn dies auch für den Patienten nicht immer spürbar wird. Die nachlassende Schaffenskraft macht sich dann zwangsläufig im Behandlungsergebnis bemerkbar, dem oft nicht nur der letzte Schliff fehlt, sondern manchmal die gesamte Gründlichkeit von der Vorbereitung bis zur Ausführung. Besondere Fachkenntnisse und Fertigkeiten gerade der neueren Entwicklungen in der Zahnheilkunde können erst recht nicht erwartet werden. An einer solchen Alterspraxis fällt auf, daß das Durchschnittsalter der Patienten nicht mehr weit hinter dem Alter des Zahnarztes zurückbleibt. Viele Patienten sind in einer Mischung aus rührseliger Treue und Betriebsblindheit mit ihrem Zahnarzt alt geworden, was sich dann aber auch an ihren Gebissen sehr oft ablesen läßt. Erst recht kann keinem jüngeren Menschen die Behandlung durch einen zu alten Behandler empfohlen werden.

Wenn mehr Patienten von ihrem Recht zur freien Arztwahl Gebrauch machen und sich rechtzeitig bei den ersten Anzeichen nachlassender Leistungsfähigkeit ihres Zahnarztes aus der möglicherweise liebgewonnenen Beziehung lösen würden, würden auch mehr Behandler rechtzeitig die eigenen Zeichen der Zeit erkennen und sich aufs Altenteil zurückziehen. Die ganz typische Beobachtung vieler Patienten bei ihren älteren Zahnärzten: Während früher bei fast jeder Kontrolle irgend etwas an den Zähnen zu reparieren war, findet später der Zahnarzt manchmal schon seit Jahren nichts mehr, das nicht in Ordnung wäre, sei es, daß er es nicht sehen kann, oder sei es, daß er nur keine Lust oder Kraft zur Behandlung mehr hat. Wer dieses erlebt und sich auch sonst nicht mehr rundherum ausreichend beraten fühlt, der sollte auch einmal an das Alter seines Zahnarztes denken.

Wenn wir nun das Idealalter eines Zahnarztes auf ein recht breites Mittelfeld eingegrenzt haben, bleibt die unvermeidliche Frage, ob es auch ein Idealgeschlecht gibt. Zwar trauen die meisten Menschen die teilweise kräftezehrenden Tätigkeiten des Zahnarztes nur einem Mann zu und treffen so bereits eine Vorentscheidung. Tatsächlich gibt es aber auch eine nicht geringe Zahl von Zahnärztinnen, die oft auch allein in einer Praxis durchaus »ihren Mann« stehen. Abgesehen von dem hier nicht zur Debatte stehenden Fach der Kieferorthopädie, bei dem der Anteil der Zahnärztinnen erfreulicherweise sogar besonders hoch ist, soll ausdrücklich betont werden, daß auch die allgemeine Zahnheilkunde die Frauen vor überhaupt keine Probleme stellt.

Offenbar aber dennoch unausrottbar ist eine landauf, landab zu hörende Meinung, Zahnärztinnen seien oft viel gröber als ihre männlichen Kollegen. Dem schwachen Geschlecht hätte man da eher das Gegenteil zugemutet und fragt sich nun, wie eine solche Einschätzung entstehen kann. Sind die Männer vielleicht diejenigen, die sich noch mehr aus einer echten Neigung zu dem Beruf und in der Erwartung ihrer späteren Ernährerrolle ihrer Ausbildung auch intensiver und ernsthafter widmen? Möglicherweise fängt manch eine Frau mit dem Studium der Zahnheilkunde an, obwohl es auch ein ganz anderes Studium hätte sein können. Wenn dann die Berufsausbildung abgeschlossen ist, sich Heirats- und Familienpläne aber zerschlagen oder einfach nicht einstellen wollen, sieht sich diese Frau vor die Notwendigkeit gestellt, ihren Beruf auch auszuüben. Auf diesem Wege kann dann immer noch eine hervorragende Zahnärztin entstehen, es kann sich aber auch der Lebensfrust mit einem nicht nach wirklicher Neigung gewählten Beruf mischen, was dann möglicherweise die beschriebene grobe Zahnärztin ausmacht. Oder sollte es sich hier nur um ein Klischee handeln?

Zur Beurteilung von Zahnärztinnen und Zahnärzten durch ihre Patienten müssen natürlich die gleichen Maßstäbe angelegt werden, wobei im Einzelfall sowohl die Zahnärztin als auch der Zahnarzt durchfallen kann. Aus dem Vorgesagten mag man im absoluten Zweifelsfall einstweilen den Herren der Zunft einen leichten Vorteil einräumen, was sich ja auch durch ihre zahlenmäßige Überlegenheit innerhalb des Berufsstandes meist zwangsläufig ergeben dürfte.

Ein weiteres Auswahlkriterium, das hier erwähnt werden soll und das auch im voraus durch den Patienten festgestellt werden kann, fällt spätestens dann ins Gewicht, wenn der Patient wegen einer Terminabsprache zum Telefon greift. Wenn dann in der ausgewählten Praxis ein erster Untersuchungstermin erst nach Ablauf von vielen Wochen angeboten wird, so sollte der Patient dankend verzichten. In diesem Falle muß davon ausgegangen werden, daß die Praxis mit der dort zu bewältigenden Arbeit nicht recht klarkommt und daher Termine unnötig weit vor sich herschiebt. Zum Teil wird man in solchen Fällen auch zu hören bekommen, daß eine Neuaufnahme zur Behandlung überhaupt nicht möglich ist. In dem einen wie in dem anderen Fall sollte man seine Praxissuche sogleich fortsetzen. In nicht ganz schlecht strukturierten Gebieten dürfte es nicht lange dauern, bis eine Praxis gefunden ist, in der ein Termin innerhalb von zwei oder drei Wochen angeboten wird. Wenn dem so ist, kann auch in aller Regel davon ausgegangen werden, daß die Zeit, die einem als neuem Patienten gewidmet wird, reichhaltiger bemessen ist. Manch einer hat noch mehr Glück und macht der Praxis, die ihn erstmalig begrüßen darf, eine sichtbare Freude.

Irgendwann sind nun natürlich die Möglichkeiten einer groben Vorauswahl erschöpft. Nachdem die Entscheidung für eine Praxis gefallen ist, steht dort der erste Besuch an, der natürlich sofort weitere Eindrücke vermittelt. Das erste Betreten der Praxisräumlichkeiten stellt für viele potentielle Patienten eine Art Schlüsselerlebnis dar. Man fühlt sich von einer Praxisatmosphäre entweder angenehm aufgenommen oder mehr oder weniger unterschwellig abgestoßen. Eindeutig zutreffend ist sicher die folgende Tatsache: Das Ambiente und die Sauberkeit einer Praxis sprechen Bände über deren Inhaber. Unter diesem Blickwinkel sollte sich jeder neue Patient ruhig einmal die Räumlichkeiten vor Augen führen. Neben einem breiten Mittelmaß an Praxiseinrichtungen gibt es sowohl das eine Extrem der absolut teuren und geleckten Nobelpraxis als auch das andere der völlig heruntergekommenen, verwahrlosten Behandlungsklitsche.

Wer als Patient Räumlichkeiten betritt, in denen der Maler zuletzt schätzungsweise vor Jahrzehnten gewesen ist, in denen die Spinnenweben von der Decke und aus den Gardinen hängen und Katzen durch die Behandlungsräume streifen, der tut gut daran, sofort auf dem Absatz kehrtzumachen. Um Zweiflern zuvorzukommen: Derartige Praxen gibt es tatsächlich in Deutschland, und zwar gar nicht zu wenige. Das sehr sinnvolle Hygienekonzept, das jede deutsche Praxis anzuwenden hat, ist an einem solchen Platz wahrscheinlich kaum noch ausreichend, wenn es dort denn überhaupt bekannt ist. Und daß der Zahnarzt als Inhaber solcher Räume ausgerechnet in der Mundhöhle seiner Patienten bessere Zustände zu schaffen in der Lage ist als in seiner Behandlungshöhle, die er Praxis nennt, das wird er vermutlich nur noch alleine glauben.

Das andere Extrem eines Praxisstyling fällt so gesehen natürlich zunächst sehr wohltuend aus dem Rahmen, zumindest wirkt es so, als ob die einschlägigen Hygienerichtlinien eingehalten würden. Aber auch hier sollten Patienten am Anfang Vorsicht walten lassen, und zwar kurioserweise fast aus demselben Grund wie vorher. In den Praxen, wo in bester Stadtlage Wände und Böden mit weißem Carrara-Marmor ausgekleidet sind, das Wasser aus goldenen Hähnen fließt und die Helferinnen im Chanel-Kostüm herumlaufen, kann natürlich zum einen die Vermutung aufkommen, daß hier die Zahnbehandlung erheblich teurer ausfallen dürfte als in einer Durchschnittspraxis und auf Krankenschein mit größter Wahrscheinlichkeit sowieso nicht mehr abgerechnet wird. Der Patient, der aber genau dieses Edelambiente will und das nötige Kleingeld dazu erübrigen kann, sei trotzdem gewarnt. Je mehr äußerlichen Schnickschnack eine Praxis aufbietet, je mehr der Patient mit schönem Schein geblendet wird, um so mehr stellt sich die Frage, ob eventuell mit alledem auch etwas verborgen werden soll. Welche möglicherweise sehr mangelhafte Qualifikation der Inhaber einer solchen Nobelpraxis wirklich besitzt, wird sich nämlich erst während der Behandlung beweisen. Wenn er zudem vor lauter Kostendruck, den ein derartiger Palast zwangsläufig verursacht, gezwungen ist, nur die teuersten Versorgungsmaßnahmen »an den Mann zu bringen«, ist es fraglich, wie gut ein Patient mit seinen eher individuellen Bedürfnissen dort wirklich aufgehoben ist.

Zu guter Letzt sei nicht verschwiegen, daß natürlich auch die Universitätszahnkliniken in Deutschland einen Teil der zahnmedizinischen Versorgung bewältigen. Es gibt viele Patienten, die nicht Stammkunden irgendeiner Praxis sind, sondern sich auf ambulante Weise ausschließlich in eine Klinik begeben, ohne sich darüber im klaren zu sein, daß sich mit dem Begriff »Klinik« nicht nur Forschung und Wissenschaft, sondern gerade auch Ausbildung, sprich Behandlung durch Studenten, verbindet. Unter solchen Patienten gibt es nicht wenige, die überaus zufrieden sind mit dem, was ihnen dort an Behandlung zuteil wird. Klinikpatienten schätzen es, daß man sich dort in der Regel noch viel mehr Zeit läßt, als es in einer freien Praxis der Fall ist, und daß die fachliche Arbeit oft mit besonderer Sorgfalt durchgeführt wird. Zumindest gilt dieses für einzelne Bereiche der Behandlung durch Studenten, die für die Patienten im Bereich des Zahnersatzes in der Regel sogar meist noch zuzahlungsfrei ist.

Andere Menschen, die ihre Erfahrung mit den zahnklinischen Ambulanzen gemacht haben, kritisieren manchmal genau das, was die einen als Vorteil ansehen: Für eine Behandlung in einer Zahnklinik benötigt man meistens extrem viel mehr Zeit als für die gleichen Maßnahmen in einer Praxis. Dieses liegt sowohl an der großen Unerfahrenheit vieler junger Klinikärzte und sowieso der Studenten wie auch an der schon geschilderten akademischen Brille, die in Kliniken getragen wird und die den Blick auf eine zügige und sinnvolle Behandlungsweise nicht immer schärft. Auch die Behandlungsergebnisse, die man gerade in der Klinik als besonders hochwertig erwarten würde, sind aus den vorgenannten Gründen manchmal nur noch als mangelhaft einzustufen. Immer, wenn die Beaufsichtigung der meist jungen und in vielen Behandlungssituationen noch ganz hilflosen Zahnmediziner versagt, trifft die Patienten unbemerkt ein erhöhtes Risiko. Besonders oft geschehen deshalb krasse Behandlungsfehler im Rahmen der von den Kliniken angebotenen Notdienste, was allein schon zu einem bedenklichen Ansehensverlust der Kliniken in der Öffentlichkeit geführt hat.

Extrem abstoßend für viele Menschen sind außerdem die Auswirkungen des Massenbetriebes, der an den Kliniken herrscht. Die Entwicklung eines persönlichen, vertrauensvollen Kontaktes zu einem einzelnen Behandler fällt daher oft sehr schwer und wird auch immer wieder behindert, weil die Fluktuation bei den Klinikärzten sehr hoch ist. Da die meisten Zahnärzte in die eigene Praxis streben und einen Teil ihrer Vorbereitungszeit, wie schon erwähnt, auch in einer freien Praxis absolvieren müssen, fallen ihre Verweilzeiten an Kliniken immer relativ knapp aus. Deshalb kann ein Patient nie genau wissen, ob er in der nächsten Sitzung wirklich denselben Behandler wieder antrifft oder nicht.

Wer also seine persönliche Beziehung zum Behandler braucht, nicht alle Zeit der Welt für seine Sanierung zur Verfügung hat und auch nicht gerade eine stationäre Behandlung benötigt, bei der er die Klinik natürlich sowieso nicht umgehen kann, der sollte sich dann doch besser an einen niedergelassenen Zahnarzt wenden. Ob er, egal, wie er sich entscheidet, dann schon unbedingt den Zahnarzt gefunden hat, den er »verdient«, wird erst alles weitere zeigen.

Probleme moderner Praxisführung

Wo auch immer es Zahnärzten öffentlich an den Kragen geht, ob nun von Seiten der Politiker, der Krankenkassen, der Zahntechniker oder der öffentlichen Meinung generell, so wird von den in Bedrängnis geratenen Vertretern des Berufsstandes immer ein lautes Wehklagen angestimmt. Meist wird zur Verteidigung eine Mitleidstour gewählt und das Szenario einer insgesamt mißverstandenen und gebeutelten Zahnärzteschaft beschworen, ohne damit natürlich je eine Chance zu haben, in der Öffentlichkeit auf Glauben zu stoßen. Das wirft natürlich die Frage auf, was denn wirklich dran ist an der angeblich kurz bevorstehenden wirtschaftlichen Not der Zahnärzte. Wir werden sehen, daß ein gewisser Teil der Probleme für einige Praxen wirklich ernstlicher

Natur ist, ein anderer Teil nur Geschrei um den Erhalt angestammter Besitztümer und Rechte und wiederum andere Probleme auf schlimmste Weise hausgemacht sind.

Wer jemals die Entscheidung getroffen hat, sich mit einer eigenen Arzt- oder Zahnarztpraxis niederzulassen, wie es die meisten der Zahnärzte tun, weiß oft erst hinterher, welchen Klotz er sich hiermit ans Bein gebunden hat. Die Fülle der Aufgaben und Probleme, die zusätzlich zu der eigentlichen Ausübung der Zahnheilkunde bewältigt werden muß und dem Praxisinhaber oft die letzte Kraft und Arbeitslust raubt, fordert diesem auch noch eine gehörige Portion Idealismus ab, wenn sich ein Praxisbetrieb überhaupt noch lohnen soll. Eine Praxis zu führen bedeutet also auch einen täglichen Kampf mit Vorschriften und Verordnungen, mit dem bereits erwähnten, ständig dichter werdenen Dschungel an Abrechnungsvorschriften, mit den Hygienevorschriften, der Röntgenverordnung, der Medizingeräteverordnung oder der Arzneimittelverordnung, um nur die häufigsten herauszugreifen. Viele zum Teil nie gehörte Behörden verlangen wiederholt ihr Recht: Der TÜV, der verschiedene Praxisgeräte in Abständen überprüft, das Gewerbeaufsichtsamt, bei dem ein Teil des Praxisinventars gemeldet sein muß, oder das Wasserwirtschaftsamt wegen der Einleitung zum Beispiel amalgamhaltigen Abwassers in die Kanalisation, um auch nur wieder die bekanntesten zu erwähnen.

Viele andere Aufgaben, die im Zusammenhang mit dem Status der Selbständigkeit und Freiberuflichkeit stehen, lassen sich teilweise zum Glück auch auf andere Schultern abwälzen: Erstellen von Rechnungen, Kontrolle der Zahlungseingänge und das Mahnwesen, die gesamte Praxisbuchhaltung und die Klärung sämtlicher Steuerfragen. Zu diesen sehr selbstverständlichen Tagesproblemen kommen die üblichen Probleme mit den Angestellten. Eine durchaus bedenkliche Entwicklung der vergangenen Jahre ist, daß die Angestelltengehälter ein enormes Niveau erklommen haben. Das liegt jedoch nicht allein an dem ständig gestiegenen Anteil der Sozialaufwendungen, sondern genauso an den gestiegenen Lebenshaltungskosten und dem größeren Anspruchsdenken innerhalb der zahnärztlichen Assistenzberufe. So gerechtfertigt diese Gehaltsforderungen im überwiegenden Maße auch sind, so sehr schmälern sie den unterm Strich erwirtschafteten Überschuß einer Praxis.

Dies macht den vielen Praxisinhabern gerade in der jetzigen Zeit erhebliches Kopfzerbrechen, da durch die politischen Eingriffe mit dem Gesundheitsreformgesetz und dem jüngeren Gesundheitsstrukturgesetz ein Sturmangriff auf die Arzthonorare gefahren wurde, der bereits zu deutlichen Umsatzeinbußen in den meisten Praxen geführt hat. Dabei stehen viele Auswirkungen gerade der letzten politischen Weichenstellungen noch aus. Nicht ganz ohne die Schuld auch der Zahnärzte wurde nämlich ein sogenannter Honorardeckel eingeführt, was nichts anderes bedeutet, als daß der Gesamtbetrag der von gesetzlichen Krankenversicherungen pro Jahr ausgeschütteten Arzthonorare bereits von vornherein festgelegt ist und nicht wie früher von den tatsächlich angefallenen Leistungen abhängt. Dieser krampfhafte Versuch, die Mengenausweitung im Gesundheitswesen in den Griff zu bekommen, wird sich gerade zum Ende eines jeden Jahres bemerkbar machen, wenn nämlich der Honorarbetrag annähernd verbraucht sein wird. Danach wird dann jede ärztliche Handlung nur noch deutlich geringer entlohnt, was eine Situation mit unabsehbaren Folgen schafft. Wenn man den medizinischen Standesvertretern Glauben schenken darf, so ist von Streikmaßnahmen und Arbeitsniederlegungen über kollektiven Urlaub der niedergelassenen Mediziner bis hin zur schlechten Erfüllung der Behandlungsleistungen alles möglich.

Beim Stichwort schlechte Erfüllung muß auf ein weiteres Problem moderner Praxisführung aufmerksam gemacht werden. Neben den vielen schon angesprochenen Pflichten gehört der Besuch von Fortbildungsveranstaltungen zu den vorrangigsten Erfordernissen einer gewissenhaften Berufsausübung, um sich ständig auf dem neuesten fachlichen Stand zu halten. Mal ganz nebenbei gesagt: Wie geschickt es die Heilberufler heute verstehen, diese Pflicht mit dem Angenehmen zu verbinden und obendrein einen Teil dieser lästigen Fortbildungskosten auf den Staat abzuwälzen, wird spätestens beim Studium der weltweit verstreuten Tagungsorte deutlich. Viele andere Berufe stehen ihnen in nichts nach.

Jedoch selbst bei optimalem Kenntnisstand hat der Zahnarzt heute oft Probleme – auch bei höchster eigener Motivation –, seinen Patienten immer das Beste angedeihen zu lassen. Einige zahnärztliche Werkstoffe sind aus zum Teil nicht immer nachvollziehbaren Gründen in eine öffentliche Schußlinie geraten und werden daher von manchen Patienten abgelehnt. Die prominentesten Beispiele hierfür sind das Amalgam als Zahnfüllungsmaterial und das Palladium als Bestandteil von Edelmetallegierungen für Kronen und Brücken.

Der gewissenhafte Zahnarzt erkundigt sich nun nach den tatsächlichen Hintergründen der Skepsis und den Möglichkeiten, die bestehenden Probleme zu lösen. Erster kompetenter Ansprechpartner ist die Wissenschaft, die, um beim Amalgam zu bleiben, in der gesamten ernstzunehmenden Fachpresse keine nennenswerte Schädlichkeit ausmachen kann und daher das Amalgam als Füllungswerkstoff letztlich nicht ablehnt. Fragt der Zahnarzt aber im Bundesgesundheitsamt nach, so hört er im Gegensatz zur Wissenschaft, daß einzelne ältere Amalgamsorten vom Markt genommen wurden und zudem generell vom Legen der Amalgamfüllungen während der Schwangerschaft abgeraten wird. Schaut der Zahnarzt in seine eigene Praxis, so sieht er sich oft konfrontiert mit Drohungen seiner kritischen Patienten, sie würden ihn auf Schadensersatz verklagen, weil Amalgamfüllungen gelegt wurden. Patienten fragen nach den Bestandteilen des bei ihnen verwendeten Amalgams sowie nach der Produkthaftung in Ernstfällen und verlangen vom Zahnarzt möglichst eine Garantie dafür, daß das bei ihnen verwendete Amalgam unschädlich ist. Dem Zahnarzt bleibt angesichts der vielen widersprüchlichen Meinungen im Grunde gar keine andere Wahl mehr, als das Amalgam aus dem Verkehr zu ziehen, da die Reaktionen der Patienten auf diesen Füllungswerkstoff sehr unterschiedlich sein können und er eine Garantie bezüglich der Unschädlichkeit keinesfalls geben kann. Dieses wiederum führt zu Problemen mit den gesetzlichen Krankenkassen auf der einen und vielen Patienten auf der anderen Seite, die nicht einsehen wollen, daß sie auf einmal für alternative Zahnfüllungen eine größere Summe selbst zu tragen haben. Die Zeiten für Mediziner sind also schwer, der

Berufsalltag wird durch vehement widerstreitende Interessen manchmal zur Zerreißprobe.

Aber noch aus ganz anderer Richtung steht den Heilberufen der Wind ins Gesicht. Viele politische Signale gehen deutlich in Richtung der Einschränkung des Status der Freiberuflichkeit. So wird in bezug auf die Zahnärzte zum Beispiel durch die verbindlichen Leistungskataloge der gesetzlichen Krankenkassen inzwischen regelrecht reglementiert, was an zahnmedizinischen Leistungen ausgeführt werden kann und was nicht. Natürlich muß ein solcher Katalog nicht nur bezüglich der Honorarhöhen, sondern auch beim Umfang der angebotenen Leistungen eine vernünftige Grenze einhalten. Dies wäre von jedem gesetzlich Versicherten auch ohne weiteres hinzunehmen, wenn er denn wenigstens die Wahlfreiheit hätte, für solche Maßnahmen, die im Katalog fehlen, die Mehrkosten zuzuzahlen. Nach heutigen Richtlinien wird ihm aber genau dieses noch verwehrt. Er kann zwar eine Privatleistung in Anspruch nehmen, verwirkt damit aber jedwede Zuwendung von seiner Kasse sogar für eine Grundversorgung.

Mit einem Beispiel wird diese Schizophrenie deutlicher: Bei einem kariösen oder mangelhaft gefüllten Zahn hätte der Kassenpatient Anspruch auf eine neue Amalgam- oder Kunststofffüllung. Wenn er jedoch lieber eine hochwertige und dauerhafte Gold- oder Keramikfüllung hätte, die es nicht von einer gesetzlichen Kasse gibt, so muß er diese in voller Höhe privat bezahlen und erhält noch nicht einmal eine Zuzahlung in Höhe der Kassenfüllung. Daß Zahnärzte gegen diesen indirekten Eingriff in ihre Therapiefreiheit protestieren, ist sicher verständlich.

Daß die teurere Zahnfüllung, Krone oder Prothese, sofern einwandfrei erbracht und nach üblichen Sätzen abgerechnet, im Zweifel auch die haltbarere und damit langfristig preiswertere Lösung darstellt, ist in das Denken von Versicherungen noch nicht voll übergegangen. Zu gering scheint auch dort die Meinung über die zahnärztlichen Fähigkeiten zu sein, so daß lieber eine schlechte und wenig haltbare, billige Arbeit bezuschußt wird als eben die kostspieligere Variante, die ebenso schlecht und ebenso wenig haltbar ist. Eine weitere gesetzliche Forderung, wohlmeinend im Sinne eines Verbraucherschutzes, die aber schon oft zu zahnärztlichen Protesten Anlaß gab, ist die Einführung von Gewährleistungen für die verschiedensten Behandlungsmaßnahmen im großen Umfang. Die Zeitspanne, innerhalb welcher der Zahnarzt seine Behandlung kostenlos zu wiederholen hat, und zwar unabhängig davon, ob er selbst die Schuld an der frühen Wiederholung trägt oder nicht, wurde von einem halben Jahr auf zwei Jahre ausgedehnt. Während Gewährleistungsfristen im handwerklich-zahnärztlichen Bereich zwar nicht rundheraus abgelehnt werden können, so sind sie in dem Falle aber gänzlich unzumutbar, in dem gleichzeitig die Therapiefreiheit der Zahnärzte eingeschränkt ist und Patienten nur noch Anrecht auf eine minderwertige Leistung haben.

Verschiedene gesetzliche Krankenkassen sind in jüngster Zeit auch noch dazu übergegangen, mit bestimmten Zahnärzten Einzelverträge abzuschließen. Während normalerweise alle Zahnärzte eines Bundeslandes oder Bezirkes, vertreten durch eine Kassenzahnärztliche Vereinigung, nach einem gemeinsamen Vertrag und zu einheitlichen Konditionen mit den Kassen abrechnen, so können bei den Einzelverträgen mit dem jeweiligen Zahnarzt höhere Honorarsätze bei gleichzeitig längeren Gewährleistungsfristen ausgehandelt sein. Diese neue Rechtsbeziehung zwischen Kasse und Behandler bringt den Patienten und den Krankenkassen möglicherweise langfristig finanzielle Vorteile, ist aber in ihren möglichen Spätfolgen für alle Zahnärzte heute noch überhaupt nicht kalkulierbar. Inwieweit sich hieraus für die jetzt beteiligten Zahnärzte wirklich ein Gewinn ergibt, ist ebenfalls fraglich. Ohne Frage haben diese leichtfertig ein gehöriges Stück ihrer Freiberuflichkeit aufgegeben und sich dafür bestenfalls einen Zulauf von Patienten eingehandelt, denen von ihrer Krankenkasse nicht nur die Wahl der Behandlungsleistungen, sondern nun auch noch die Wahl des Arztes ihres Vertrauens eingeschränkt wird.

Ein anderes Beispiel zeigt den langsamen politischen Abbau ärztlicher Freiberuflichkeit noch krasser: Der Gesetzgeber hat sich nämlich Maßnahmen ausgedacht, um die Zahl der Arzt- und Zahnarztpraxen in Deutschland auf das Maß zu reduzieren, das laut gewisser Bedarfsrechnungen für ein gesundes gehalten wird. Um die Kostenausweitung im Gesundheitswesen zu stoppen, wäre es von vornherein richtiger und langfristig erfolgversprechender gewesen, Gesundheitsleistungen durch eine Veränderung des Nachfrageverhaltens seitens der Patienten bereits vor ihrem Entstehen zu beeinflussen, wozu man sich also an die Patienten, das heißt an uns alle, hätte wenden müssen. Statt dessen griff die Politik zu einer staatsdirigistischen Manier und versucht nun, durch Veränderung der Angebotsseite, also durch Kürzungen bei Praxen und Krankenhäusern, die Kosten in den Griff zu bekommen. Zum einen gibt es jetzt Zulassungsbeschränkungen für niederlassungswillige Ärzte in bestimmten überversorgten Gebieten, was natürlich als sinnvoll bezeichnet werden muß, sofern sich eine Überversorgung nicht nur rechnerisch ergibt, sondern auch nach Meinung der dort bereits ansässigen Ärzte tatsächlich gegeben ist.

Zum anderen wird demnächst aber auch die Abgabe von Arztpraxen staatlich reglementiert. Hier wird es dann auf einmal einem alteingesessenen Arzt oder Zahnarzt nicht mehr möglich sein, seine lukrative Praxis dem meistbietenden Kollegen oder einem jüngeren Familienmitglied weiterzugeben. Statt dessen entscheiden übergeordnete Ausschüsse darüber, wem dieser Praxisstandort zugesprochen wird oder ob er möglicherweise ganz stillgelegt werden muß. Bislang muß der Käufer einer laufenden Praxis immer auch den dort erzielten Behandlungsumsatz als sogenannten ideellen Praxiswert mit bezahlen, der wiederum für den Praxisverkäufer einen erheblichen Anteil des erwirtschafteten Lebenswerkes darstellt und oft zur Alterssicherung mit herangezogen wird. Jede Reglementierung einer Praxisabgabe stellt also nichts anderes als den Akt einer Enteignung dar und wird verständlicherweise von den Kammern und Berufsverbänden nicht ohne weiteres hingenommen.

Und jetzt, »zu allem Überfluß«, wie wahrscheinlich viele Zahnärzte stöhnen werden, kommt zu all dem politischen Gegenwind auch noch die öffentliche Schelte wegen grob mangelhafter Behandlungsqualität. Bislang freilich verstanden es führende Standesvertreter immer, die Ansprüche anderer als zweitrangig hinzustellen und dafür nur wieder die eigenen Bedürfnisse hochzuhalten. Man würde, wenn die Zahnarzthonorare weiter abgeschmolzen würden, einfach schneller, schlechter und schmerzhafter behandeln. Dreimal S, so einfach ist das. Und damit Zahnärzte wieder besser arbeiteten, müßten zunächst ihre wirtschaftlichen Rahmenbedingungen verbessert werden.

Diese Bedingungen sind jedoch noch lange nicht so schlecht, wie die Standesoberen immer gern glauben machen wollen. Auch mit etwas geringeren Honoraren, selbst denen per Krankenschein, ließe sich unter geänderten Praxisbedingungen noch ganz gut leben. Das, was den etablierten Zahnärzten heute im wesentlichen Angst macht, ist selten wirklich der Verlust ihrer Existenz, sondern der, möglicherweise nur zeitweilige, Verlust eines geringen Teils ihres Lebensstandards. Auch Zahnärzte müssen sich aber klarmachen, daß sie zusammen mit anderen Gruppen zu politischen Verlierern gehören, die zwar für manche Fehler in der Gesundheitspolitik aufzukommen haben, aber auch genügend eigener Versäumnisse in der Vergangenheit schuldig geworden sind. Wer begreift, daß er in unserem Land beileibe nicht zur ersten Berufsgruppe gehört, die am eigenen Wohlstand feststellen muß, daß es im Leben nicht immer nur Fortschritt geben kann, wird um so leichter verstehen, daß das Festhalten an angestammten Besitztümern, so verständlich dieses auch sein mag, viel zu kräftezehrend ist. Und er läuft Gefahr, sogar noch weiterer Rechte beraubt zu werden. Wirklich kämpfen sollten Zahnärzte nämlich um ihre Rechte als Freiberufler und weitestgehend selbstbestimmte Berufsgruppe. Die Existenz freier Praxen beispielsweise ist in Deutschland wie in vielen anderen Ländern eine ganz bedeutende Errungenschaft zum Wohle der Patienten, die nie aufs Spiel gesetzt werden darf.

Also müssen auch die Zahnärzte konstruktiv und mit etwas gutem Willen an der Schaffung der Praxis- und Behandlungskonzepte unter neuen Bedingungen mitwirken. Inwieweit das Ausüben der Zahnheilkunde für den einzelnen Zahnarzt dann natürlich noch lukrativ genug ist, muß jeder mit sich selbst ausmachen. Es werden sich in jedem Falle diejenigen angesprochen fühlen, die sowieso eine echte Neigung zu ihrem Beruf haben und nicht nur und in erster Linie die Neigung zu ihrem Einkommen. Dies kann dem Berufsstand insgesamt nur nützen. Hier zeigen sich also ganz neue Anforderungen moderner Praxisführung, die man genauso jeder maroden Firma vorgibt, die sich bei gestiegener Konkurrenz behaupten muß: flexible Einstellung auf veränderte Marktsituationen und der ständige Anspruch, nur noch Qualität abzuliefern.

3. KAPITEL

Qualität – und wie man sie erkennt

Der Stellenwert der Zähne

Würde es bei dem Aufgabengebiet der Zahnärzte um weniger exponierte Körperteile gehen, das Anspruchsdenken vieler Menschen in punkto Qualität und Aussehen wäre wahrscheinlich weniger stark ausgeprägt. Was ist es aber genau, das den Zähnen ihren besonderen Rang unter den körperlichen Attributen verschafft?

Ein Physiologe würde die besonderen Belastungen herausstellen, denen die Zähne ein Leben lang ausgesetzt sind. Einen Druck, wie ihn Zähne zusammen mit Kiefern und Kaumuskeln aufzubringen in der Lage sind, findet man an keiner zweiten Stelle des Organismus. Nicht von ungefähr stellt der Zahnschmelz, der jeden gesunden Zahn im sichtbaren Bereich von außen umkleidet, die härteste Substanz dar, welche die Natur auf organischem Wege überhaupt hervorgebracht hat. Zähne haben jahrzehntelang einer Vielzahl von Belastungen standzuhalten. Die Belastungen beim Kauen selbst zählen hier verblüffenderweise noch zu den geringeren Problemen. Tatsächlich geraten die Zähne während des Kauvorganges kaum miteinander in Kontakt, und es ist sogar besonders schmerzhaft, wenn sie dieses dann versehentlich doch irgendwann tun. Auch der natürliche Abrieb der Zahnhartsubstanzen durch die zu zerkleinernde Nahrung ist eher zu vernachlässigen, was allerdings im wesentlichen an den heute generell zu weichen Lebensmitteln liegt.

Mechanische Belastungen der Zähne geschehen ganz anders und erreichen manchmal erhebliche zerstörerische Ausmaße. Schon das einfache Putzen der Zähne mit Zahnbürste und Zahnpasta, so unentbehrlich es auch ist, kann erhebliche Defekte an Zähnen und Zahnfleisch hervorrufen, wenn es mit falschen Techniken vorgenommen wird. Noch wesentlich schlimmere Folgen zeitigt allerdings das in unserer Leistungsgesellschaft seuchenartig verbreitete Knirschen mit den Zähnen. Als direkte Folge der heute überall beklagten körperlichen und seelischen Überforderungszustände übertragen wir die inneren Spannungen auf den Körper, was zu Verspannungen verschiedenster Muskelpartien und ganz besonders der Kaumuskeln führt. Sowohl die Zahnhartsubstanzen als auch die Kieferknochen und die Weichgewebe, welche die Zähne im Kiefer befestigen, leiden immens unter der unkontrolliert und meist sogar unbewußt ablaufenden Muskelarbeit, welche die Zähne und Kiefergelenke fest zusammenpreßt oder aufeinander mahlen läßt. »Bruxismus« nennt der Fachmann diese Fehlfunktionen, gegen die er meistens machtlos ist. Die Folgen sind kürzer werdende Zähne, zurückweichendes Zahnfleisch und schwindender Kieferknochen mit der Folge locker werdender oder absterbender Zähne.

Während diese mechanischen Überbelastungen des Kauorgans relativ langsam ihre Auswirkungen zeigen, droht den Zähnen eine viel größere Gefahr der Zerstörung auf chemischem Wege. Säuren lösen nicht nur Kalkränder an Wasserhähnen auf, sondern auch die mineralischen Bestandteile der Zähne. Direkte Säuren stammen besonders aus Fruchtsäften, zumal dann, wenn sie frisch gepreßt sind, und attackieren zuerst den relativ weichen Schmelz am Übergang zum Zahnfleischsaum. Schlimmere Säureangriffe erleiden die Zähne mit Hilfe der in jeder Mundhöhle natürlicherweise vorkommenden Bakterien. Diese leben von Kohlenhydraten, von denen sie besonders die sehr kurzkettigen Zuckermoleküle durch ihre Zellwand aufnehmen. Das Ausscheidungsprodukt der Bakterien sind dann die Säuren, die, zunächst meist unbemerkt, den Schmelz auf Kauflächen und in Zahnzwischenräumen auflösen, um später in den tiefergelegenen weicheren Zahnbeinschichten sich um so schneller auszubreiten.

Welch hohen funktionellen Wert die Zähne beim Zerkleinern unserer Nahrung haben, weiß besonders derjenige, der kaum noch Zähne hat. Das Kauorgan und der gesamte angeschlossene Verdauungstrakt gehören zu einem präzise aufeinander abgestimmten System. Wenn sich Teile davon verändern, kann dieses nicht ohne Auswirkungen auf andere Bereiche bleiben. Wird die Nahrung zum Beispiel im Munde nicht genügend zerkleinert, eingespeichelt und vorverdaut, so haben besonders der Magen und der Zwölffingerdarm erhebliche Mehrarbeit zu leisten, der sie auf Dauer nicht gewachsen sind. Patienten mit umfangreichen Zahnlücken, mit schlecht sitzendem oder unvollständigem Zahnersatz wissen in der Regel von derlei Verdauungsproblemen zu berichten.

Was den meisten Menschen allerdings oftmals bedeutend mehr zu schaffen macht, ist das sich bei Zahnschäden oder gar Verlusten einstellende veränderte Aussehen. Während die Opferung eines Backenzahnes noch am ehesten verschmerzt wird, ist das Wehklagen doch bedeutend größer, wenn es sich um einen Frontzahn handelt. Rein subjektiv spielt, wer wollte es kritisieren, der ästhetische Eindruck eine viel herausragendere Rolle als die Funktion der Zähne. Auch wenn man sich, solange es für andere unsichtbar bleibt, noch mit gewissen Problemen beim Kauen herumärgert, so mag man in Gesellschaft doch nicht mit einer unansehnlichen Zahnfront auffallen. Die Zahnmedizin hat dieses Bedürfnis der Menschen schon lange erkannt und immer wieder neue Methoden entwickelt, Zähne auf möglichst naturgetreue Weise nachzubilden.

Die Zähne gehören neben den Augen und der Nase zu den markantesten Strukturen eines Gesichtes. Obwohl wir selten bewußt auf die Zähne unseres Gegenübers achten, so fällt es uns andererseits sofort ins Auge, wenn Frontzähne erheblich von der Norm abweichen, indem sie stark verfärbt sind, schief stehen oder gar ganz fehlen; eine unterbewußte Wahrnehmung der Zahnreihen findet also fortwährend statt. Interessant ist in diesem Zusammenhang, daß die allermeisten Menschen beim Sprechen üblicherweise nur die unteren Schneidezähne zeigen. Die meisten ästhetisch korrigierenden Maßnahmen der Zahnärzte werden jedoch in der oberen Front durchgeführt, wogegen der Zustand der eigentlich meistens sichtbaren unteren Frontzähne vielen Menschen zweitrangig erscheint. Die Erklärung für diesen vermeintlichen Widerspruch gibt aber auch den entscheidenden Hinweis auf die besondere Bedeutung der Zähne: Wir präsentieren gerade die oberen Frontzähne und meist nur noch diese in dem Moment, wo wir lachen! In diesem Moment, in dem wir auf sehr auffällige Weise versuchen, unsere Freude oder Sympathie auszudrücken, in dem wir uns ins rechte Licht setzen wollen, um mit einem anderen Menschen in Verbindung zu treten, in dem wir unseren ganzen Charme und unsere ganze Persönlichkeit einsetzen, genau jetzt brauchen wir unsere Zähne in einer ihrer wichtigsten Funktionen.

»Zähne sind Persönlichkeit«, gesunde und gepflegte Zähne, die man jedem offen zeigen kann, unterstreichen ein selbstsicheres Auftreten, ja stärken im besonderen Maße das Selbstvertrauen. Kranke oder fehlende Zähne oder unästhetisch wirkende Zahnreihen schränken andersherum jeden Menschen in seiner Persönlichkeitsentfaltung ein, machen gehemmt und lassen das Lachen verkrampft und schmallippig werden. Schon im Kindesalter wird wohlweislich mit der Regulierung schief stehender Zähne begonnen, nicht nur, um die gute Verformbarkeit des Kieferknochens auszunutzen und eine gute Kaufunktion und eine lange Haltbarkeit der Zähne zu erzielen, sondern auch, um die seelische Entwicklung des jungen Menschen nicht nachteilig zu beeinflussen. In den Vereinigten Staaten traf ich ein Kind, dessen Zähne hinter einer sehr entstellenden, nicht herausnehmbaren Zahnklammer verborgen waren. Es trug ein T-Shirt mit einer Aufschrift, die den Nagel auf den Kopf traf: »Smile Under Construction«, »Lächeln im Bau«.

Eine für den Zahnarzt nicht zu vernachlässigende ästhetische Komponente beim Zahnverlust ist der gleichzeitig beginnende Schwund des Kieferknochens. Ober- und Unterkiefer verfügen über Knochenfortsätze, die sich um die Wurzeln der vorhandenen Zähne legen und diesen ihren stabilen Halt geben. In dem Moment jedoch, wo der Zahn entfernt wurde, hat der Knochenfortsatz, zumindest an dieser Stelle, keine Funktion mehr und bildet sich innerhalb weniger Jahre zurück. Je mehr Zähne gezogen und nicht ersetzt werden, um so umfangreicher ist dieser Knochenverlust und hat zusammengenommen die Folge einer kompletten Veränderung der Gesichtsform. Der Unterkiefer kann dann zudem immer weiter nach oben bewegt werden, wobei das Kinn zusehends weiter nach vorn wandert. Vollkommen zahnlose Menschen sind daher im Extremfall sogar in der Lage, die Kinnspitze bis an die Nasenspitze zu schieben mit dem Resultat eines sehr greisenhaften Aussehens.

Es ist die Aufgabe einer rekonstruierenden Zahnheilkunde, nicht nur die Zahnverluste, sondern auch derartigen Knochenabbau prothetisch auszugleichen. Wenn so die vertikalen Dimensionen des Gesichtes wiederhergestellt und formschöne Ersatzzähne an richtiger Stelle plaziert werden konnten, so verjüngt sich die Erscheinung des Patienten schlagartig um viele Jahre. Wie entscheidend eine solche Maßnahme Einfluß auf viele Aspekte der Lebensqualität hat, darüber können diese Patienten Interessantes berichten.

Struktur-, Prozeß- und Ergebnisqualität !?

Die Auseinandersetzung mit den Aspekten der Qualität und der Wirtschaftlichkeit ärztlicher und zahnärztlicher Leistungen hat in Deutschland keine besonders lange Geschichte. Während man in unserem Land auf so vielen Gebieten der Forschung und Industrie führend ist, laufen uns in diesem Fall zum Beispiel Amerikaner und Holländer den Rang ab. Wir halten uns statt dessen bis heute bei einer Diskussion um Begriffsdefinitionen und strukturelle Fragen auf. Seit den ersten Anfängen im Jahre 1988 ist eine wirkliche Qualitätssicherung, wie schon damals vom Gesetzgeber gefordert, nicht einmal in Ansätzen in Gang gekommen. Dieses liegt zum Teil an den erheblichen Widerständen von seiten derjenigen, deren Arbeitsweise auf dem Prüfstand steht, und die bereits jedwede Form einer Qualitätsbeurteilung für überflüssig halten. Warum der zahnärztliche Berufsstand dieses vitale Interesse an der Geheimhaltung der wirklichen Zustände hat, verstehen wir spätestens nach der Lektüre der vorherigen Kapitel zur Genüge. Wer andererseits glaubt, daß Qualitätssicherung in der deutschen Zahnmedizin eine Selbstverständlichkeit ist, der irrt gewaltig. Die Standesoberen argumentieren hier zwar gerne mit der Sorgfaltspflicht, für die ja als eine der zahnärztlichen Grundpflichten ohnehin jeder Zahnarzt einstünde. Aber gerade diese Sorgfalt lassen viele deutsche Zahnmediziner täglich auf das gröbste vermissen.

Offenbar sind es aber nur noch die Zahnärzte beziehungsweise einige ihrer führenden Standesvertreter, welche die gesetzlichen Forderungen nicht durchführen wollen. Hierbei fällt es den

Uneinsichtigen bislang überhaupt nicht schwer, sich durch endlose fachliche Spitzfindigkeiten und vermeintliche juristische Hintertürchen ihrer eigentlichen Verantwortung zu entziehen. Ernstgemeinte Bemühungen, Ordnung in das Meinungswirrwarr bezüglich vernünftiger Qualitätsdefinitionen zu bringen, werden bislang buchstäblich im Keime erstickt. Dieses Schicksal traf einen namhaften Zahnmedizin-Professor und Lehrbuchautor der Universität Münster, dessen schon weiter vorne zitierte Studie über die Qualität zahnärztlicher Prothetikarbeiten mit der in Deutschland praktizierten Zahnheilkunde nicht gerade schonungsvoll umging. In verschiedenen Stellungnahmen zu dieser Studie wurden die eigentlich bedeutsamen Qualitätsaussagen überhaupt nicht gewürdigt. Statt dessen mußte sich der gestandene Wissenschaftler wie ein Doktorand des öfteren haarsträubende Einwände gefallen lassen, er habe in seiner Studie gravierende Formfehler begangen, habe sie nicht nach einer festgelegten naturwissenschaftlichen Methodik aufgebaut und verwende fragwürdige Grunddaten. Ein Kritiker der Bemühungen in Sachen Qualität verstieg sich sogar zu der Behauptung, daß sogar der Zusammenhang zwischen hoher technischer Behandlungsqualität und größerem Gesundheitsgrad der Patienten erst noch wissenschaftlich nachgewiesen werden müsse, also offenbar nach dem Motto: »Ein bißchen Pfusch merken die Menschen überhaupt nicht.«

Wenn man nun den gesetzlichen Auftrag zur Qualitätssicherung durchführen will, muß man zunächst die Qualität ärztlichen Tuns im allgemeinen definieren. Wenn dieses zur Zufriedenheit gelungen ist, müssen zum zweiten Möglichkeiten der Beurteilung von Behandlungsqualität entwickelt und umgesetzt werden. Aber erst nach einem weiteren Schritt, nämlich der ständigen Überwachung von Behandlungsergebnissen und der Anwendung geeigneter Maßnahmen zur Korrektur der festgestellten Mängel, könnte man mit Fug und Recht behaupten, daß eine Qualitätssicherung praktiziert wird. Auch wenn Kritiker der gesetzlichen Forderung nicht müde werden zu behaupten, daß schon eine Qualitätsbeurteilung nicht möglich ist, von einer Kontrolle und Korrektur ganz zu schweigen, so ist dieser Weg trotzdem der einzig gangbare, um die Misere in der deutschen Zahnmedizin in den Griff zu bekommen. Die bisherigen Mechanismen zumindest haben den Qualitätsverfall noch nicht aufhalten können, so daß erhebliche neuartige Anstrengungen gerechtfertigt und darüber hinaus überfällig sind.

Definieren wir also einige Begriffe. Die Fachliteratur spricht allgemein dann von einer qualitativ hochwertigen zahnmedizinischen Versorgung, wenn sich der Zahnarzt an dreierlei orientiert: an den sozialen Bedürfnissen des Patienten und seines Umfeldes, an den ökonomischen Möglichkeiten des Patienten und der Versichertengemeinschaft und vor allem an den professionellen Kriterien, die für seinen Berufsstand allgemein anerkannt sind und sich dazu eignen, den objektiven Gesundheitszustand des Patienten nachhaltig zu bessern. Die Gesamtheit der Eigenschaften und Merkmale eines Produktes oder einer Tätigkeit muß hierbei die gegebenen Erfordernisse erfüllen. Dieser Qualitätsbegriff nimmt also jeden Zahnarzt gleich von zwei Seiten in die Zange. Nicht nur hat er im vollen Bewußtsein seiner Sorgfaltspflicht sämtliche fachliche Kriterien bei seiner Arbeit zu berücksichtigen und zu erfüllen, sondern muß gleichzeitig auch den Aspekten der Wirtschaftlichkeit und Verhältnismäßigkeit gerecht werden.

Diese sehr streng gehaltenen Grundsätze erlauben, im Zusammenhang betrachtet, dem Zahnarzt allerdings nicht, schwächere soziale und ökonomische Verhältnisse durch Schwächen seiner eigenen Professionalität auszugleichen. Er muß bis ins Detail mit der ständig gleich hohen Präzision arbeiten und darf bei ökonomisch begrenzten Verhältnissen allenfalls den Umfang seiner Bemühungen reduzieren. Um hierfür ein Beispiel zu nennen, kann eine preiswerte Kunststofffüllung in einem Zahn die aus ökonomischer Sicht sinnvollere Leistung darstellen gegenüber einem teuren und komplizierten Keramikaufbau. Beide Versorgungsformen müssen aber den genau gleichen Präzisionsanforderungen genügen, also beispielsweise bei der Randschlußgenauigkeit, bei der Oberflächenpolitur oder der Kauflächenkorrektur. Wenn ein Patient die aufwendigere Keramikfüllung nicht bezahlen kann, darf ihm damit lediglich ein Verzicht auf Langlebigkeit und ästhetischen Eindruck der Füllung zugemutet werden.

Ein jeder Patient empfindet, wer wollte es ihm verdenken, einen natürlichen Anspruch auf ein zumindest zufriedenstellendes Endergebnis der zahnärztlichen Behandlung. Für ihn zählt im Grunde nur, daß er sich später im Spiegel gefällt, daß er keine Schmerzen oder sonstigen Probleme nach zahnmedizinischen Eingriffen hat und natürlich auch, daß er zügig, so schonend wie möglich und freundlich behandelt wird. Die Wissenschaftler haben sich zu diesem Bereich den Begriff »Ergebnisqualität« einfallen lassen, was vermuten läßt, daß es um den Begriff »Qualität« doch nicht so einfach bestellt ist. Tatsächlich entsteht die Qualität einer ärztlichen Behandlung nicht im luftleeren Raum, sondern unterliegt einer großen Zahl von Einflußfaktoren. Damit ein beliebiges Ergebnis erzielt werden kann, muß immer ein irgendwie gearteter Prozeß ablaufen, der sich wiederum so nur innerhalb der zufällig gerade gegebenen Umfeldstrukturen entwickeln kann. In einer bereits 1980 in den Vereinigten Staaten erschienenen Studie wurde daher folgerichtig sowohl eine »Strukturqualität« als auch eine »Prozeßqualität« eingeführt, die beide einen großen Einfluß auf die abschließende »Ergebnisqualität« nehmen.

Einen Patienten interessiert es in der Regel herzlich wenig, mit welchen vielfältigen fachlichen Problemen sein Zahnarzt während der Behandlung zu kämpfen hat. Er bekommt dies im günstigsten Fall sogar überhaupt nicht mit. Wenn also der Bohrer ständig stehenbleibt oder wenn er stumpf ist und die Lieferfirma mit einer Ladung neuer scharfer Bohrer schon Wochen im Rückstand ist, wenn die Zahnarzthelferin ihrem Chef ständig die verkehrten Instrumente zureicht und sich der Zahnarzt zuletzt noch darüber aufregt, daß sein ganzer verzweifelter Einsatz unter dem Strich immer weniger Honorar in die Kasse bringt, dann liegen hier Merkmale einer mangelhaften Strukturqualität vor, die auf das Endergebnis der zahnärztlichen Bemühungen oft einen großen Einfluß haben.

Ein Patient merkt selbst zumeist auch nicht, welchen Streß er höchstpersönlich seinem Zahnarzt während der Behandlung bereitet. So manche Behandlungssitzung wird fortwährend gestört durch die Unruhe und die Angst des Patienten, das Behandlungsgebiet im Munde ist ständig mit Speichel überspült, eine übergroße, kräftige Zunge legt sich immer wieder über die Zahnreihen, der Patient hat einen dauernden Würgereiz und leidet zudem vielleicht auch noch unter einer ansteckenden Krankheit oder einer Stoffwechselstörung, die ein normales Behandeln erschwert. Solche und ähnliche Probleme machen letztlich die Prozeßqualität aus.

Die Zahnärztevertreter, welche die Qualitätsbeurteilung zahnärztlicher Leistungen ablehnen, führen nun also ins Feld, daß bitte schön nicht immer nur auf das eigentliche Endergebnis geschaut werden dürfe, das ein Zahnarzt abzuliefern imstande ist, sondern daß dem Zahnarzt bei schlechten Ergebnissen auch zugute gehalten werden müsse, wenn es bereits strukturelle und prozessuale Probleme im Vorfeld gegeben habe, für die der Behandler nichts könne. Den so denkenden Zahnmedizinern kommt jedoch offenbar die wissenschaftliche Dreiteilung des Qualitätsbegriffs höchst gelegen, um vom eigentlichen Problem aller Patienten, nämlich der »Qualität im Ergebnis«, ablenken zu können. Das Verstecken hinter wissenschaftlichen Theorien muß deshalb hier auch als solches entlarvt werden, da es dem schlecht behandelten Patienten keinen Millimeter weiterhilft.

Dabei soll gar nicht abgestritten werden, daß es tatsächlich Bedingungen im Bereich zahnärztlicher Betätigungen gibt, die ein Zahnarzt wirklich nicht verantworten muß und auch nicht ändern kann. Beispielhaft sei hier die Behandlung spastisch gelähmter und anders körperlich und auch geistig behinderter Menschen genannt, die von einer extremen physischen Unruhe und oft unzureichenden Mundhygienemöglichkeiten begleitet ist, bei der jeder Mediziner und natürlich auch der Zahnarzt an wirkliche Grenzen stößt. Man kann dabei auch an Unfallpatienten mit größeren Defekten des Gesichtsschädels denken, deren prothetische Versorgung sich oft als sehr problematisch herausstellt und daher nicht immer optimal gelingt. Aber auch beim Durchschnittsbürger kommt es immer wieder vor, daß sich Patienten sehr schwer auf die Behandlung konzentrieren können oder trotz umfangreichster Motivationen durch den Zahnarzt und sein Personal sogar das Minimum an häuslicher Zahnpflege vermissen lassen. Diese unverbesserlichen Patienten sorgen somit selbst dafür, daß die bei ihnen erzielten Behandlungsergebnisse relativ schnell zunichte sind.

Trotzdem dürfen diese wenigen Fälle den Zahnärzten nicht dazu dienen, sich aus ihrer insgesamt eigenen Verantwortung bei der Prozeßqualität herauszureden. Ein guter, erfahrener Zahnarzt wird auch unter widrigen, vom Patienten vorgegebenen Bedingungen die Grenzbereiche der Kunstregeln nie verlassen, anders, als es heute leider ständig beobachtet werden muß.

Noch viel augenfälliger verhält es sich mit der zahnärztlichen Hauptverantwortung im Bereich der Strukturqualität. Wem sonst, als dem Zahnarzt selbst, wollte man es ankreiden, wenn seine Bohrer stumpf sind und er es versäumt hat, sich rechtzeitig um den Nachschub zu bemühen? Wenn seine Behandlungsergebnisse deshalb schlecht sind, weil er seine Praxis unzweckmäßig eingerichtet hat, die falschen Instrumente gekauft und unfähige Helferinnen eingestellt hat, dann muß wiederum er und nur er dafür geradestehen. Dieses gilt erst recht, wenn sich ein Zahnarzt wegen einer seiner Meinung nach zu bescheidenen Gebührenordnung viel zu viele Patienten auf einmal bestellt, um letztlich für keinen mehr wirklich ausreichend Zeit zu haben. Den in solcher Eile entstehenden Pfusch als Folge geringer Gebührensätze haben wir aber bereits als unzulässig abgelehnt und festgestellt, daß bei mangelnden Finanzen nicht an der Qualität des Ergebnisses, sondern höchstens an Art und Umfang der Ausführung gespart werden dürfe.

Während die gesetzliche Forderung einer Sicherung der »Ergebnisqualität« für die Zahnärzte etwas Neues ist und mit großem Argwohn betrachtet wird, sind Ansätze für die Verbesserung von Struktur- und Prozeßqualität in der Vergangenheit bereits häufiger gemacht worden. Da die Zahnärzte selbst aber auf die noch heute bestehenden großen Probleme in diesen beiden Bereichen hinweisen, scheinen ihre Bemühungen bislang nur wenig erfolgreich gewesen zu sein. Offenbar will man sich daher nach dem Willen der Standesoberen zunächst weiter ausschließlich mit diesen peripheren Qualitätsformen auseinandersetzen, um das heiße Eisen »Ergebnisqualität« nur ja ruhen lassen zu können.

Schon im Vorfeld solcher ergebnisorientierter Untersuchungen wird lapidar behauptet, daß sich weder Patienten noch Zahnärzte auf meßbare Größen normieren ließen, da sie biologische Wesen aus Fleisch und Blut und nicht Maschinen aus rostfreiem Stahl seien. Dieser simplen Ansicht steht entgegen, daß es in Deutschland viele Zahnärzte gibt, allerdings viel zu wenige, die eine weit überdurchschnittliche Qualitätsnorm erfüllen, und das, mit ganz wenigen verzeihlichen Ausrutschern, tagaus, tagein bei den unterschiedlichsten Patiententypen. Es gibt sie also tatsächlich noch, die Professionalität in deutschen Zahnarztpraxen!

Es soll nicht verschwiegen werden, daß der Berufsstand immerhin über ein Instrument verfügt, das sich manchmal auch ganz handfest mit der Behandlungsqualität einzelner Zahnärzte zu befassen hat. Dieser sogenannte Prothetikeinigungsausschuß, der bei jeder Zahnärztekammer eingerichtet ist, kann von allen Patienten, die sich unprofessionell behandelt fühlen, angerufen werden. Die wenigen Fälle aber, die in einem solchen Gremium unter restloser Offenlegung der für den betroffenen Zahnarzt unangenehmen Details behandelt werden, sind zahlenmäßig derart gering, daß sie in überhaupt keinem Verhältnis zum tatsächlichen Bedarf an Qualitätskontrollen stehen.

Solange der zahnärztliche Berufsstand in Deutschland von sich aus die Ergebnisqualität der Behandlung nicht konsequent transparent machen will, solange es an der nötigen Kontrolle in diesem Bereich fehlt, solange wird es in einer großen Zahl von Zahnarztpraxen auch in diesem und allen anderen Qualitätsbereichen erheblich mangeln. Derzeit bleibt so nur noch der Patient als bislang schwächster Teilnehmer an der Partie übrig, um als einzige Kontrollinstanz im eigenen Interesse eine wichtige Funktion zu übernehmen, sofern ihm an der eigenen hochwertigen Versorgung gelegen ist.

Über alledem steht eine Erkenntnis, die nun nicht auch noch ernstlich angezweifelt werden darf: Daß nämlich nur mit Qualität die Forderung nach Wirtschaftlichkeit in der Behandlung erfüllt werden kann. Auf Dauer stellt nämlich nur eine qualitativ hochwertige Arbeit die längstmögliche Haltbarkeit der Versorgung sicher. Wer wollte wohl bestreiten, daß zahnärztliche Arbeiten, ob nun Füllungen, Kronen oder Prothesen, unter gewissenhafter Anwendung der gängigen Regeln der Kunst angefertigt und nicht unter sträflicher Vernachlässigung derselben, vom Patienten im Schnitt länger getragen werden können als der schnelle Pfusch und somit die geringsten Folgekosten nach sich ziehen. Gleichzeitig bietet eine solche Zahnheilkunde, die ja auch das Ergebnis jahrzehntelanger zahnmedizinischer Forschung darstellt, die größte Gewähr, den Gesundheitszustand des Patienten wirklich nachhaltig zu bessern.

Funktion und Kosmetik – Qualität hat ihren Preis

Die mit den gesetzlichen Forderungen nach Beurteilung und Sicherung der Ergebnisqualität in Bedrängnis geratenen Zahnärztefunktionäre haben verschiedene Taktiken entwickelt, die an sie gestellten Ansprüche aufzuweichen, offenbar, um sie letztlich umgehen zu können. Da wird zum einen behauptet, Zahnärzte hätten schon immer Qualitätssicherung betrieben. Schließlich bestehe für jeden Mediziner eine allgemeine Pflicht zur Fortbildung, und das, was landauf, landab an Fortbildungsveranstaltungen angeboten werde, könne sich sehen lassen. Allenfalls könnten diese Fortbildungsbemühungen noch intensiviert werden, zur Teilnahme dürfe aber niemals ein wirklicher Zwang auf die Zahnärzte ausgeübt werden. Statt dessen würde es auch reichen, wenn Zahnärzte sich lokal zu sogenannten »Qualitätszirkeln« zusammenschlössen, die aber nur das Ziel verfolgen sollten, einem reinen Erfahrungsaustausch zu dienen. Zum anderen fordern die Standesvertreter, daß die Bemühungen um die Vorbeugung von Zahnerkrankungen verstärkt werden, im Hinblick sowohl auf den Kenntnisstand der Zahnärzte als auch auf die Verbesserung der Vergütung der Prophylaxeleistungen.

Den Zusammenhang zwischen Qualität und Kostendämpfung im Gesundheitswesen lehnen Zahnärztefunktionäre sowieso völlig ab. Ganz im Gegenteil werden die Verhältnisse auf den Kopf gestellt, wenn immer wieder betont wird, daß erhöhte Qualitätsanforderungen an die Zahnärzteschaft nur bei spürbarer Anhebung der Behandlungshonorare gestellt werden können, womit also der Ergebnisqualität eine Verbesserung der Strukturqualität vorangestellt wird. Hier drehen sich die Kontrahenten nun förmlich im Kreise. Während der Gesetzgeber die Kostenausweitung im Gesundheitswesen durch die Schaffung und Einhaltung eindeutiger Qualitätsrichtlinien in den Griff bekommen möchte, machen die Mediziner eine Qualitätssteigerung von angepaßten Honorarhöhen abhängig.

Ganz ohne Frage hat Qualität ihren Preis, und das beileibe nicht nur in der Zahnheilkunde. Wie wir später noch sehen werden, zeigt sich Qualität in vielen Details des zahnärztlichen Tuns und ist an allen diesen Stellen auch im besonderen Maße gefordert. Eine Vernachlässigung auch nur einzelner Bereiche führt sehr schnell zur Unbrauchbarkeit einer gesamten Arbeit. Es ist selbstverständlich, daß bei der Beurteilung einer Gesamtbehandlung immer das schlechteste Einzelmerkmal die Gesamtbewertung ausmacht, da genau dieses eine mangelhafte Detail allein schon zu einer verkürzten Tragezeit, zu ständigen Beschwerden oder anderen Dauerproblemen führen kann. Derartig mit Mängeln behaftete Zahnfüllungen oder Zahnersatzarbeiten sind demzufolge eigentlich wertlos und dürften entsprechend auch nicht einen einzigen Pfennig Honorar kosten. Denn wenn man die Aussage, daß Qualität ihren Preis hat, in ihrer vollen Bedeutung ernst nimmt, so sagt sie auch, daß mindere Qualität auf der anderen Seite keinen Preis hat. Tatsache ist statt dessen jedoch, daß den Zahnärzten in Deutschland viel zu viel Honorar für eine nicht abreißen wollende Kette von Behandlungsfehlern bezahlt wird.

In dieser Stimmungslandschaft Honorarerhöhungen zu fordern, nimmt sich für die Zahnärzte nicht passend aus. Zu schlecht ist die Einstellung zur Professionalität in vielen Praxen ausgeprägt und zu gering der Zufriedenheitsgrad vieler Patienten, als daß man heute den Qualitätsstandard als gut bezeichnen könnte. Somit sollten Zahnärzte sich nicht wundern, wenn ihre Honorare, analog der Qualitätsbeurteilung ihrer Arbeiten, eher an das niedrige Qualitätsniveau angepaßt werden. Die Opfer dieser mißlichen Situation sind neben den Patienten alle die Zahnärzte, die sich aus innerer Überzeugung einer wirklichen Qualität und Gewissenhaftigkeit verschrieben haben und daher mit viel Akribie, Liebe und Ausdauer ihre Patienten behandeln, dabei oft höhere Aufwandskosten als andere in Kauf nehmen, um dann jedoch diesen Aufwand nicht ausreichend honoriert zu bekommen. Auch hier ist natürlich irgendwann eine Grenze erreicht, an der sich der Einsatz für Qualität nicht mehr lohnt.

Wie schon gesagt worden ist, gehören zur Behandlungsqualität auch gewisse Äußerlichkeiten. Das Ambiente, die Einrichtung und die wissenschaftlich-technische Ausstattung einer Praxis sind ganz sicher wichtige Voraussetzungen für gute Behandlungsergebnisse. Eine andere, sehr bedeutende Komponente sind die rein menschlichen Aspekte während der Behandlung, die darüber bestimmen, ob sich ein Patient in der Praxis und in den Händen eines Behandlers den Umständen entsprechend wohlfühlen kann oder nicht. Ein Zahnarzt, dem beide Komponenten in seiner beruflichen Tätigkeit wichtig erscheinen, wird seine Praxis entsprechend einrichten und seinen Patienten zuvorkommend entgegentreten, wohl wissend, daß Besonderheiten der Praxisausstattung wie auch die Zeit für Höflichkeiten Geld kosten. Nicht selten passiert es dann, daß dieser Aufwand in mehr oder weniger versteckter Form dem Patienten oder den Kassen in Rechnung gestellt wird, zum Beispiel in Form zusätzlicher Beratungshonorare. Wenn ein Zahnarzt jedoch in dem Bewußtsein lebt, daß er von seinem Praxisstil und seinem Umgangston viel zu wenig oder eigentlich gar nicht profitiert, wird er beide Aspekte wahrscheinlich eher vernachlässigen. Anders zumindest ist der kalte, unpersönliche Zustand in vielen deutschen Zahnarztpraxen nicht recht zu erklären.

Gesetzliche Krankenkassen und private Versicherungen bezahlen für ihre Mitglieder ausschließlich solche Behandlungsleistungen, die im Zusammenhang mit der Verbesserung des Gesundheitszustandes und der Funktion des Kauorgans stehen. Klagt ein Patient über eine rein kosmetische Beeinträchtigung seines Aussehens, das in seinen Zähnen begründet ist, oder möchte er eine ästhetisch zufriedenstellende zahnfarbene Versorgung seiner

Zähne im Backenzahnbereich haben, so lehnen alle gesetzlichen Kassen und auch immer mehr Privatversicherungen die Kostenübernahme hierfür ab. Eine Ausnahme wird nur gemacht, wenn dem Zahnarzt die Formulierung einer Begründung gelingt, die einen rein funktionellen Grund in den Vordergrund schiebt. Ein Beispiel hierfür wäre die Versorgung verfärbter und mehr oder weniger defekter Schneidezähne. Wenn in einem solchen Fall deutlich gemacht werden kann, daß durch den bestehenden Zerstörungsgrad bei einer Unterlassen der Versorgung weitere Schäden unausweichlich wären, so muß jede Versicherung zahlen. Daß ein Schneidezahn dann zahnfarben und auch sonst nach allen Regeln der Ästhetik versorgt wird, sollte selbstverständlich sein.

An diesem Beispiel wird auch deutlich, daß in der Erstattungspraxis der Versicherungen zwischen funktioneller und kosmetischer Rekonstruktion unterschieden wird, wenngleich das Behandlungsergebnis des Zahnarztes immer beide Aspekte optimal miteinander vereinen muß oder zumindest sollte. Tatsache ist, daß diese Unterscheidungspraxis der Krankenversicherungen relativ jung ist und mit den angeblich immer knapper werdenden Finanzmitteln der Kostenträger zusammenhängt. Vernünftig ist natürlich, daß die Leistungen der Krankenversicherungen auf eigentliche Heilbehandlungen beschränkt bleiben und die Versichertengemeinschaft nicht für unnötigen Luxus oder reine Verschönerungsmaßnahmen aufzukommen hat, wobei eine Ausnahme sicher da zu machen ist, wo ästhetisch entstellende Merkmale etwa zu wirklichen psychischen Problemen geführt haben. Noch vor zehn Jahren waren gesetzliche Krankenkassen und Privatversicherer insgesamt spendabler und zahlten zum Beispiel sogar noch auf einem Weisheitszahn eine zahnfarbene Krone. Wenn heute allgemein an diesem Luxus gespart wird und die Patienten den zahnfarbenen Mehraufwand, wenn sie ihn wollen, aus der eigenen Tasche bezahlen, so sollten natürlich auch die Kassen selbst mit bestem Beispiel vorangehen. Heilberufler und ihre Patienten können manchmal den Eindruck gewinnen, daß die aus den Erhöhungen der Sozialabgaben den Kassen zufließenden Mittel hauptsächlich in deren höheren Verwaltungsaufwand fließen und nicht überwiegend in die Verbesserung der Erstattungsleistungen.

Patienten, die viel Wert auf Ästhetik legen, müssen heute die Kosten hierfür selbst tragen. Auch hier hat die Qualität ihren Preis, und dieser ist zu Recht dann nicht gering, wenn die ästhetische Rekonstruktion nicht nur den üblichen technischen Präzisionskriterien gerecht wird, sondern auch die wirklich individuellen Wünsche des Patienten berücksichtigt. In diesem Zusammenhang ist ein eigener Zweig der Zahnheilkunde, die »ästhetische Zahnheilkunde«, entstanden, der, angefangen mit dem Bleichen von Zähnen bis hin zu aufwendigsten kosmetischen Rekonstruktionen, eine Vielzahl neuer Techniken entwickelt hat, um den gestiegenen Ansprüchen vieler Menschen gerecht zu werden. Dieser Zweig trägt zu Recht den Begriff »Zahnheilkunde« im Namen, solange die ästhetischen Maßnahmen nicht gänzlich losgelöst von funktionellen Gesichtspunkten angewendet werden und alle fachlichen Regeln der Zahnmedizin im Sinne der Verbesserung des Gesundheitszustandes gleichzeitig gewissenhaft berücksichtigt bleiben. In diesem Sinne ist zum Beispiel die durch das Bleichen zu erzielende Aufhellung des Zahnschmelzes bei einem langsam dunkler werdenden wurzelgefüllten Zahn gerechtfertigt, wenn dieser später ohnehin überkront werden muß, dieses so aber noch einige Jahre hinausgezögert werden kann. Das Bleichen der Zahnreihen insgesamt zur Aufhellung der Zahnfarbe hat andererseits wegen der schädigenden Einflüsse des ätzenden Bleichmittels auf Zahnschmelz und Zahnfleisch mit Zahnheilkunde wenig zu tun.

Viele Patienten sehen an ihren Zahnarztrechnungen im Vergleich zu früher einen Unterschied und wundern sich oft, daß ihre Zuzahlungen heute bedeutend höher ausfallen. Wie weiter vorne schon betont wurde, liegt dieses in der Hauptsache nicht an gestiegenen Zahnarzthonoraren. Diese haben zwar in den letzten zehn Jahren etwas zugelegt, wurden dann aber, beginnend mit den Gesundheitsreformen, in weiten Bereichen wieder drastisch gekürzt, so daß bis heute die effektive Erhöhung der letzten zehn Jahre der Grundlohnsummenentwicklung und dem Lebenshaltungspreisindex in Deutschland weit hinterherhinkt. Ursache für höhere Zuzahlungen sind vielmehr die nachlassenden Kassen- und Versicherungsleistungen, was gerade vor dem Hintergrund steigender Kassenbeiträge und Versicherungsprämien auf Unverständnis stoßen mag.

Gesetzliche Kassen genauso wie Privatversicherer waren seit jeher bemüht, auch aus eigenem Konkurrenzdenken heraus ihren Mitgliedern für ihre Beiträge so viele Gesundheitsleistungen wie nur möglich anbieten zu können. Was die Kassen nicht mit einkalkulierten, war die enorm starke Inanspruchnahme der relativ billig angebotenen Gesundheitsleistungen durch die Bevölkerung. Zuerst merkten es die Gesetzlichen, daß sie sich übernommen hatten, und heute sind es auch immer mehr Private, die ihre Ausgaben aus den Einnahmen kaum noch decken können. Außerdem sah sich der Gesetzgeber bemüßigt, der Gesamtkostenentwicklung einen Riegel vorzuschieben. Somit ist die Gesundheitslandschaft in bezug auf die Versicherungsleistungen für die Mitglieder grundlegend verändert. Das praktizierte Modell der Zukunft bringt eine klarere Aufteilung der Gesundheitsleistungen in eine von den Kassen bezahlte Grundversorgung und eine von den Patienten selbst zu tragende Zusatzversorgung.

Patienten müssen also lernen, umzudenken und zu begreifen, daß die Zeiten der zuzahlungsfreien Gesundheitsleistungen vorbei sind, weshalb auch die Zahngesundheit scheinbar mehr Geld als früher kostet. Daran zusätzlich beteiligt sind einige weitere Faktoren: Die Kosten für die Zahntechnik sind, anders als die Zahnarzthonorare, in den letzten zehn Jahren deutlich gestiegen. Von einer Gesamtzahnarztrechnung, die Laborkosten beinhaltet, entfallen heute oft schon zwei Drittel auf die Kosten, die nur im Labor entstanden sind und für den Zahnarzt also keine Einnahme bedeuten. Des weiteren wird die Ästhetik eine immer ausgegrenzte Größe bleiben. Als früher die kosmetischen Möglichkeiten beim Zahnersatz noch nicht so ausgereift waren und auch noch nicht den heutigen Stellenwert besaßen, wurde die Ästhetik von den Kassen quasi kostenlos mit eingekauft. Durch die Erweiterung der Techniken ist Ästhetik zu einem Kostenfaktor geworden, natürlich nur für den, der sie auf individuelle Weise in Anspruch nehmen möchte.

Ein letzter Grund für die höheren Patientenzuzahlungen liegt in der vom Gesetzgeber verordneten jährlichen Mengenbegrenzung der Ausgaben der gesetzlichen Kassen, die für den Zahnarzt Umsatzeinbußen mit sich bringt, wenn er einen gewissen Jahresgesamtumsatz überschreitet. Während früher jeder Zahnarzt bemüht war, so viele seiner Leistungen wie nur möglich über eine Krankenkasse abzurechnen, da auf diesem Wege ein pünktlicher Honorarfluß gewährleistet war und ein Patient auch um so eher bereit war, in eine teure Arbeit einzuwilligen, wenn er nichts oder wenig zuzuzahlen hatte, so sind viele Zahnärzte heute auf das genaue Gegenteil bedacht, um ihr Jahresumsatzkontingent zur Vermeidung von Honorareinbußen nicht zu überschreiten. Jetzt wird statt dessen versucht, alles, was nicht nach strenger Richtlinienauslegung von den Kassen bezahlt wird, den Patienten unter Anwendung der privaten Gebührenordnung in Rechnung zu stellen. Sogar manches großzügig gemeinte Kostenübernahmeangebot einer Krankenkasse zur außervertraglichen Übernahme bestimmter Leistungen wird von Zahnärzten nach Möglichkeit unterlaufen.

Hier bewirkte der politische Eingriff also eine totale Umkehr des Abrechnungsverhaltens der Zahnärzte. Ein gutes Beispiel, gerade im Zusammenhang mit der aktuellen Diskussion um das Füllungsmaterial Amalgam, ist ein jüngeres Angebot einer Krankenkasse, mit Hilfe einer gesetzlichen Abrechnungsposition für Teilkronen auch Goldfüllungen anzuerkennen, die bislang von den gesetzlichen Krankenkassen nur in ganz seltenen Ausnahmefällen bezahlt wurden. Eine große Zahl von Zahnärzten rechnet im Sinne dieses Angebotes ab, offenbar in geringer Sorge um die eigenen Honorare und besonders zum Wohl und finanziellen Vorteil ihrer nicht immer »gutbetuchten« Patienten. Genau dieses Verhalten wird aber wieder von anderen Zahnärzten vehement kritisiert, denen offenbar die Erziehung und Einstellungsänderung der Patienten hin zur Eigenverantwortlichkeit und privater Kostenbeteiligung nicht schnell genug vorangehen kann.

Wir leben also auch in diesem Bereich in Zeiten des Umbruchs, in denen es immer wieder ein Durcheinander bislang vertrauter Vorgänge geben wird. In unserem Fall stellt sich die Frage, was heute Zahnheilkunde denn wirklich kostet beziehungsweise kosten darf. Kann und darf also eine Goldfüllung zu Kassenpreisen angeboten werden oder überfordert sie die Solidargemeinschaft der gesetzlich Versicherten? Würde man Goldfüllungen jedoch in den Leistungskatalog aufnehmen, so stellt sich die Frage, wie sehr die Ausgabensituation ausufern könnte, wenn dann jeder diese hochwertige Füllungstechnik in Anspruch nehmen würde. Hierbei geht es also auch sehr viel grundlegender um die Klärung des Problems, welchen gesundheitlichen Luxus wir Deutschen uns zu leisten in der Lage sind. Es wird ein erheblicher politischer Handlungsbedarf erkennbar. Die Honorierung der Zahnärzte müßte sich danach richten.

Eine Hoffnung verbinde ich allerdings mit dem Umstand, daß Patienten in ihre Gesundheit selbst investieren müssen. Je mehr sie eigenes Geld auf den Tisch des Zahnarztes legen sollen, je weniger ihnen eine Versicherung dieses auf anonymem Wege abnimmt, um so mehr steigt hoffentlich der Mut der Patienten zur Kritik an der ihnen zuteil gewordenen Gesundheitsleistung. Da nur Qualität ihren Preis wert ist, wird vielleicht in Zukunft noch mehr darauf geachtet, ob Qualität vom Zahnarzt auch wirklich verkauft wurde. Damit diese Kontrolle einem Patienten in mehr Fällen als bisher möglich ist, werde ich mich im weiteren Verlauf meiner Abhandlung speziell der Qualitätsproblematik widmen. Wenn die dort enthaltenen reichhaltigen Ratschläge für die verschiedensten Behandlungssituationen angewandt werden, sehe ich eine reelle Chance, daß die Qualität zahnärztlicher Arbeit in unserem Lande ein deutlich höheres Niveau erreicht.

Der Zahnarzt als Mitmensch

Wie schon betont, gehören zur Beurteilung eines Zahnarztes nicht nur seine fachlichen Fähigkeiten, sondern genauso seine menschlich-psychologischen Qualitäten. Dieses für jeden Heilberuf wichtige Moment ist wahrscheinlich nirgendwo so erforderlich wie gerade beim niemals sehr gern gesehenen Zahnarzt. Eine gewisse psychologische Schulung sollte sogar Studieninhalt werden, denn nicht viele Zahnmediziner bringen von Haus aus die Fähigkeit zum wirklich zuvorkommenden Umgang mit Menschen verschiedenster Typologie mit. Auf welche dieser Qualitäten Patienten besonders achten und was sie sich auf keinen Fall gefallen lassen sollten, möchte ich im folgenden kurz abhandeln.

Das einfachste und erfolgreichste Rezept im Umgang zwischen Patient und Zahnarzt, das sowieso überall im menschlichen Miteinander gilt, ist die Freundlichkeit! Freundlichkeit vom ersten Moment der Anmeldung bis zum letzten Wort der Behandlung ist die wichtigste Regel, den persönlichen Umgang auch in einer Behandlungssituation angenehm zu gestalten. Wenn etwas über Behandlungsprobleme und aufkommenden Unmut hinweghelfen kann, ist es genau diese Eigenschaft. Hierbei ist natürlich der Zahnarzt immer noch in erheblicherem Maße gefordert als der Patient, der in seiner ungewohnten und teilweise unangenehmen Behandlungssituation zu Verkrampfungen neigt und daher oft sehr verschlossen und unsicher ist. Um so mehr zahlt sich dann die Freundlichkeit des Zahnarztes aus, da sie es meist fertigbringt, die Stimmungslage des Patienten spürbar aufzuhellen. Der Zahnarzt zeigt so gleichzeitig, daß er es versteht und gewillt ist, seinen Patienten auch in dieser Situation anzunehmen, und schafft damit in der Regel das Vertrauen, ihn auch sicher über alle Klippen der Behandlung zu führen.

Wenn ein Patient nun feststellt, daß ihm in der Praxis seiner Wahl eher wenig Freundlichkeit entgegengebracht wird, und zwar sowohl von Seiten des Personals als auch von der Zahnärztin oder dem Zahnarzt, und auch freundliches Auftreten des Patienten selbst nicht ausreicht, die Stimmung in der Praxis zu heben, dann sollte er sich getrost trauen, dieses einmal deutlich auszusprechen. Wenn sich daraufhin sein Eindruck nicht ändert, sollte er einmal überprüfen, ob ihn nicht andere Umstände in der Praxis zusätzlich noch stören, um sich gegebenenfalls auf die Suche nach einer freundlichen Praxis zu begeben, wovon es sehr viele gibt. Unfreundlich ist es auch, wenn ein Arzt seine fachliche Überlegenheit dahingehend ausnutzt, sich nicht nur beruflich, sondern gleich auch noch menschlich zu überhöhen. Jeder Behandler sollte statt dessen bemüht sein, sich zumindest im zwischenmenschlichen Bereich demonstrativ auf die Stufe des Patienten zu stellen. Je weniger er dies tut, um so mehr gerät er in den Verdacht, mit seiner Überheblichkeit mangelnde Fachkompetenz verbergen zu wollen. Welche entlarvenden Einblicke außerdem ein unfreundlicher, gereizter Umgangston der in der Praxis Tätigen untereinander auf die Einstellung zur Arbeit und auch auf die zu erwartenden Behandlungsergebnisse gewährt, wurde weiter vorne schon erläutert. Wenn ein solcher Umgangston nicht die Ausnahme ist, sondern die Regel zu sein scheint, sei jeder Patient vor einer solchen Praxis gewarnt.

Der Vollständigkeit halber sei aber auch erwähnt, daß sich ein Praxisklima nicht immer nur von innen heraus bestimmt, sondern zeitweilig auch aufgrund des Verhaltens eines Patienten umschlagen kann, und dies geschieht dann meist ganz zu Recht. In jeder Praxis gibt es eine Reihe von Patienten, die trotz oft langer Praxistreue in die Kategorie »lästig« eingestuft werden. Das sind Patienten, die ebenfalls die Regeln der Freundlichkeit und Höflichkeit nicht kennen und sich teilweise sehr rücksichtslos ihren Ärzten und den Mitpatienten gegenüber verhalten. Solche Patienten erwarten immer und ständig das sofortige Maximum an Zeit und Aufmerksamkeit nur für sich und verstehen es, eine Praxis für die eigenen Belange komplett in Beschlag zu nehmen. Gewiß sollte man sich bemühen, auch solchen Menschen mit Freundlichkeit und Gelassenheit zu begegnen, diese muß aber zwangsläufig um so mehr in Sachlichkeit und Bestimmtheit übergehen, je länger das Patientenverhalten anhält.

Es gibt ferner eine wirkliche Legitimation, einem Patienten die Fortsetzung der Behandlung zu verweigern oder auch, anders gesagt, ihn hinauszuwerfen. Eine solche drastische Maßnahme kann dann gerechtfertigt sein, wenn es trotz besten und langwierigsten Bemühens des Zahnarztes und seines Personals nicht gelang, die für jede Behandlung nötige Mitarbeit des Patienten zu erhalten. Meistens sind es die Erfordernisse der Mundhygiene, denen sich verschiedene Patienten einfach nicht zu beugen verstehen. Wenn beispielsweise bei anfänglicher Mitarbeit des Patienten eine komplette, teure Gebißsanierung durchgeführt wurde, der Patient danach zwei Jahre lang nicht erscheint, dann wegen

Schmerzen doch wieder in der Praxis auftaucht und jetzt festgestellt werden muß, daß der Gebißzustand wegen unterlassener Mundhygiene praktisch wieder der gleiche ist wie vor der Sanierung, dann muß zwar die Schmerztherapie noch durchgeführt werden, danach sollte aber dem Patienten die Weiterbehandlung besser verweigert werden. Ein Hinweis an die zuständige Krankenkasse sollte eine solche Maßnahme begleiten. Patienten, die nicht ein Minimum dazu beitragen, durch ausreichende Hygiene ihre Gesundheit zu erhalten, und statt dessen die Zähne verkommen lassen, haben selbstverständlich keinen Anspruch auf besonders anspruchsvolle Versorgungen und die Leistungen der Versichertengemeinschaft.

Kehren wir jedoch zur Freundlichkeit zurück, die zumindest allen an ihrer Gesundheit wirklich interessierten Patienten zusteht, die mit Sicherheit die überwältigende Mehrheit darstellen. Zum freundlichen, zuvorkommenden Auftreten einer Praxis gehört es ja auch, daß jeder Arzt wie auch jede Helferin dem Patienten aufmerksam und geduldig zuhört und alle gestellten Fragen vollständig und gewissenhaft beantwortet. Unabdingbare Begleiterscheinung für eine vertrauenerweckende Behandlung ist genauso die Ruhe und die Ausdauer von Arzt und Helferin während der Behandlung, in welcher der Patient über den Fortgang auf dem laufenden gehalten wird. Behandlungen, die von übergroßer Nervosität geprägt sind und unter der Hektik und der Ungeduld des Zahnarztes mit sich selbst und anderen leiden, offenbaren nur die Unausgeglichenheit und offensichtliche Überforderung des Behandlers und machen jeden Patienten unsicher und mißtrauisch. Vertrauenbildend wirkt es auch nicht, wenn ein Zahnarzt ständig zwischen mehreren Behandlungszimmern hin- und herwechselt. Für einen einzelnen Zahnarzt ist es maximal möglich, zwei Behandlungszimmer zu betreuen, wobei immer ausreichend Zuwendung und Zeit für jeden Patienten gewährleistet sein müssen. Schon der dritte Behandlungsraum führt zu einer fortwährenden Hast und ist weder der Gesundheit der Patienten noch der des Zahnarztes zuträglich.

Bei den so gestreßten Medizinern ist der Alkohol zu einem besorgniserregenden Problem geworden. Wenn diesem sogar während der Behandlung kräftig zugesprochen wird, was hinter dem getragenen Mundschutz für den Patienten oft nicht mehr ohne weiteres erkennbar wird, sollte eine Weiterbehandlung besser nicht erfolgen und wiederum die Zahnärztekammer eingeschaltet werden. Eine erschreckenderweise auch heute immer noch gehörte Klage von Patienten ist das Schlagen von Kindern, die vor lauter Angst die Behandlung verweigern. Wenn nicht nur grobe Brutalität vorliegt, so kann wohl nur übermäßiger Streß oder Unfähigkeit eines Zahnarztes die Ursache für ein so krasses Fehlverhalten sein.

Neben der Ruhe und der Geduld muß auch die zeitliche Länge jeder Behandlungssitzung ausreichend bemessen sein und in einem vernünftigen Verhältnis zur Wartezeit stehen. Wenn ein Patient wiederholt eine Stunde oder länger auf seine mit Termin vergebene Sitzung warten muß, um dann trotz umfangreichen Behandlungsbedarfs in nur zehn Minuten abgefertigt zu werden, so kann man dieses nur als Unverfrorenheit bezeichnen. In Ausnahmefällen kann es auch in gutgeführten Praxen zu Wartezeiten kommen, wenn der Zahnarzt einen Patienten mit starken Schmerzen außerplanmäßig dazwischenschieben mußte. Diese sehr positiv zu bewertende Geste sollte von jedem Patienten verstanden werden, denn wie schnell kann er doch selbst einmal in der gleichen Situation stecken.

Überhaupt hätte man es gerne, bei seinem Zahnarzt immer möglichst recht kurzfristig einen Termin zu bekommen; im Falle akut auftretender Schmerzen hat der Patient sogar Anspruch auf eine Behandlung noch am gleichen Tage. Als skandalös kann es nur bezeichnet werden, wenn, wie leider vielerorts vorkommend, Patienten auch im Akutfall zum Teil bereits von den Rezeptionshelferinnen abgewiesen werden. Die Hinweise, der Terminkalender sei bereits voll und man möge doch bei seinem Kollegen fragen, können auf Patienten in einem Notfall nur wie unerträgliche Arroganz wirken. Auch hier ist die zuständige Zahnärztekammer in Kenntnis zu setzen.

Aber auch die Terminvergabe im Normalfall sollte sich an gewisse Gepflogenheiten halten, das heißt, eine Behandlung binnen ganz weniger Wochen, besser noch innerhalb weniger Tage, möglich sein. Vielfach bekommen Patienten heute jedoch zu hören, daß wegen angeblicher völliger Auslastung der Praxis der nächste verfügbare Termin erst in einem halben Jahr oder noch später zu bekommen sei. In solchen Praxen vereinbaren manche Patienten oft ihren nächsten Halbjahrestermin bereits bei Abschluß der laufenden Behandlung. Wer dieses nicht tut oder zwischendurch einmal seinen Zahnarzt braucht, weil ihm zum Beispiel eine Füllung verlorenging, ohne daß er schon Schmerzen hätte, der muß dann oft viel zu lange auf seine Behandlung warten. Hier gilt es nun sehr genau abzuwägen, ob man in einer so geführten Praxis wirklich gut aufgehoben ist. Man mag aus dem offenkundig guten Zulauf der Praxis schließen, daß es sich bei ihrem Inhaber um einen besonders guten, beliebten Zahnarzt handeln muß, und deshalb die Terminschwierigkeiten in Kauf nehmen, zumal dann, wenn diese Vermutung mit dem selbst empfundenen Eindruck übereinstimmt.

Aus dem Zulauf allein schon auf Qualitäten einer Praxis zu schließen kann allerdings wegen der noch weit verbreiteten Kritiklosigkeit vieler Patienten auch sehr ins Auge gehen. In »überlaufenen« Praxen ist häufig nämlich das genaue Gegenteil anzutreffen. Sie liegen zumeist in unterversorgten Gebieten, die ihren Einwohnern keine große Zahnarztauswahl lassen, oder auch an Orten, in denen der Bevölkerung bereits genau bekannt ist, daß man zu den meisten benachbarten Zahnärzten besser sowieso nicht hingeht. Die Inhaber dieser so bevorzugten Praxen entwickeln dann vielfach den Ehrgeiz, die auf sie einstürzende Arbeit möglichst allein zu bewältigen, wobei der hervorstechendste Beweggrund leider oft der ist, möglichst hohe Umsätze zu erzielen. Die Folge sind dann aber nicht nur viel zu weit in der Zukunft liegende Behandlungstermine, sondern auch, wegen des ständigen Zeitdrucks, unnötig schlechte Behandlungsergebnisse. Die Praxen in einer solchen Lage sind also oft einfach schlecht geführt. Sie müßten durch Hinzunahme eines oder mehrerer Zahnärzte so gestärkt werden, daß auch wieder deutlich kurzfristigere Terminvergaben möglich würden. Von einer solchen Lösung würden Patienten immer profitieren, und auch die Zahnärzte könnten gesünder leben und den Umsatz unter sich aufteilen. Jedoch fällt gerade dieses Abgeben so schwer. Ein derartig gewinnsüchtiger Zahnarzt ist also nicht mehr Mitmensch, zumindest solange nicht, wie er die Bedürfnisse seiner Patienten vernachlässigt und statt dessen vordergründig nur noch seinen eigenen betriebswirtschaftlichen Konzepten gehorcht.

Alle die eben angesprochenen Probleme der Patienten mit ihren Zahnärzten entstammen den sich allerorts häufenden Berichten von zunehmend erstaunten Patienten. Sie deuten zusammengenommen in eine übereinstimmende Richtung, die das zentrale Grundübel vieler vermeintlich modern geführter Zahnarztpraxen überhaupt entlarvt: Bei allem Überfluß und aller technischen Perfektion wird ausgerechnet die Zeit immer knapper! Da klügeln die Zahnärzte ihre Bestellsysteme aus, planen den Bedarf und den Einsatz ihres Personals generalstabsmäßig und lassen Wissenschaftler eine optimale Arbeitsplatzergonomie mit leichten Zugriffsmöglichkeiten und kurzen Wegen austüfteln, nur um den maximal möglichen wirtschaftlichen Gewinn aus ihrer Praxis zu ziehen – und der Patient verkommt dabei oft zu nichts weiter als zu einer betriebswirtschaftlichen Größe, die sich einer »optimierten« Praxismaschinerie unterzuordnen hat.

Zeitdruck ist aber selbstverständlich der schlechteste Ratgeber überhaupt bei allen Tätigkeiten. Dessen Folge in der Zahnarztpraxis ist, daß zwar einer Vielzahl von Patienten täglich ein Termin eingeräumt wird, aber für jeden einzelnen Menschen dabei so wenig Zeit bleibt, daß man ihn besser gar nicht bestellt hätte. Eine simple Rechnung macht dies deutlich: 40 Patienten und mehr täglich sind für eine »überlaufene« Zahnarztpraxis überhaupt keine Seltenheit. Bei acht Arbeitsstunden bleiben für jeden Patienten gerade einmal 12 Minuten. Dabei sind die acht Arbeitsstunden ohne alle Pausen gerechnet. Wenn ein einzelner Zahnarzt als Hauptverantwortlicher dieses Pensum Tag für Tag bewältigt, ist es völlig ausgeschlossen, daß er dabei überwiegend gute Behandlungsergebnisse erzielt. Selbst wenn er es theoretisch könnte, so läßt ihm die knappe Zeit hierzu nicht die geringste Möglichkeit. Dieser Zustand ist daher, um den Regeln der Kunst wieder zu ihrem Recht zu verhelfen, von einem Zahnarzt lieber heute als morgen zu beenden.

Bei den ständig unter selbstproduzierter Zeitnot arbeitenden Zahnärzten ist eine Unart eingerissen: die Schnellversorgung von Zähnen mit provisorischen Füllungen. Da wird dann ein defekter oder schmerzhafter Zahn gerade einmal notdürftig ausgebohrt, um dann festzustellen, daß die Behandlungszeit fast abgelaufen ist. Da für eine halbwegs brauchbare Füllung die Restzeit nicht mehr reicht, wird der Zahn nur noch mit einer provisorischen Masse grob abgedichtet. Dem Patienten wird glaubhaft gemacht, man müsse erst abwarten, wie sich der Zahn verhalte, um ihn dann beim nächsten Mal endgültig zu füllen. Manchmal ist die Zeit einer Behandlungssitzung so knapp bemessen, daß es nicht einmal möglich ist, zwei nebeneinanderliegende Zähne direkt nacheinander zu behandeln, die im Einflußbereich einer einzigen Betäubungsspritze liegen. Statt dessen muß der Patient weitere Zeit und mindestens einen weiteren Weg in die Praxis auf sich nehmen, sich das Gebiet ein weiteres Mal anästhesieren und dann erst die endgültige Füllung anfertigen lassen. Auch die Kassen werden auf dieses Weise unnötig stärker in Anspruch genommen, als wenn die Behandlung in zeitlichem Zusammenhang und zügiger vonstatten ginge. Tatsächlich ist, bis auf wenige Ausnahmen, das endgültige Abfüllen von Zähnen gleich in derselben Sitzung möglich und auch sinnvoll. Dieses geht nur nicht bei unklaren und separat zu behandelnden Schmerzzuständen oder bei einer geplanten Versorgung der Zähne mit laborgefertigten Füllungen.

Patienten, die mit dem Stil und den Abläufen in ihrer Praxis unzufrieden sind, seien also motiviert, sich auf die Suche nach Zahnarztpraxen zu begeben, in denen kein übertriebener Zeitdruck herrscht. In solchen Praxen werden sie wahrscheinlich auch sehr viel schneller Termine erhalten und können in aller Regel davon ausgehen, daß dort auch all die rein menschlichen Aspekte mehr Berücksichtigung finden. Mehr Zeit, die zur Verfügung steht, heißt mehr Ruhe, mehr Ruhe bedeutet voraussichtlich mehr Sorgfalt, und die garantiert für bessere Behandlungsergebnisse. Ich wage die Prognose, daß genügend Zahnarztpraxen in Deutschland diesen Standard bieten. Auch wer davon nicht überzeugt ist und einfach deshalb lieber an der alten Praxis festhält, obwohl er mit ihr kaum noch zufrieden ist, sollte einmal einem anderen Zahnarzt eine Chance geben. Jeder wird sicher erstaunt sein, daß, wenn er sucht, er auch in diesem Bereich fündig wird.

Vertrauen ist gut, aber Kontrolle immer besser

Qualität ist mit Sicherheit generell kein Produkt des Zufalls. Die Qualität einer ärztlichen oder zahnärztlichen Behandlung, so schwierig sie auch manchmal zu beschreiben ist, entsteht aber genausowenig von ganz allein. Wie wir gesehen haben, ist sie immer das Ergebnis vieler ineinandergreifender Faktoren. Hierzu gehören auf alle Fälle die Einflüsse der begleitenden Strukturen, die oft unkalkulierbaren Wechselwirkungen zwischen den Ärzten und ihrem Personal mit dem Patienten und nicht zuletzt die Fähigkeiten, die Motivation und die Gewissenhaftigkeit der Behandler.

Das angestrebte Ziel ist es, ärztliche Behandlungen für jeden Patienten, der sich dafür interessiert, möglichst weitgehend transparent zu machen, zumindest soweit die erzielten Behandlungsergebnisse betroffen sind. Da diese Ergebnisse auch von strukturellen und prozessualen Umständen manchmal erheblich mitbestimmt werden, haben wir uns in dem vorher Gesagten so ausgiebig mit diesen Auswirkungen befaßt und versucht, zwischen qualitätsfördernden und qualitätsfeindlichen Gegebenheiten zu unterscheiden. Somit haben Patienten über die möglicherweise entstehenden Probleme eine große Zahl von Anhaltspunkten erhalten, um bereits hier im wohlverstandenen Sinne effektiv kontrollieren zu können und notfalls selbst korrigierend auf ihren Behandler einzuwirken.

Die Beurteilung des Endergebnisses einer zahnärztlichen Behandlung steht allerdings noch auf einem anderen Blatt. Während im Vorfeld der Behandlung jeder Patient zunächst seine stillen Betrachtungen und Studien anstellen kann und bei Nichtgefallen die Freiheit hat, die Behandlung nicht fortzusetzen, so hat er, wenn die Arbeiten an einer Füllung, an einem Zahnersatz oder einer Komplettsanierung begonnen haben oder zu einem Abschluß gekommen sind, immer erst hinterher die Möglichkeit, etwas über das erzielte Ergebnis oder Teilergebnis zu erfahren. Dieses gelingt einem Patienten nur, wenn er seinen Zahnarzt gezielt um Auskunft bittet, wobei dieser natürlich gut beraten ist, von vornherein und ganz von selbst seinen Patienten über seinen Erfolg oder auch Mißerfolg in Kenntnis zu setzen.

Zur Vermeidung von Mißverständnissen muß hier noch einmal wiederholt werden, welche Teile zahnärztlicher Ergebnisqualität hier nur in die Beurteilung genommen werden sollen und können. Überall dort, wo Qualitätskriterien nicht wirklich meßbar sind, sind sie auch äußerst schwer zu definieren. Dazu gehören beispielsweise alle rein medikamentösen Therapien, die Richtigkeit der Diagnosestellungen oder die Auswirkungen von Aufklärung und Motivation zur Mundhygiene auf die Mitarbeit der Patienten. Auch alle die gängigen, anerkannten Therapieformen, die aber in ihrer Wirkung auf Patienten in sehr unterschiedlichem Maße zum Erfolg führen, können nicht beurteilt werden. Sogar die verschiedenen Techniken chirurgischer Eingriffe sind wegen der vielfältigen selbständigen geweblichen und immunologischen Wechselwirkungen schwer in einen Beurteilungskatalog aufzunehmen, obwohl sie auch sehr vom manuellen Können des Arztes abhängen.

Aber da, wo jeder Zahnarzt als akademischer Handwerker an Zähnen tätig wird, wo er diese in ihrer Form verändert und auf oder in ihnen Füllungen, Kronen oder Prothesen einpaßt, da kann und muß mit der buchstäblichen Meßlatte gearbeitet werden. Gerade in diesen restaurativen Bereichen passieren nämlich auch die meisten vermeidbaren Behandlungsfehler, und diese oft in ihrer krassesten Form. Nicht nur zufällig sind diese Bereiche auch diejenigen, in denen die Zahnärzte das meiste Geld verdienen, und zwar nicht nur durch Kassen- und Versicherungsleistungen, sondern auch besonders in Form der nicht geringen Patientenzuzahlungen.

Klar also, daß viele Patienten gerade hier ein Interesse haben oder zumindest dringend haben sollten, auch die Qualität des Ergebnisses zu erfahren. Klar aber auch, daß viele Zahnärzte dieses überhaupt nicht mögen und vor lauter Angst, es würden die erschreckenden Behandlungsnachlässigkeiten ans Licht kommen, sämtliche Vorschläge in Richtung der Qualitätsbeurteilung vehement bekämpfen. Wenn aber die Einsicht nicht da ist und der zahnärztliche Berufsstand es auch nicht im Ansatz schafft, mit seinen vorhandenen Mitteln den schlimmen Schlendrian deutlich einzugrenzen, dann bleibt allerdings nur noch das Instrument der Kontrolle. Gäbe es eine Instanz, die das Ergebnis zahnärztlichen Tuns beurteilte und Mängel konsequent beseitigen ließe, dann stünde die Zahnheilkunde in Deutschland heute sicher nicht so desolat da.

Zunächst sollten alle Patienten in die Lage versetzt werden, im ureigensten Interesse diese Kontrolle zumindest zum Teil selbst durchzuführen. Mit Sicherheit wäre so schon eine ganze Menge gewonnen. Der Berufsstand steht im öffentlichen Ansehen zudem letztlich nur dann glaubwürdig da, wenn er es auch schafft, eine selbstorganisierte Kontrolle zu realisieren. Ein ernsthafter Vorschlag hierzu wird im letzten Kapitel diskutiert. Es wäre schade, wenn eine Mehrheit der Zahnärzte das redliche Bemühen um Qualität zum Wohle möglichst aller Patienten in eine ideologische Ecke schöbe. Abgesehen davon, daß in der jetzigen Situation offenbar kein Weg mehr an strengen Kontrollen vorbeiführt, können diese mit Sicherheit in einer so kollegialen Art stattfinden, daß der fachlichen Sache letztlich gedient ist, ohne daß eine innerberufliche Geheimdienstatmosphäre entstehen muß. Da, wo Patienten bezüglich der Qualität neugieriger sind als bislang, sollte nicht eine mißtrauische Kontrolle unterstellt werden, sondern die zahnärztliche Pflicht zur Aufklärung und Sorgfalt im Vordergrund stehen.

Zahnärzte haben einen Ruf aufzupolieren, und dies gelingt ihnen wahrscheinlich am ehesten auf diesem schwierigen, aber ehrlichen Weg. Schauen wir uns also offen die Fehler an, die bei den täglichen Routinebehandlungen immer wieder und ständig unterlaufen, wobei wir einmal alle Rücksicht auf etwaige Entschuldigungen für die Zahnärzte außer acht lassen. Die meisten Fehler, die ständig vorkommen und sich bei immer wieder denselben Behandlern bedrohlich häufen, sind ohnehin schlichtweg unverzeihlich. Dem Patienten mit seinen mangelhaften Kronen und seiner schaukelnden Prothese ist es im Ernstfall auch nicht wichtig, welche gravierenden Entschuldigungen sein Zahnarzt aus dem Ärmel zu holen versteht.

4. Kapitel

Wie es sein könnte – Theorie und Praxis für gesündere Zähne

Gesund beginnt im Mund –
Grundregeln der Zahnpflege

Gesunde Zähne sind ein buchstäbliches Aushängeschild für Gesundheit schlechthin. Der von uns subjektiv empfundene Eindruck, den wir bekommen, wenn uns ein Mensch mit einem strahlenden Lächeln begegnet, beruht nicht nur auf einem rein psychologischen Effekt. Vielmehr kann man auch objektiv feststellen, daß Menschen mit gesunden oder einwandfrei wiederhergestellten Zähnen in der Regel nicht nur bei ihrem Zahnarzt sorgenfrei sind, sondern auch ihrem Allgemein- oder Facharzt wenige Probleme bereiten.

Dieses liegt mit Sicherheit zur Hauptsache an der Art und Weise, wie gewissenhaft jeder Mensch mit seiner Gesundheit überhaupt umgeht. Gesunde Zähne sind immer auch das Ergebnis einer zumindest ausreichenden Mundhygiene, die allerdings nur derjenige täglich vornimmt, dem der Wert der Zähne genauso bewußt wie erhaltenswert ist. Ein so motivierter Mensch wird in der Regel mit seiner körperlichen Verfassung insgesamt genauso verantwortungsvoll verfahren. Dabei gehören zum gesundheitsbewußten Leben neben einer ausgewogenen, nicht übermäßigen Ernährung und einer vernünftigen Aufteilung von Kräfteverbrauch und Erholung genauso der weitgehende Verzicht auf Nikotin, Alkohol und stärkere Suchtmittel.

Ein anderer Zusammenhang zwischen den Zähnen und den übrigen Körperorganen und Geweben ist erst in jüngerer Zeit ins Blickfeld ärztlichen Interesses gerückt. Ganzheitlich ausgerichtete Ärzte und Zahnärzte glauben, eine ganze Reihe mehr oder weniger direkter Beziehungen zwischen einzelnen Zähnen und bestimmten Körperregionen ausgemacht zu haben. Während man sich mit wissenschaftlichen Erklärungen zwar noch schwertut, so sind doch analog der sehr erfolgreichen Akupunktur- oder Fußreflexzonenbehandlungen immer wieder Zusammenhänge beobachtet worden und zum Teil beachtliche weitreichende Heilerfolge als Auswirkung von Zahnsanierungen aufgetreten. Vorsicht ist nur da geboten, wo zum Beispiel von Heilpraktikern die

Forderungen für korrigierende Behandlungen im Kauorgan sehr viel fundierter vorgetragen werden als die Diagnose selbst. Daß natürlich alle akuten oder chronischen Entzündungsprozesse an Zähnen wie eitrige Zahnfleisch- und Kieferveränderungen auf dem Weg über die Blutbahn sehr bedrohliche Zustände auch in entfernten Organen wie Herz und Nieren hervorrufen können, ist schon lange bekannt. Dieser Problematik wird seither mit Hilfe der sogenannten Herd- oder Fokussuche begegnet, wobei ein Herd jeder versteckte entzündliche Prozeß sein kann.

Obgleich nun diese prinzipiellen Zusammenhänge in sicher allen Praxen mehr oder weniger bekannt sind, geschieht aber deren Umsetzung in die Behandlungsabläufe noch viel zu selten. Jeder Patient sollte sich in diesem Moment einmal fragen, ob er bei seinem Zahnarzt schon einmal über die richtige Zahnputztechnik oder darüber hinausgehende Reinigungsmaßnahmen informiert wurde. Oft sind Patienten dann äußerst peinlich berührt, wenn ihnen von einem Zahnarzt, den sie neu aufgesucht haben, diese Frage gestellt wird und sie, was erschreckend häufig vorkommt, verneinen müssen. Dabei gibt es enorm viele Menschen, die mit allergrößter Mühe unter Verwendung von viel Zeit und mit bester Motivation ihre Mundhygiene betreiben, jedoch unter Verwendung zum Teil gänzlich falscher Techniken und Hilfsmittel.

Es ist festzustellen, daß die meisten Menschen ihre Zahnpflegekenntnisse aus der Fernsehwerbung für Zahnpasta beziehen, wobei die dort vermittelten Informationen oftmals haarsträubend falsch sind. Es muß ganz klar betont werden, daß es der Zahnarzt und immer nur er sein kann, der kompetente Hilfestellung bei der Mundhygiene erteilen kann, denn selbstverständlich hat keine andere Quelle eine vergleichbare Autorität. Wenn jedoch, wie so oft, Zahnärzte oder ihr Personal diese Aufgabe nicht wahrnehmen, dann kann nur ihnen, aber nie dem Patienten die Schuld für falsche Zahnpflegegewohnheiten gegeben werden.

Viele Zahnärzte mögen der Ansicht sein, daß sie ihren Patienten zu nahe treten, wenn sie ihnen Zahnpflegetips geben. Manch ein Patient könnte sich dann ertappt und in seiner Nachlässigkeit entlarvt fühlen und es möglicherweise fortan vorziehen, der Praxis lieber fernzubleiben. Bei anderen Patienten wiederum meint man unter Umständen, daß alle Aufklärungsmühe ohnehin nicht lohnt, weil der Betroffene seine Gewohnheiten sicher nicht ändern wird. Eine statistische Untersuchung mag den so eingestellten Zahnärzten Recht geben: Nur 50 % der Deutschen putzen sich zumindest einmal am Tag die Zähne, die anderen 50 % seltener! Ein weiterer Grund für einen Zahnarzt, lieber keine Aufklärung zu betreiben, ist die Befürchtung, damit zu sehr am Ast des eigenen Wohlstandes zu sägen. Eine verbreitete Mentalität unter Zahnärzten ist es immer noch, lieber Schäden im Munde zu reparieren, als diesen vorzubeugen. Die Leistungsbewertungen der heute gültigen Gebührenordnungen fördern diese Haltung leider besonders nachhaltig.

Jeder Zahnarzt sollte aber in den Fällen, wo er ein teilweise oder ganz vernachlässigtes Kauorgan feststellt, auf diesen Mißstand hinweisen und seinem Patienten die adäquaten Hilfestellungen geben, um unnötige Zahnschäden am besten zu vermeiden. Wenn der Zahnarzt in einem ungepflegten Munde Zahnsanierungen vornehmen oder Zahnersatz anfertigen will, so ist es sogar seine Pflicht, dieses nicht ohne die erkennbare Pflegemitarbeit des Patienten zu beginnen. Aufbauend auf die klare Erkenntnis, daß ein sauberer Zahn niemals krank wird, soll hier auf die wichtigsten Zusammenhänge und Verhaltensmaßregeln eingegangen werden.

Doch zunächst die Frage: Was macht denn eigentlich die Zähne unsauber und damit krank? Wohl jeder wird zuallererst das Essen dafür verantwortlich machen und sich dann wundern, daß er falsch getippt hat. Prinzipiell gibt es vier Sorten von Zahnverunreinigungen. Speisereste gehören dazu und sollten auch immer entfernt werden, sind aber tatsächlich für sich betrachtet in der Regel unschädlich. Die zweite Form der Verunreinigung ist der Zahnstein, eine Kalkablagerung auf den Zähnen im Übergangsbereich zwischen Zahnfleisch und Zähnen, die sich aus einigen im Speichel gelösten Bestandteilen zusammensetzt und bei den meisten, aber nicht bei allen Menschen vorkommt. Bevorzugter Ablagerungsort für den Zahnstein ist die Innenseite der unteren Schneidezähne, gegen die der aus den Unterzungenspeicheldrüsen kommende Speichel bevorzugt spült. Auch der Zahnstein, wiederum für sich allein genommen, ist für Zähne und Zahnfleisch unschädlich, wenngleich er aus anderem Grunde, zumal wenn er sich unsichtbar unterhalb des Zahnfleischsaumes bildet, spätestens halbjährlich entfernt werden sollte.

Die dritte Sorte der Zahnablagerungen sind braune bis schwarze Beläge, die ebenfalls die Zahnhalsregionen in Nachbarschaft zum Zahnfleisch bevorzugen. Diese reinen Auflagerungen bestehen aus den Teerbestandteilen des Tabakrauches genauso wie aus Teepigmenten und ähnlichen färbenden Substanzen verschiedener Nahrungsmittel. Wegen ihres unschönen Erscheinungsbildes sollten sie regelmäßig vom Zahnarzt beseitigt werden, obwohl auch sie völlig harmlos sind.

Erst die vierte Sorte der Zahnverunreinigungen ist die für Zähne und Zahnfleisch eigentlich gefährliche. Die Rede ist von den berühmten bakteriellen Belägen, die interessanterweise sowohl für die langsame Ausbildung von Löchern in Zähnen, die Karies, wie auch für den Schwund des Zahnfleisches und der Kieferknochen, landläufig Parodontose genannt, verantwortlich zu machen sind. Diese gelblichen, weichen Beläge unterscheiden sich von den anderen Zahnbelagformen dadurch, daß sie nicht erst in die Mundhöhle hineingelangen müssen, sondern bereits dort buchstäblich zu Hause sind. Sie unterscheiden sich weiter dadurch von den anderen Verunreinigungen, daß sie als tierische Lebewesen sich auch ohne Zutun des Menschen ganz selbständig vermehren. Sie können ferner die anderen Zahnbeläge, insbesondere Speisereste und Zahnstein, besiedeln und sich an diesen Stellen im Mund noch stärker vermehren als anderswo. Kleinere eingeklemmte Speisereste werden auf diese Weise von den Bakterien zersetzt, womit diesen eine natürliche Aufgabe innerhalb der Mundhöhle zuwächst.

Wirklich gefährlich werden im Sinne eines Angriffes auf die Zähne können die bakteriellen Beläge freilich nur in besonderen Situationen. Hierzu müssen noch zwei weitere Faktoren mit ins Spiel kommen. Zunächst benötigen die Bakterien selbst auch Nährstoffe, die sie durch ihre Zellwand hindurch aufnehmen können. Aus der Ernährungsweise moderner Menschen bietet sich da der Zucker besonders an, da er ein sehr kurzkettiges

Kohlenhydrat darstellt. Bakterien scheiden nach einem zuckerreichen Mahl eine Säure aus, die ihrerseits den zu 97 % mineralisierten Zahnschmelz aufzulösen beginnt. Dieser Säureangriff beginnt aber ebenfalls nicht, wenn nicht auch noch der dritte Faktor hinzukommt: die Zeit.

In diesem Moment wird der Nutzen einer regelmäßigen Zahnpflege deutlich. Da wir die Bakterien nicht gänzlich aus der Mundhöhle verbannen können oder müssen und da wir auch nicht so ohne weiteres auf zuckerhaltige Lebensmittel verzichten können oder müssen, haben wir nur über den Faktor Zeit eine Möglichkeit, dem Entstehen von Karies und auch anderer, noch später zu erläuternder Probleme entgegenzuwirken. Wenn also regelmäßig, und zwar mindestens zweimal täglich, die bis dahin angesammelten Beläge entfernt werden, dann kann ein nennenswerter Schaden sowohl an Zahnoberflächen als auch am Zahnfleisch nicht entstehen. Gerade die morgendliche Mundhygiene ist bei richtigem Verständnis der Zusammenhänge am meisten erforderlich und nicht etwa deshalb verzichtbar, weil man nachts nicht heimlich am Kühlschrank war. Gerade nachts haben sich nämlich im Munde, an den Zähnen und in den Zahnfleischsäumen besonders viele Bakterien entwickelt, weil während des Schlafs eben normalerweise nichts gegessen wird und auch sonst im Munde durch Drosselung des Speichelflusses und weitgehender Unbeweglichkeit nicht viel Bewegung ist. Diese Faktoren, Speichelfluß, Bewegung, und sogar das Essen haben also tatsächlich eher eine selbstreinigende als eine verschmutzende Wirkung und stellen im Tierreich sogar die einzige Form der »Mundhygiene« dar.

Dort jedoch, wo Bakterien zu lange unbehelligt in irgendwelchen unzugänglichen Nischen der Zahnreihen belassen wurden, da beginnen sie mit einer überschießenden Vermehrung und bilden so mit der Zeit dicke, mit bloßem Auge sichtbare und übelriechende Teppiche aus. Je mehr Zeit zur Verfügung steht, um so zerstörerischer ist die Wirkung der Säuren auf die Zahnhartsubstanzen und um so verzweifelter wird der Kampf des Körpers, die chemisch als Fremdkörper erkannten Bakterienmassen unschädlich zu machen. Den Abwehrmechanismus des Körpers gegen einen bakteriellen Befall nennt man Entzündung, wobei wir diese an ganz typischen Merkmalen erkennen: die mit bakteriellen Belägen bedeckten Zahnfleischsäume verlieren ihre hellrosa Farbe und röten sich sichtbar. Sie schwellen an, sind bei Berührung teigig und verschiebbar und ebenfalls recht schmerzhaft. Das oft erste Zeichen einer Entzündung, das bereits sehr ernst genommen werden sollte, ist das vermehrte Zahnfleischbluten beim Zähneputzen oder beim berühmten Biß in den Apfel. Gefährliche Folge dieser Entzündung ist ein Zahnfleisch- und späterer Knochenabbau, der unbehandelt letztendlich zu vorzeitigem Zahnverlust führt.

All diesem kann man durch die Einhaltung sehr einfacher Regeln effektiv entgegenwirken, wobei das Verständnis der eben geschilderten grundlegenden Zusammenhänge sehr hilfreich ist, weil es die Wahl der sinnvollen Hilfsmittel bestimmt. Die Mundhygiene ist also in erster Linie nicht dazu da, Speisereste zu entfernen, sondern vielmehr gilt es, die oft unsichtbaren bakteriellen Beläge zu beseitigen. Dieses gelingt am besten mit einer Zahnbürste in Verbindung mit Zahnpasta, mit Zahnseide oder Dental Floss, in bestimmten Fällen mit Zahnzwischenraumbürstchen und unter Verwendung einer Munddusche.

Zur Benutzung elektrischer Zahnbürsten kann generell nicht geraten werden, da diese oftmals mehr Schäden als Reinigungseffekte bringen. Lediglich bei Kindern, falls sie Zahnputzmuffel sind, kann durch die Verwendung eines elektrischen Gerätes manchmal ein gewisses Interesse erzeugt werden. Wenn nicht gerade der Zahnarzt die Reinigungswirkung einer elektrischen Zahnbürste im Einzelfall für ausreichend hält, sollte lieber der guten alten Handzahnbürste der Vorzug gegeben werden. Diese benötigt einen kurzen Bürstenkopf, der nicht länger als zweieinhalb Zentimeter und für Kinder noch kürzer sein sollte. Alle Borsten sollten ein ganz dichtes Büschelfeld ergeben, an der Bürstfläche gerade abgeschnitten und an den Schnittkanten gerundet sein. Solche Kriterien erfüllen die sogenannten Multituft-Zahnbürsten, die jede Apotheke im Angebot hält. Zusätzlich ist auf alle Fälle den weichen Borsten der Vorzug zu geben, da diese für Zähne und Zahnfleisch nicht nur schonender, sondern, man mag es kaum glauben, auch gründlicher sind als harte Borsten. Dieses erklärt sich nämlich mit der besseren Anschmiegbarkeit der weichen Borsten an die vielgestaltige Oberfläche der Zahnreihen.

Wenn irgend etwas bei der Wahl einer Zahnbürste wirklich nebensächlich ist, dann ist es die Form des Griffes, der lediglich das eine Kriterium zu erfüllen hat, daß die Zahnbürste, besonders für kleine Kinderhände, fest in der Hand zu führen ist. Genau aus diesem Grunde sind übrigens die jüngst populär gewordenen weichen abknickenden Stiele nichts weiter als ein Werbegag.

Auch die Wahl der Zahnpasta hat mehr oder weniger sekundären Charakter. Eine brauchbare Zahnpasta muß dreierlei haben: schäumende Substanzen, damit die Pasta in möglichst viele Winkel vordringt, feine Abrasivstoffe, damit bakterielle und andere Beläge gründlich wegpoliert werden können, und einen Anteil an Fluoriden, mit denen eine Härtung des Zahnschmelzes erreicht wird. Nur für den Fall temperaturempfindlicher Zahnhälse kann man zeitweilig auf eine Spezialzahncreme ausweichen, die neben Substanzen gegen die Überempfindlichkeit etwas weniger oder gar keine Abrasivstoffe enthält.

Viel wichtiger als die Wahl der Zahncreme und auch die Dauer und tägliche Häufigkeit des Zähneputzens ist die Technik, mit der die Bürste im Mund bewegt wird. Was viele immer wieder falsch machen: Sie sägen mit der Zahnbürste an ihren Zähnen herum, als wären es Bäume. Achtung: Jede horizontale Putzbewegung der Zahnbürste an den Außen- oder Innenflächen der Zähne führt bereits nach kurzer Zeit zu ausgedehnten Schäden an Zähnen und Zahnfleisch! Mit der horizontalen Putzmethode liegen sehr bald blanke Wurzeloberflächen frei, deren relativ weiche Konsistenz den Borsten und der Zahncreme ebenfalls nicht lange standhalten kann. Die Zahnbürste sägt sich so innerhalb meist weniger Jahre in Richtung Zahnnerv vor, und die Zähne werden überempfindlich und erst recht kariesanfällig.

Nur auf Kauflächen ist horizontales Putzen sinnvoll und richtig. Außen- und Innenflächen müssen statt dessen grundsätzlich und ausschließlich in vertikaler Richtung, das heißt in der Richtung, wie die Zähne stehen, gebürstet werden. Hierbei ist es besonders wichtig, die Borsten immer nur in einer Ausrichtung, und zwar vom Zahnfleisch auf den Zahn zu, zu bewegen. Bei dieser Von-Rot-nach-Weiß-Technik dringen die Borsten tief in die Zahnzwischenräume und Zahnfleischsäume ein und entfernen die Beläge, die sich dort aufhalten. Eine schädigende Auswirkung auf die Zahngewebe kann so ebenfalls nicht entstehen. Allerdings bedeutet das damit zwangsläufig erforderlich werdende getrennte Putzen von Ober- und Unterkiefer eine gewisse Umgewöhnung, was vorübergehend zu einem sehr bewußten Zähneputzen zwingt.

Zahnseide ist ein sinnvolles Hilfsmittel für Erwachsene zur Entfernung bakterieller Beläge aus Zahnzwischenräumen und Zahnfleischsäumen. Hierbei handelt es sich um einen ebenfalls in der Apotheke erhältlichen festen Faden, der unter Spannung in alle zugänglichen Zahnzwischenräume gedrückt wird, um von dort vorsichtig in die Zahnfleischsäume eingeführt zu werden. Die Beläge haften immer besonders auf den Zahn- und Wurzeloberflächen unterhalb des Zahnfleischsaumes. Wenn diese Oberflächen nun unter dem Druck der Zahnseide flächig abgestreift werden, so können viele Beläge hervorgeholt und entfernt werden, welche die Zahnbürste nicht erreicht. Jeder Zahnarzt selbst sollte jedoch über den genauen Einsatz der Zahnseide informieren und auch die Fälle herausstellen, wo die Verwendung des weicheren, dickeren Dental Floss anzuraten wäre.

Zahnzwischenraumbürstchen sehen aus wie Miniatur-Flaschenreiniger und haben das gleiche Einsatzgebiet wie die Zahnseide, sollten allerdings nur in solchen Zahnzwischenräumen Anwendung finden, die durch Zahnfleischschwund oder nach Zahnfleischoperationen einen genügenden Durchgang bieten. Eine weitere Alternative zur Zahnseide und besonders effektiv im Seitenzahnbereich, den man mit der Zahnseide nicht so gut erreicht, sind Mundduschen. Diese elektrischen Geräte produzieren einen harten, schnellen pulsierenden Wasserstrahl, der, waagerecht durch die Zahnzwischenräume gelenkt, die dortigen Beläge hervorragend beseitigt. Um die volle Wirkung einer Munddusche zu erzielen, sollte bei den umschaltbaren Geräten immer nur ein einzelner Wasserstrahl verwendet und dieser bis zur höchsten Stufe aufgedreht werden. Der Wasserstrahl, dem keinerlei Zusätze beigegeben zu werden brauchen, darf jedoch niemals von oben oder unten kommend in die Zahnfleischsäume hineingelenkt werden, weil er dann Verletzungen hervorrufen könnte. Wenn er statt dessen waagerecht auf dem Zahnfleisch aufprallt und durch die Zahnzwischenräume hindurchgeht, werden die Beläge wie bei einer Sogwirkung entfernt.

Bei der Beschreibung der Zahnpflegetechniken mag auffallen, daß es immer nur um die manuelle Beseitigung von Verunreinigungen geht und nicht um das Erzielen irgendwelcher medikamentöser Wirkungen. Dieser Eindruck ist auch absolut richtig. Wer bis heute immer noch hofft, er könne Mundhygiene durch ein Mittel aus der Apotheke oder der Drogerie ersetzen, auch, weil ihm mancher Werbespot dies suggeriert, der irrt gewaltig. Nur das tägliche eigene Handanlegen, die mechanische Bearbeitung von Zähnen und Zahnfleisch, kann auf Dauer den typischen Erkrankungen an diesen Geweben wirksam vorbeugen. In diesem Sinne ist von der Verwendung irgendwelcher Mundwässer prinzipiell abzuraten. Diese haben zwar oft einen nachweisbaren entzündungshemmenden Effekt, jedoch, was das Flaschenetikett meist verschweigt, oft nur für wenige Minuten. An den gefährlichen bakteriellen Belägen richten sie tatsächlich überhaupt nichts aus, wenn man von der Abtötung einiger weniger Bakterien absieht, was allerdings wegen der minutenschnellen Vermehrung der anderen witzlos ist. Das subjektiv frische Mundgefühl nach der Benutzung eines Mundwassers entpuppt sich also als reine Augenwischerei. Einzige Ausnahme bilden nur vom Zahnarzt verordnete Spüllösungen, die nach chirurgischen Eingriffen zum Einsatz kommen, die anschließende mechanische Zahnreinigungen verbieten. Wer aber zum Beispiel Karies, Zahnfleischbluten oder Schlimmeres in den Griff bekommen möchte, der verzichte auf Spülungen oder zweifelhafte Salben und beseitige statt dessen die Beläge: mit Zahnbürste, Zahnseide, Munddusche.

Um abschließend den Zucker nicht ganz ungeschoren davonkommen zu lassen: Jede Reduzierung zuckerhaltiger Nahrungsmittel vermindert natürlich auch die schädlichen Auswirkungen der Bakterien. Viele Menschen wissen jedoch nicht, daß nicht die mengenmäßige Zuckereinschränkung bedeutsam ist, sondern nur die zeitliche. Daher ist es vom Standpunkt der Zähne aus betrachtet egal, wieviel Zucker jeden Tag durch die Mundhöhle wandert. Entscheidend für die Schädlichkeit des Zuckers ist, wie oft er täglich in den Mund gelangt. Süßes kann also dann wenig ausrichten, wenn es nur zu zwei oder drei Zeiten am Tag verzehrt wird, vorausgesetzt, daß zwischen diesen Zeiten eine genügend lange Spanne liegt, in der sich das zahngefährdende Mundmilieu wieder in ein neutrales zurückverwandeln kann, wobei diese Umwandlung sogar von ganz allein, auch ohne den Einsatz der Zahnbürste, vonstatten geht. Wenn allerdings auch nur geringe Mengen von Zucker mehr oder weniger pausenlos von morgens bis abends im Mund anzutreffen sind, wie es oft bei Kleinkindern der Fall ist, die aus einer Nuckelflasche ständig gesüßte Getränke verabreicht bekommen, dann sind die Zahnsubstanzen bald buchstäblich weggefressen. Die Lebensmittel, in denen Zucker in versteckter Form vorkommt, sind ungeahnt zahlreich. Die Zuckerindustrie versteht es zudem, verharmlosende Reklame für alles Süße zu machen. So ist eine angeblich für Kinder geeignete gleichnamige Schokolade laut Werbung ausgerechnet wegen der Milch so schmackhaft, nicht etwa wegen des Zuckers.

Die hier vorgenommene Beschreibung einiger wichtiger Grundregeln der Mundhygiene ersetzt nun natürlich in keinem Fall die präzise Instruktion in der Praxis des Zahnarztes. Zu allen erwähnten Hilfsmitteln gibt es auch noch andere Techniken und Einsatzmöglichkeiten, die, angepaßt an den Einzelfall, jeder Interessierte vom eigenen Zahnarzt erfahren kann. Sollte dieser eine andere Technik für sinnvoll halten und dieses auch schlüssig begründen können, so gilt in dem Fall seine Meinung. Sollte er aber auf die Mundhygiene kein besonderes Augenmerk richten, so ist er der falsche Zahnarzt!

Wie eingangs schon gesagt, wird noch in zu wenigen deutschen Zahnarztpraxen eine konsequente Aufklärung und Unterweisung in dieser Angelegenheit betrieben. Dieses steht nun in einem deutlichen Gegensatz zu den klaren Bestrebungen, die sich die deutsche Zahnärzteschaft lobenswerterweise auf ihre Fahnen geschrieben hat. Danach wird gerade der Vorsorge von Zahngesundheit für die Zukunft ein deutlich wachsender Wert eingeräumt, verbunden mit der selbstverständlichen Forderung, daß in diesem Zuge auch all die ärztlichen Tätigkeiten, die aktiv zur Vorsorge beitragen, umfangreicher als bisher in die Gebührenordnungen Einzug halten und gleichzeitig im Honorar ausreichend bewertet werden. Als Fernziel machen die Zahnarztfunktionäre sogar einen vollständigen Wechsel im zahnärztlichen Selbstverständnis aus. Je weniger Zahn-, Mund- und Kieferkrankheiten durch vorbeugende Maßnahmen entstehen, um so mehr ändert sich das zahnärztliche Berufsbild weg vom Restaurator eingetretener Schäden hin zum vorbeugend und beratend tätigen Zahnarzt.

Die Ansätze zur Umsetzung dieses zukunftsweisenden Vorhabens sind in vielen Zahnarztpraxen auch erkennbar. Für die Aufklärung und praktische Unterweisung in Sachen Mundhygiene gibt es mancherorts extra eingerichtete Räume, in denen teilweise speziell fortgebildete Zahnarzthelferinnen die Patienten in ihren Zahnpflegebemühungen unterstützen. Es werden dabei nicht nur theoretische Erläuterungen zur Mundhygiene gegeben, sondern auch der Umgang mit den verschiedenen Hilfsmitteln praktisch demonstriert. Manchmal besteht sogar die Möglichkeit, daß bestimmte Pflegetechniken mit Patienten richtig geübt werden.

Ein ergänzender Service für mundhygienebewußte Patienten ist die professionelle Entfernung von harten und weichen Zahnbelägen durch den Zahnarzt oder eine spezialisierte Assistentin. In den Vereinigten Staaten hat sich für diese Aufgabe bereits ein eigenes Berufsbild entwickelt: Die Mundhygienikerin. Sie setzt jeweils da an, wo auch die gründlichsten eigenen Zahnreinigungsbemühungen scheitern. So können sowohl gefährliche Beläge aus sehr unzugänglichen Zahnfleischnischen als auch sehr festsitzende harte Beläge wie Zahnstein oder Teer entfernt werden. Auch hierzulande dürfte im Laufe der nächsten Jahre der regelmäßige Gang zur professionellen Mundhygiene, die immer von einem Zahnarzt betreut oder beaufsichtigt wird, zur Gewohnheit werden wie der Frisörbesuch. Unschätzbare Vorteile für die Zahngesundheit wird dies auf alle Fälle mit sich bringen, was auch in einer Zeit der knappen Kassen sicher eine besondere Rolle spielt.

Hilfe, mein Zahnfleisch geht zurück!

Das Aufgabengebiet eines allgemein tätigen Zahnarztes ist in den letzten Jahrzehnten deutlich umfangreicher geworden. Die Zähne selbst stehen zwar absolut im Mittelpunkt des zahnärztlichen Wirkens, die umliegenden Gewebe der Kiefer, die Schleimhäute, die Zunge oder die Speicheldrüsen sowie die Kaumuskeln und Kiefergelenke sind aber heute in ihren Wechselwirkungen mit den Zähnen viel deutlicher erkannt und damit ebenfalls Gegenstand zahnärztlicher Therapien. Besonders im Vordergrund stehen hierbei die sogenannten Zahnhaltegewebe oder auch das Zahnbett, wobei es sich um jene Strukturen handelt, die es überhaupt erst ermöglichen, daß die Zähne im Kieferknochen festgehalten werden. Zu diesem in der Fachsprache »Parodontium« genannten Organ gehören eine die Zahnwurzel umgebende Faserschicht und Teile des Kieferknochens.

Schaut man sich die Tätigkeit vieler Zahnärzte in Deutschland genau an, so kann man jedoch den Eindruck gewinnen, daß die Kenntnisse der Zahnärzte sprunghaft nachlassen, je größer die räumliche Entfernung eines Problemfeldes zu den Zähnen ist. Wenn, wie in vielen Fällen, Zahnärzte die Zusammenhänge nicht kennen und daher keine Diagnosen stellen können, können sie auch nicht zielgerichtet behandeln. Dabei kommt es immer wieder vor, daß Patienten mit teilweise ernstlichen gesundheitlichen Problemen über viele Jahre hinweg unvollständig oder gar nicht behandelt werden mit der Folge, daß sich das Krankheitsbild fortwährend weiter verschlimmert.

Ein gutes Beispiel hierfür ist die Behandlung von Zahnbetterkrankungen, gegen die man früher keine Therapiemittel kannte. Heute teilen sich die deutschen Zahnärzte auf in jene, welche die spezifischen Kenntnisse zur Behandlung dieser Veränderungen erworben haben und an ihren Patienten auch anwenden, und solche, meist ältere, die sich in diesem Bereich nie fortgebildet haben und daher die Besorgnisse ihrer Patienten leichtfertig unter den Teppich kehren. Ob man es nun glaubt oder nicht: In vielen Praxen wird die nötige Hilfe bei zurückgehendem Zahnfleisch nicht angeboten.

Viele Menschen, die, manchmal gerade erst der Jugendlichkeit entwachsen, das scheinbare »Längerwerden« ihrer Zähne feststellen, erleben hierbei tatsächlich einen Schwund des Zahnfleisches, wodurch dann auch ein Teil der Zahnwurzel sichtbar wird und der ganze Zahn länger herauszuschauen scheint. Die Ursachen für dieses langsame Geschehen können sehr vielfältig sein. Entweder die Zahnbürste wird mit viel zuviel Kraft betätigt und hat das Zahnfleisch regelrecht abgesägt, oder die Zähne werden durch erhebliches Zusammenpressen und nervöses Knirschen so stark hin und hergedrückt, daß sich das unter Spannungen geratene Zahnfleisch zurückbildet. Die dritte und häufigste Ursache für Zahnfleischrückgang sind entzündliche Prozesse. Hier stoßen wir wieder auf die zerstörerische Arbeit der bakteriellen Beläge, wenn diese in Zahnfleischsäumen vergessen wurden.

Die erste Ursache kann durch eine passende Zahnpflegemotivation des Patienten relativ leicht beseitigt werden. Bei der Überbelastung von Zähnen durch Druck oder Knirschen wird dieses schon schwieriger. Da es sich dabei in den meisten Fällen um eine sehr tief sitzende nervöse Fehlsteuerung handelt, ist der Zahnarzt im Grunde der falsche Behandler. Er kann sich in solchen Fällen lediglich bemühen, die Zähne in ein harmonisches Kaurelief einzuordnen oder einzuschleifen und in hartnäckigen Fällen empfindlich werdender Zähne oder schmerzhafter Kiefergelenke eine sogenannte Knirscherschiene anzupassen. Durch einen »Schaukelbiß« nach schlechter Anpassung von Füllungen, Kronen oder Prothesen kann ein Zahnarzt das Knirschverhalten eines Patienten bestenfalls verschlimmern, aber auch bei optimaler Herstellung der Kauebene es nie beseitigen. Dazu müßte eher der Psychologe bemüht werden.

Bevor sich ein Patient mit Knirsch- und Preßgewohnheiten jedoch auf die Couch eines Psychiaters traut, tut er gut daran, seinen Zahnarzt nach möglichen Unebenheiten und Frühkontakten in seiner Kauebene zu fragen. Dieser Tip kommt nicht von ungefähr: Wie auch noch im folgenden deutlich wird, sprechen wir hier eines der kardinalen Grundprobleme deutscher Zahnärzte überhaupt an. Viel zu viele Behandler geben sich bei der präzisen Formgebung der Kaufläche nur geringe Mühe. Besonders nach der Befestigung von Kronen und Brücken werden Spiegel und Sonde vom Zahnarzt oft in dem Moment fallen gelassen, wo der Zement getrocknet ist. Mit der am Anfang meistens spürbaren Bißerhöhung darf der Patient dann selbst fertig werden, nach dem Motto »Form und Farbe beißen sich ein«. Daß dieses Fertigwerden nur in einem erheblich verstärkten Knirschen mit einer viel zu starken Belastung der betroffenen Zähne, der Kaumuskeln und der Kiefergelenke endet, ist einem solchen Zahnmediziner offenbar egal, weil er meint, den Zahnersatz auch so abrechnen zu können. Wen kümmert denn die Gefahr des vorzeitigen Zahnverlustes, der schmerzhaften Muskelverhärtungen und der degenerativen Kiefergelenksveränderungen?

Die früher so problematische entzündliche Zahnfleischveränderung ist heute jedoch in ihren Zusammenhängen völlig geklärt. Im unheilvollen Zusammenspiel zwischen bakteriellen Belägen und der körpereigenen Immunabwehr kommt es meist im Laufe vieler Jahre zu erheblichen Gewebsverlusten rund um jeden Zahn, wobei nicht nur das Zahnfleisch langsam zugrunde geht, sondern auch der gesamte Kieferknochen sich auflöst und sich schließlich unter jahrelangen blutigen und eitrigen Begleiterscheinungen der ständig lockerer werdende Zahn frühzeitig verabschiedet. Während sich der Begriff »Parodontose« hauptsächlich auf die Zahnbettschäden durch Überbelastungen oder Alterungseinflüsse bezieht, sprechen Zahnärzte bei der gefährlichen entzündlichen Form von einer »Parodontitis« (Endung »itis« = Entzündung). Sie kündigt sich bei jedem Betroffenen grundsätzlich durch die schon beschriebenen Symptome der Entzündung an, wobei das für jeden augenfälligste Anzeichen immer das Zahnfleischbluten ist. Gerade dieses bedeutet vielen Menschen aber überraschend wenig, offenbar, weil es bekanntermaßen weit verbreitet ist und viele sich wohl schon daran gewöhnt haben. Während man sonst normalerweise hellhörig wird, wenn eine Blutung auftritt und sich Blut zum Beispiel im Urin oder gar im Stuhl zeigt, so meinen wir fälschlicherweise, es im Munde einfach ignorieren zu können. Die am häufigsten anzutreffende Reaktion der Betroffenen ist, daß die Zahnbürste nun nur noch so zaghaft eingesetzt wird, daß sich das Bluten möglichst nicht zeigt. Denn was wir nicht mehr sehen, stört uns nicht mehr.

Bei Kenntnis der Zusammenhänge würde natürlich jedem schnell klarwerden, welchen kolossalen Fehler er damit begeht. Würde die Ursache für das Zahnfleischbluten und alle Folgeschäden, nämlich der Befall mit dicken bakteriellen Belägen, bekannt sein, würden auch mehr Menschen auf die Idee kommen, die Zahnfleischreinigungen deutlich zu intensivieren. Da diese Kenntnisse aber nicht vorhanden sind und auch an keine schlimmen Folgen gedacht wird, bleibt die Erkrankung im verborgenen. Wenn ein solcher Patient dann noch an einen fast ebenso ahnungslosen oder lustlosen Zahnarzt gerät, kann er schon bald anfangen, sich gedanklich an eine Vollprothese zu gewöhnen.

Tatsächlich handelt es sich bei den Zahnbettentzündungen um eine Volksseuche ähnlich der Karies, die ja auch eine Folge praktisch der gleichen Bakterienstämme ist. Allerdings existiert auch eine ganze Reihe guter und bestens erprobter Behandlungsverfahren. Erschreckende Tatsache jedoch ist, daß diese in deutschen Praxen noch viel zuwenig Anwendung finden. Der bei dem bekannten Durchseuchungsgrad zu erwartende Arbeitsaufwand müßte eigentlich bedeutend größer sein als das, was tatsächlich an systematischen Zahnfleischbehandlungen durchgeführt wird. Ein Studium des Abrechnungsverhaltens vieler Zahnärzte liefert den schlagenden Beweis. Dieses ist um so unglaublicher, als bei den in den zahnärztlichen Abrechnungen überwiegenden zahnerhaltenden und prothetischen Arbeiten, welche die Haupteinnahmequelle für jeden Allgemeinzahnarzt darstellen, gerade eine Vorbehandlung des Zahnbettes und die Beseitigung aller entzündlichen Prozesse fachlicherseits unverzichtbar gefordert ist. Dieses läßt den zwingenden Schluß zu, daß zu viele teure Zahnreparaturen bei Vorhandensein viel zu stark entzündeter zahnumgebender Gewebe vorgenommen werden. Bei dieser krassen Außerachtlassung der Regeln der Kunst braucht man sich wegen der schlechten

Haltbarkeit teurer Kronen und Prothesen keine Fragen mehr zu stellen.

Eine Beschreibung der vielfältig möglichen Therapien bei entzündeten Zahnhaltegeweben würde den Rahmen dieser Abhandlung bei weitem sprengen. Damit sich jeder Patient aber ein Bild davon machen kann, ob in der Praxis seiner Wahl die Behandlung auch der Zahnbetterkrankungen ausreichend durchgeführt wird, kann er die folgenden Tips befolgen.

Fragen Sie Ihren Zahnarzt regelmäßig bei einer Routineuntersuchung oder grundsätzlich vor der geplanten Anfertigung von Zahnersatz nach dem Zustand Ihres Zahnfleisches, besonders dann, wenn Sie selbst zeitweiliges Zahnfleischbluten, Schwellungen oder Rötungen beobachtet haben. Lassen Sie sich von ihm die Zusammenhänge ihrer Symptome und der vermuteten Ursachen erklären. Wenn Sie diese theoretischen Dinge verstanden haben, werden Sie auch die Notwendigkeit der praktischen und gezielten Zahn- und Zahnfleischpflege besser erkennen. Lassen Sie sich also auch in allen für Sie relevanten Techniken der Mundhygiene unterweisen. Wenn Sie einen gewissenhaften und kompetenten Zahnarzt haben, so wird dieser bei Verdacht einer Zahnbetterkrankung eine präzise Befundaufnahme inklusive Röntgenbilder durchführen und die Erfolge Ihre Zahnpflegebemühungen regelmäßig selbst kontrollieren.

Der größte therapeutische Nutzen wird in der Regel durch Ihre eigene gezielte Pflege erreicht. Wenn Ihr Zahnarzt ein weiteres, zum Beispiel chirurgisches Vorgehen von seiner Seite für nötig hält, so lassen Sie sich auch dieses genau erklären. In jedem Falle müssen vorher durch Ihre häusliche Vorarbeit die entzündlichen Prozesse schon weitgehend reduziert worden sein. Neben manchen bedauerlichen Fehlern bei Zahnfleischoperationen unterlaufen den meisten Zahnärzten die bedeutenderen Fehler schon in der Vorbereitungsphase. Oft wird eine Art »Zahnfleischbehandlung« durchgeführt, ohne daß der Patient davon weiß, weil er nicht vorher aufgeklärt wurde. Einem Zahnarzt, der gerade die vorherige Unterweisung in Sachen Mundhygiene unterläßt, dem kann es nicht um einen wirklich nachhaltigen Behandlungserfolg gehen, der sich nämlich nur bei fortgesetzter gezielter Zahnfleischpflege einstellen kann. Eine Zahnfleischbehandlung ohne Aufklärung dient also in erster Linie dem Geldverdienen und ist letztlich nur eine vorgetäuschte Vorbehandlung von Zähnen vor der Anfertigung von Zahnersatz, die in dieser Form ebensogut unterbleiben könnte.

Als Erfolg einer systematisch durchgeführten Zahnfleischbehandlung kann das Abklingen der entzündlichen Prozesse einschließlich des Zahnfleischblutens gewertet werden. Wenn sich das Zahnfleisch wieder hellrosa färbt, sich wieder fest den Zähnen anlegt und nicht mehr geschwollen oder schmerzhaft ist, dann können Sie schon sehr beruhigt sein. Der durch die vorherigen Entzündungen entstandene Zahnfleisch- und Knochenabbau ist jedoch nicht wiedergutzumachen. Das Ziel der Behandlung kann nur ein Stoppen der entzündlichen Prozesse und des weiteren Gewebsverlustes sein. Durch Fortsetzung der erlernten Pflegetechniken haben Sie es in der Hand, daraus einen Langzeiterfolg zu machen.

Wenn Sie jedoch in einer Praxis in Behandlung sind, in der Ihr Zahnfleischbluten oder ähnliche Symptome trotz Ihrer Bitte keine weitere Beachtung finden oder verniedlicht werden, so ziehen Sie besser auch einmal einen zweiten Zahnarzt zu Rate!

Röntgenstrahlen: nicht zuviel und nicht zuwenig

Die Entwicklung der Röntgentechnik für diagnostische Zwecke war ohne Zweifel eine Revolution für die Medizin. Durch die Entdeckung hochenergetischer elektromagnetischer Strahlung mit ihrer Fähigkeit, Materie mit nicht allzu großer Dichte durchdringen zu können, ist es möglich geworden, Befunde auch über die Strukturen des Körperinneren zu erhalten, ohne diese operativ freilegen zu müssen. Dabei werden Röntgenstrahlen von sehr dichten Geweben wie Knochen oder Zähnen stärker behindert als von allen Weichgeweben. Da diese Strahlen in der Lage sind, spezielle Filmschichten zu schwärzen, gibt es an den Stellen des Films, wo Weichgewebe abgebildet werden, dunkle bis schwarze Filmabschnitte, während alle harten Gewebe oder auch Metalle einen »Schatten« werfen, der wegen der geringen Filmschwärzung hell erscheint.

Die Erkenntnis der Schädlichkeit der Röntgenstrahlen hinkte, wie so oft in den angewandten Naturwissenschaften, der Entdeckung um Jahre, ja Jahrzehnte hinterher. Organische Gewebe, die dieser harten Strahlung sehr lange ausgesetzt sind, können förmlich verbrennen und zugrunde gehen. Da die Strahlen auch die Erbanlagen vieler Zellen treffen und dort Schäden hervorrufen können, kann es wiederum bei sehr langer oder häufiger Bestrahlung sogar zu bösartigen Veränderungen kommen. Da diese Zusammenhänge heute sehr gut bekannt sind, müssen diverse Kriterien bei der Herstellung von Röntgenaufnahmen beachtet werden. In manchen Praxen passiert dies jedoch nicht, weshalb auch in diesem Bereich jeder Patient leider wieder einmal selbst gefordert ist, zum Wohle der eigenen Gesundheit die Rolle eines Kontrolleurs zu übernehmen.

Die Aussagekraft von Röntgenbildern wird zudem oftmals überschätzt, und zwar nicht nur von neugierigen Patienten, sondern auch von vielen Zahnärzten, die oft sehr unüberlegt zur Röntgendiagnostik greifen, obwohl andere Verfahren ihnen manchmal die gleichen Antworten geben könnten. Da Röntgenstrahlen, bevor sie einen Film treffen, immer schon eine Vielzahl von Strukturen innerhalb oft vieler Zentimeter von Gewebe durchdrungen haben, kann in jedem Punkt des Röntgenbildes immer nur die Summe aus sämtlichen durchstrahlten Schichten abgebildet sein. Der beurteilende Arzt hat es in der Regel zwar gelernt, aus dieser so verschwommenen Information seine Auswertungen vorzunehmen, darf aber ein Röntgenbild nie als alleiniges Hilfsmittel für eine sichere Diagnose ansehen. Dieses gilt nicht nur für die kleinformatigen Zahnröntgenfilme, sondern speziell auch für die sogenannten Panorama-Aufnahmen, die heute bereits in sehr vielen Zahnarztpraxen angefertigt werden und immer die Zahnreihen von Ober- und Unterkiefer mit den umliegenden Geweben zeigen. Diese Aufnahmen werden in einer moderneren Schichtröntgentechnik angefertigt, wobei nur noch eine Gewebeschicht abgebildet wird, die in ihrer Wölbung rund um den Gesichtsschädel herum eigentlich die Ebene der Zahnreihen treffen soll. Da sie das in Wirklichkeit jedoch nur sehr selten tut, sind diese Großaufnahmen meistens noch unschärfer als die kleinen Einzelbilder.

Die Anfertigung einer jeden Röntgenaufnahme muß genau überlegt sein. Für Patienten, die schon ein Jahr oder länger nicht geröntgt beziehungsweise bestrahlt wurden, mögen eine oder mehrere Röntgenaufnahmen beim Zahnarzt als völlig harmlos einzustufen sein, für einen in letzter Zeit oft und umfangreich geröntgten Menschen kann jede weitere Strahlenbelastung gefährlich werden. Jeder Arzt, der seinem Patienten eine Röntgenbestrahlung zumutet, sollte deshalb eine sehr gute Begründung für die geplanten Aufnahmen vorweisen können. Jedem Patienten muß angeraten werden, bereits vorher ausdrücklich nach dem Grund fürs Röntgen zu fragen und sich dabei nicht mit einer oberflächlichen Antwort zufriedenzugeben.

Eine verbreitete Unsitte in vielen Zahnarztpraxen ist das automatische Röntgen eines neu aufgenommenen beziehungsweise länger nicht erschienenen Patienten. Oft noch bevor der Patient erstmalig den Zahnarzt zu Gesicht bekommen hat, wird er von einer Helferin in den Röntgenraum gebeten. Dort wird dann meistens eine Panorama-Röntgenaufnahme angefertigt, die es dem Zahnarzt später lediglich erleichtern soll, den Zahn- und Kieferbefund beim Patienten zu erstellen. Hier muß sehr deutlich betont werden, daß eine reine Befundaufnahme die Anordnung einer Röntgenaufnahme in keiner Weise rechtfertigt. Patienten, die derartig grundlos zum Röntgen geschickt werden, sollten dieses so lange ablehnen, wie ihnen ein Zahnarzt nicht die Notwendigkeit eindeutig begründet hat. Diese Notwendigkeit ist grundsätzlich erst dann gegeben, wenn entweder der Verdacht auf eine krankhafte Veränderung besteht oder eine Behandlungsmaßnahme kontrolliert werden muß, um krankhafte Veränderungen zu vermeiden. Zusätzlich ergibt sich ein ausreichender Grund erst dann, wenn sich erstens die vermutete Veränderung oder zu kontrollierende Struktur erst im Röntgenbild überhaupt darstellt und wenn sich zweitens aus der mit dem Röntgenbild gewonnenen Erkenntnis auch eine Konsequenz in Form einer sofortigen oder späteren Therapie ergibt.

Wegen einer verbreiteten Nachlässigkeit beim Röntgen und ohne Notwendigkeit entstehen heute viele höchst überflüssige Röntgenbilder, auf denen überhaupt kein krankhafter Befund zu erkennen ist und die daher zu Lasten von Versicherungen und Patienten lediglich der Auslastung der vom Zahnarzt für teures Geld eingekauften Röntgenapparate dienen. Gerade wenn ein Patient erstmalig in der Praxis erscheint, sollte immer zuerst ein normaler Befund der Mundhöhle aufgenommen werden, aus dem sich dann manchmal die Notwendigkeit eines Röntgenbildes ergibt, oft aber auch nicht. Jeder Zahnarzt sollte eine Reihe anderer Methoden kennen und anwenden, die manchmal eine Röntgenaufnahme entbehrlich machen. Um beispielsweise auszuschließen, daß Zähne im Bereich der Wurzelspitze oder im Kieferknochen erkrankt sind, kann zunächst sehr einfach ein sogenannter Vitalitätstest mit Kälte oder Schwachstrom gemacht werden. Wenn die Zähne auf diese Reize reagieren, so kann in aller Regel ein Befund an der Wurzelspitze ausgeschlossen werden. Der Patient verzeichnet so nur eine kurze Zahnempfindlichkeit, dafür kann ihm die Strahlenbelastung erspart bleiben. Erst wenn ein Zahn nicht vital reagiert, ist zur Entscheidung über das weitere Vorgehen ein Röntgenbild unerläßlich.

Oft wird zur Abklärung unklarer Beschwerden gleich eine Vielzahl von Einzelröntgenbildern einer ganzen Kiefer- oder Gesichtshälfte angefertigt, um die Schmerzquelle besser lokalisieren zu können. Dies ist oft genauso zwecklos wie überflüssig. Da ein Röntgenbild immer nur Veränderungen innerhalb von Hartsubstanzen, also vom Kieferknochen oder von Zähnen wiedergibt, kann beispielsweise der schuldige Zahn, von dessen Inneren ein Nervenschmerz ausgeht, auf diesem Wege nicht entdeckt werden. Zwar kann ein Loch im Zahn, also die kariöse Auflösung der Zahnhartgewebe, in einem Röntgenbild erkannt werden, viel zu oft wird aber auch vorhandene Karies durch bestehende Füllungen oder Kronen verdeckt und bleibt im Röntgenbild unsichtbar. Statt dessen gibt es zur Karieserkennung diverse andere, harmlosere Methoden, die jeder Zahnarzt kennen sollte. Zum einen müßte schon die einfache Inspektion der Zahnreihen mit Spiegel und Sonde fast alle Löcher in den Zähnen offenlegen.

Auch dort, wo selbst mit speziellen Sondenformen kein kariöser Zugang in einen Zahn gefunden werden kann, schimmert bei genauem Hinsehen die meist dunkle, aufgeweichte Zahnsubstanz unter dem Zahnschmelz oder neben dem Füllungsrand hervor. Zusätzlich haben viele Zahnärzte spezielle Lichtquellen, mit denen die Zähne und Zahnzwischenräume völlig unschädlich durchleuchtet werden können, um kariöse Veränderungen zu entdecken.

Ein weiteres wertvolles Diagnosehilfsmittel ist das simple Abklopfen der Zähne in horizontaler oder vertikaler Richtung. Ein innerlich im Zahnmark oder auch ein an der Wurzelspitze oder im Zahnbett entzündeter Zahn kann bei diesem sogenannten Perkussionstest im direkten Vergleich mit den Nachbarzähnen aufgespürt werden. Auch der Vitalitätstest mit Kälte, Wärme oder Schwachstrom gibt wertvolle Hinweise, wenn man gelernt hat, die Befunde richtig zu deuten. Ein im Innern entzündeter Zahn reagiert auf Kälte meist sehr viel stärker als ein gesunder Zahn. Ist der entzündliche Prozeß bereits fortgeschritten und das Zahnmark mit dem Nerv teilweise zerfallen, so reagiert ein Zahn meist verstärkt speziell auf Wärmereize. In diesem Falle ist dann eine Wurzelbehandlung, also die komplette Entfernung des Zahnmarks mit Abfüllung der Wurzelhohlräume, unumgänglich.

Die Entscheidung, ob ein Zahn gezogen werden muß oder nicht, ist ebenfalls oft ohne ein Röntgenbild zu treffen. Hierzu kann der Zahnarzt beispielsweise den Lockerungsgrad des Zahnes feststellen oder den Knochenabbau entlang der Zahnwurzel mit einer Spezialsonde messen. Viele der schon erwähnten Hilfsmittel können zusätzlich herangezogen werden, um über den Wert eines Zahnes zu befinden. Auch eine Klärung der Wurzelformen mit Hilfe einer Röntgenaufnahme ist vor der Zahnentfernung oft entbehrlich. Allenfalls bei Schwierigkeiten während des Eingriffs oder nach dem Bruch einer verlagerten Wurzel ist das Röntgen manchmal wirklich erforderlich.

Bei vielen Röntgenaufnahmen geht es um die Klärung der Frage, ob Weisheitszähne vorhanden sind und welche Lage sie im Kiefer einnehmen, und dieses oft schon lange, bevor diese im Kiefer am weitesten hinten gelegenen Zähne überhaupt irgendwelche Probleme verursachen. Viele Zahnärzte scheinen sich zudem einen regelrechten Sport daraus zu machen, Weisheitszähne grundsätzlich zu entfernen, egal ob diese je Beschwerden machen könnten oder nicht. Die Entfernung eines Weisheitszahns ist jedoch genauso wie die dazu angefertigten Röntgenaufnahmen oft gänzlich unnötig, wenn man einmal vom Honorarbedarf des Behandlers absieht. Nur wenn ein Weisheitszahn eine bis zum Zahnmark reichende Karies hat, stark gelockert oder im Zahnbett entzündet ist oder die gesamte Zahnreihe vor sich zusammenschiebt, weil er im Kiefer nicht mehr genügend Platz hat, liegt ein wirklicher Grund vor, ihn zu entfernen.

Ein wirklich intensives Röntgen muß allerdings bei allen Formen der Zahnbetterkrankungen stattfinden. Mindestens zehn kleine Einzelaufnahmen sind vonnöten, um beim vollbezahnten Patienten alle Zähne mit den umstehenden mehr oder weniger abgebauten Zahnhaltegeweben beurteilen zu können. Nur wenn der Grad der Erkrankung erkannt ist, kann zielgerichtet therapiert werden. Besonders ein operatives Vorgehen an den Knochentaschen in Nachbarschaft der Zahnwurzeln erfordert die Kenntnis der Form und Tiefe dieser Taschen aus dem Röntgenbild. Eine Panoramaaufnahme ist wegen ihrer schon erwähnten Unschärfe diesbezüglich oft kein ausreichendes Hilfsmittel.

Vor der Planung und Anfertigung eines teuren Zahnersatzes sollte ebenfalls ein möglichst aktueller Röntgenbefund vorliegen, um sicherzustellen, daß die Tragezeit der neuen Zähne nicht womöglich durch versteckte entzündliche Prozesse oder zu geringe Zahn- oder Knochensubstanz von vornherein eingeschränkt ist. Ein weiteres absolutes Muß ist die Röntgenaufnahme im Zusammenhang mit allen sogenannten Wurzelbehandlungen, auf die später noch genauer eingegangen wird. Wenn es erforderlich ist, alles Weichgewebe aus dem Innern eines Zahnes zu entfernen, also eine Bearbeitung präzise bis zur Wurzelspitze vorgenommen werden muß, so gelingt dieses nicht ohne eine Spezialaufnahme, auf der die tatsächliche Länge der Zahnwurzeln ausgemessen werden kann. Viel zu oft und gerade im falschen Moment wird aber auf eine solche Aufnahme verzichtet, was die

Vielzahl der miserablen Wurzelfüllungen zumindest halbwegs erklärt.

Auf einem ganz anderen Blatt steht die technische Qualität der Röntgenbilder. Besonders die Zahnärzte, die als Gutachter geplanter Zahnersatzbehandlungen tätig sind und aus vielen Praxen die dort angefertigten Aufnahmen in oft ungeordnetem und unbeschriftetem Zustand zugeschickt bekommen, können ein Lied davon singen, welche schlimmen technischen Fehler beim Röntgen passieren. Wenn auch sehr viele Bilder von den Zahnarzthelferinnen gemacht werden, so ist doch immer der Zahnarzt für deren Qualität verantwortlich. Schon das Einstellen des Röntgenapparates stellt viele vor schier unlösbare Aufgaben. Wenn die Röntgenröhre an der Filmmitte deutlich vorbeizielt, dann ist der Film manchmal zu mehr als der Hälfte weiß und viel Informationsgehalt damit verschenkt. Bei anderen Aufnahmen ist zwar der Film einigermaßen richtig belichtet, jedoch der Einstellwinkel so schief gewählt, daß die abgebildeten Zähne und Kieferteile völlig verzerrt erscheinen und nicht wirklich beurteilt werden können. Oft liegen gerade die bedeutsamen Bildanteile ganz an den Filmrändern oder sind gänzlich abgeschnitten, was die Aufnahmen ebenfalls unbrauchbar macht. Fehler bei der Entwicklung der Filme mit der Folge, daß Bilder viel zu hell oder viel zu dunkel werden, runden den negativen Eindruck zahnärztlicher Röntgentechnik ab. Tatsächlich ist es allerdings überhaupt nicht schwer, auswertbare Röntgenbilder aufzunehmen, jedoch nur, wenn das vorausgesetzt werden kann, was bei deutschen Zahnärzten sowieso viel zu oft vermißt wird: die nötigen Kenntnisse, Geschick, Sorgfalt und Zeit.

Helle Füllung auf dunklem Grund (und andere »Kunst«-Fehler)

Das Füllen defekter Zähne ist die häufigste zahnärztliche Tätigkeit überhaupt. Wegen der grundlegenden Bedeutung gerade der Füllungstechniken für die Gesundheit einzelner Zähne sowie als Vorbereitung im gesamten Gebiet des Zahnersatzes sollte man eigentlich erwarten, daß hier auch die größte zahnärztliche Routine und das meiste Können versammelt sind. Tatsache ist aber leider, daß gerade bei Füllungen und der untrennbar dazugehörenden Bearbeitung der Zähne und der Entfernung aller erkrankter Hartsubstanz die allergrößte Schlampigkeit herrscht.

Unabdingbare Voraussetzung für die erfolgreiche Versorgung eines defekten Zahnes ist die perfekte Entfernung aller jener Zahnanteile, die von Karies befallen sind. Bei diesem Fäulnisprozeß haben die aus Bakterien freiwerdenden Säuren den Zahnschmelz durchbohrt und das darunterliegende knochenähnliche Zahnbein, das die Hauptmasse des Zahnes ausmacht, bis zu einer gewissen Tiefe aufgeweicht. Genau bis zu dieser Tiefe gilt es nun, die kariösen und gleichzeitig bakterienhaltigen Massen mit langsamdrehenden Bohrern zu entfernen. Wenn dieses nicht geschieht und Füllungen auf einen noch kariösen Untergrund gelegt werden, so sind unweigerlich auch Bakterien unter der neuen Füllung eingemauert, die dort unverdrossen ihr zerstörerisches Werk fortsetzen. Es versteht sich von selbst, daß damit ein eklatanter Verstoß gegen die Regeln der Kunst vorläge. Obwohl sicher alle Zahnärzte dies wissen, wird gerade in diesem alles entscheidenden Punkt auf erschreckendste Weise geschlampt. Wenn hier ergänzt wird, daß es zur kompletten Säuberung eines Zahnes wiederum einer Menge Sorgfalt und Zeit bedarf, so fällt es nicht schwer zu erraten, daß es um die Qualität bei Füllungen in Deutschland eher schlecht bestellt ist. Man muß sogar sagen, daß das Entfernen von Karies bei uns überwiegend nicht beherrscht wird.

Wer als auch nur halbwegs gewissenhafter Zahnarzt durch sein Berufsleben schreitet, dem wird der Beweis für diese Aussage bei seiner täglichen Praxis ständig vor Augen geführt. Bei Patienten, die aus anderen Praxen neu zur Behandlung erscheinen, kommt es nämlich immer wieder vor, daß aufgeweichte Zahnsubstanz unter völlig intakten Füllungen gefunden wird. Obwohl dieses oft auch bei nur wenige Wochen alten Füllungen der Fall ist, die zum Beispiel deshalb entfernt werden müssen, weil der so schlampig abgefüllte Zahn natürlich noch schmerzt, so kann man auch bei alten Füllungen beweisen, daß die Karies in der Tiefe auf das

Versäumnis des früheren Behandlers zurückzuführen ist und nicht auf etwaige schlechte Zahnpflege durch den Patienten. Sofern eine Füllung mit ihren Rändern nämlich den Zahnwänden überall sauber anliegt und keine Risse oder Spalten hat, solange können von außen keine neuen Bakterien in den Zahn hineingelangen. Wenn dann doch welche darin sind, so waren sie bereits da, als die Füllung gelegt wurde.

Eine Ausnahme kann lediglich eine geringe kariöse Veränderung unter sehr alten Füllungen darstellen. Auch hier wurde sicher seinerzeit Karies übersehen, jedoch können es nur sehr geringe Reste gewesen sein. Da in wenigen Ausnahmefällen die Unterscheidung zwischen gesunder und kariöser Zahnsubstanz nicht sicher zu treffen ist, kann in seltenen Fällen das Belassen geringer Karies also auch bei sorgfältigstem Vorgehen geschehen.

Wenn die Zeit jedoch knapp ist, dann kann jeder Zahn nur sehr oberflächlich von weicher Zahnsubstanz befreit werden. Auf derartig morsche Fundamente werden dann die vom Zahntechniker gefertigten ästhetisch ansprechenden Gold- oder Keramikfüllungen gelegt, welche die eigentliche Misere kunstvoll zudecken. Der Patient merkt den Schwindel oft erst nach ein bis zwei Jahre, wenn er schwer lokalisierbare Schmerzen bekommt oder eine Füllung vorzeitig verliert.

Wie kann man sich als Patient nun vor diesem weitverbreiteten Pfusch schützen? Die Qualität der Zahnsäuberung kann man zunächst an der Zeit messen, die das Bohren im Zahn dauert. Man sollte in keinster Weise froh sein, sondern eher mißtrauisch werden, wenn das Bohren in einem Backenzahn nur wenige Sekunden dauert. Bei einer kompletten Kariesentfernung vergehen gut und gerne zehn Minuten, vielleicht sogar einmal zwanzig. Je nach Lage und Größe der Karies reichen natürlich manchmal auch wenige Minuten. Nach dem Bohren sollte der Zahnarzt mit seiner spitzen Sonde über den Boden des Loches kratzen, um an einem Klirren der Sonde zu erkennen, daß das Zahnbein völlig hart, also gesund ist.

Mißtrauen ist ebenfalls dann angesagt, wenn ein Zahnarzt zum Bohren im Zahn ausschließlich die hochtourige Turbine benutzt, die dadurch zu erkennen ist, daß sie ein durchdringendes pfeifendes Geräusch verursacht. Dieses Instrument ist lediglich dazu geeignet, den Zahnschmelz zu bearbeiten oder Zähne zur Aufnahme einer Krone in ihren äußeren Schichten zu beschleifen. Kariöses Zahnbein kann jedoch nicht sauber entfernt werden mit einer Turbine, die wegen ihrer hohen Umdrehungsgeschwindigkeit viel eher die Gefahr in sich birgt, den Zahn zu stark aufzuheizen und durch Schädigung des tieferliegenden Zahnmarks sein Absterben herbeizuführen. Um dieses zu vermeiden, muß, je tiefer man in den Zahn vordringt, mit einem langsamdrehenden Bohrer gearbeitet werden, der durch starke Erschütterungen des Zahns und der benachbarten knöchernen Strukturen nur schwer mit der Turbine zu verwechseln ist. Obwohl er sich so »markerschütternd« anhört, stellt er das für den Zahn absolut schonendste Gerät dar.

Ein optimal gereinigter Zahn muß nun natürlich genauso optimal mit einer Füllung versorgt werden. In den allermeisten Fällen und zumindest dann, wenn die Karies bis dicht an den Nerv heranreichte, muß zum Schutz des Zahnmarks die erste Füllung eines Zahns eine Unterfüllung sein. Den besten Schutzeffekt bieten hierbei unterschiedliche Zementfüllungen. Da das Einbringen von Zementen allerdings wieder mehr Zeit kostet, verwenden manche Zahnärzte schlichte Lacke, die bequem mit einem Pinsel aufgetragen werden, jedoch als Unterfüllung zum wirklichen Schutz des Zahnmarks in der Regel nicht ausreichen.

Amalgamfüllungen

Bei der Wahl des abschließenden Füllungsmaterials ist seit geraumer Zeit eine heiße Diskussion entbrannt, die sicher noch lange anhalten wird. Das früher so selbstverständlich verwendete Amalgam ist inzwischen derart ins Zwielicht geraten, daß man es heute keinem Zahnarzt mehr verdenken kann, wenn er es strikt ablehnt und seinen Patienten andere Materialien empfiehlt; sogar die Rechtsprechung unterstützt diese Haltung. Zwar ist sich die Naturwissenschaft prinzipiell über die weitestgehende Unschädlichkeit des Amalgams und seiner Bestandteile einig, dennoch gibt es zu viele Befunde, die Gegenteiliges vermuten lassen. Auch wenn das Amalgam als relativ billiger Füllungswerkstoff das einzige heute verfügbare Material ist, das volkswirtschaftlich noch vertretbar und für Krankenkassen bezahlbar ist, versuchen viele Zahnärzte, auf bessere, aber auch teurere Füllungsmaterialien auszuweichen.

Alternative Kunststoffüllungen

Bedenklich ist diese Methode nur dann, wenn, was leider gerade auf der Woge der Ablehnung von Amalgam verbreitet ist, die angebotenen Alternativmaterialien schlechter sind als Amalgam beziehungsweise die für diese Füllungsmaterialien anzuwendende Technik vom Zahnarzt nicht oder nur teilweise beherrscht wird. Nur im Frontzahnbereich gibt es bei der Wahl des Füllungswerkstoffes kaum Probleme. Sehr bewährt haben sich hier verschiedene zahnfarbene Kunststoffarten, die bei nicht allzu großen Zahndefekten in der Regel eine über viele Jahre haltbare Restauration ermöglichen. Während in der Front durch die geringen Druckkräfte, die auf die Füllungen einwirken, Kunststoff eine ausreichende Festigkeit besitzt, so ist dieses bei der Verwendung auf den viel stärker belasteten Kauflächen im Backenzahnbereich nicht mehr der Fall. Obwohl es bis heute kein Kunststoffüllungsmaterial gibt, das zur Verwendung auf Kauflächen zugelassen wäre, legen sehr viele Zahnärzte dennoch solche Füllungen. Vorteilhaft dabei ist lediglich, daß Kunststoff ästhetisch befriedigender ist als Amalgam und zusätzlich auch voll von jeder Krankenkasse übernommen wird. Jeder Patient nimmt aber eine meist sehr viel geringere Haltbarkeit dieser Füllung in Kauf.

Erhält ein Patient Kunststoffüllungen, so sei er auf die typischen Fehler aufmerksam gemacht, die vielen Zahnärzten dabei unterlaufen. Häufig klaffen breite Spalten zwischen Füllungsmaterial und Zahnschmelz, die sich später sehr schnell verfärben und die Entwicklung neuer Karies beschleunigen. Genauso oft ragen dicke Kunststoffüberschüsse über die Schmelzränder hinweg, die vom Zahnarzt beim Ausarbeiten der Füllung übersehen werden. Hierbei hilft jeweils die eigene Kontrolle mit der Zungenspitze. Finden sich an der Füllung oder am Zahn scharfe Grate, Spalten oder Kanten oder stört die Füllung beim Zubeißen, muß der

Zahnarzt sofort zur vollständigen Ausarbeitung aufgefordert werden. Besonders kritisch ist eine überstehende Füllung am Zahnfleischsaum im Zahnzwischenraumbereich zu beurteilen, da sich hier leicht bakterielle Beläge festsetzen, die zu einer ständigen Entzündung im Zahnfleisch und dessen Rückgang führen können. Hier kann jeder Patient von seinem Zahnarzt verlangen, daß die Durchgängigkeit des Zahnzwischenraumes bis unters Zahnfleisch mit Zahnseide getestet wird, wobei der Patient dieses gleich im Spiegel verfolgen sollte. Hierbei kann auch ein Blick auf die ästhetische Wirkung der Füllung geworfen und bei Farb- oder Formabweichungen der Zahnarzt zur Nachbesserung angehalten werden.

Einlagefüllungen

Um auch den Seitenzahnbereich mit haltbaren und gesundheitlich unbedenklichen Füllungen zu versehen, führt kein Weg an einer indirekten Versorgung mit Einlagefüllungen vorbei. Hierbei wird zunächst der Defekt im Zahn in eine bestimmte Form präpariert und dann ein Abdruck genommen. Damit kann dann innerhalb meist weniger Tage in einem Labor eine Füllung entweder aus Gold oder aus Keramik hergestellt werden, die dem Patienten in einer weiteren Sitzung eingepaßt und eingesetzt wird. Gegenüber den plastischen Füllungsmaterialien wie Amalgam oder Kunststoff haben Einlagefüllungen bei optimaler Herstellung normalerweise eine deutlich bessere Haltbarkeit, sind dafür aber auch erheblich teurer und werden bislang von den gesetzlichen Krankenkassen nicht bezahlt. Wenn jedoch die Vorbereitung der Zähne so oberflächlich geschieht wie eingangs beschrieben, ist natürlich auch die teuerste Füllung ihr Geld nicht wert.

Inlays aus Gold

Die erprobtere, weil ältere Technik zur Herstellung dieser Inlays ist die Versorgung mit gegossenen Goldfüllungen. Diese ist jedoch nur dann als qualitativ hochwertig anzusehen, wenn die Goldfüllung bestimmte Kriterien erfüllt. Zum einen muß sie präzise in den präparierten Zahndefekt hineinpassen und an den Übergängen zum Zahnschmelz nur höchstens hauchdünne Spalten aufweisen. Zu breite Spalten sind nach dem Einsetzen mit Befestigungszement aufgefüllt, der sich jedoch sehr schnell auflöst und den Weg für die neue Kariesentstehung freimacht. Des weiteren muß jede Goldfüllung tief genug im Zahn verankert sein. Dieses erreicht der Zahnarzt, indem er innerhalb des Zahnes möglichst steile gegenüberliegende Wände herausfräst, die zusammen mit dem Befestigungszement die Füllung festhalten. Diese für eine lange Haltbarkeit der Füllung wichtigen Strukturen kann man sich vom Zahnarzt auf dem Gipsmodell genau zeigen lassen. Schließlich muß die Kaufläche der Füllung präzise an die Gegenzahnreihe angepaßt werden. Solange ein Patient eine störende Aufbißerhöhung verspürt, muß er seinen Zahnarzt um sofortige Abhilfe bitten und darf sich keinesfalls mit den Worten: »Ach, das beißt sich schon ein!« vertrösten lassen.

Aus dieser Schilderung ergibt sich auch direkt die Liste der größten Versäumnisse der Zahnärzte bei der Versorgung mit Goldfüllungen. Viel zu viele Inlays werden eingesetzt, obwohl sie Spalten zum Zahn von manchmal bis zu einem Millimeter aufweisen. Viele Goldfüllungen lösen sich deshalb schon nach oft nur einem Jahr aus dem Zahn, weil sie viel zu flach angefertigt wurden, jegliche Reibungsflächen mit dem Zahn fehlen und die alleinige Haftung durch den Zement sie nicht länger festhält. Selten wird auch die Goldkaufläche so genau eingeschliffen, daß der Patient nicht irgendwelche Aufbißprobleme davonträgt.

Inlays aus Keramik
Während das Gold gegenüber der Keramik leichte Haltbarkeitsvorteile aufweist, können ästhetische Ansprüche wiederum nur mit der moderneren Keramiktechnik befriedigt werden. Zudem gibt es viele Fälle, wo eine Goldfüllung wegen am Zahn fehlender Reibungsflächen nie lange halten würde, wobei dann die Keramik die bessere Wahl darstellt. Da zur Verankerung der Keramik im Zahn eine spezielle chemisch-physikalische Verbundtechnik entwickelt wurde, kann dieses Material auch auf sehr flachen Strukturen wie zum Beispiel den Außenflächen von verunstaltenden Schneidezähnen sehr stabil befestigt werden. Gerade diese Verbundtechnik ist jedoch sehr anspruchsvoll und nur in der Hand

eines darin erfahrenen Zahnarztes ein erfolgversprechendes Unterfangen.

Die typischen Probleme mit Keramikfüllungen liegen zum einen an ihrer spröden Substanz. Dort, wo die Keramik auf Kauflächen zu dünn gerät, kann sie bei etwas stärkerer Kaubelastung brechen und muß erneuert werden. Der Zahnarzt muß hier auf eine genügende Schichtstärke der Keramikfüllung in allen ihren Anteilen achten. Des weiteren gibt es oft große Paßungenauigkeiten und noch größere Randspalten als bei Goldfüllungen. Wenn diese mit dem ebenfalls zahnfarbenen Befestigungskunststoff aufgefüllt werden, kann die gleiche Haltbarkeitsproblematik wie bei reinen Kunststoffüllungen im Kauflächenbereich resultieren. Wegen der enormen Härte der Keramik, welche die des Schmelzes sogar noch etwas übertrifft, muß nach dem Einsetzen der Füllung um so mehr darauf geachtet werden, daß die Keramikkaufläche hochpräzise eingeschliffen wird. Wenn hier nämlich Frühkontakte mit der Gegenzahnreihe verbleiben, kann ein erhebliches Knirsch- und Preßverhalten ausgelöst werden, unter dem dann nicht nur die neue Füllung selbst, sondern auch andere Zähne, die Kaumuskeln und die Kiefergelenke leiden.

Ohne Zweifel ist heute ein deutlicher Trend hin zur ästhetischen Zahnheilkunde mit allen ihren restaurativen Möglichkeiten zu verzeichnen. Die naturähnliche Wiederherstellung von Zahndefekten mittels keramischer Aufbauten wird in der Zukunft sicher erheblich an Bedeutung gewinnen. Um so schlimmer natürlich, wenn diese letztlich allen Ansprüchen genügende Technik für viele Patienten nur schönes Blendwerk ist, falls es sowohl der Zahnarzt als auch der Zahntechniker an der nötigen Sorgfalt vermissen lassen. Die »helle Füllung auf dunklem Grund«, das heißt Keramik in schlecht vorbereiteten kariösen Zähnen, wird bald auch dieses neue zahnärztliche Betätigungsfeld in Verruf bringen. Auf diesem sich schnell entwickelnden Gebiet gibt es heute zudem Techniken, die als noch nicht ausgereift zu bezeichnen sind. Zum Beispiel ist das Fräsen von Keramikfüllungen mittels eines Computers noch mit so großen Ungenauigkeiten behaftet, daß jeder Patient vor der Eingliederung so hergestellter

Füllungen gewarnt werden muß. Vorsorglich sollte der Zahnarzt gefragt werden, ob er die Füllung mit einem solchen Gerät selbst produziert oder die Füllung aus keramischen Massen unter Verwendung einer aufwendigen Schichttechnik in einem Labor entsteht. Nur im letzteren Fall ist eine ausreichende Paßgenauigkeit und eine individuelle Farb- und Formgestaltung überhaupt möglich.

Durch die angestrebte Kombination der Wiederherstellung von Funktion und Ästhetik zu einem oft stolzen Preis sind an jeden Zahnarzt ganz besondere Anforderungen zu stellen. Nicht viele Zahnärzte in Deutschland beherrschen diese Behandlungstechnik zur Zufriedenheit. Landauf, landab werden Fortbildungen für Zahnärzte angeboten, damit diese den Umgang mit der Keramik kennenlernen und üben können. Fortbildungskurse, die leider nicht angeboten werden, sollten das sorgfältige und vollständige Entfernen von Karies zum Inhalt haben. Solange so viele Zahnärzte so wenig gründlich in ihrer Arbeit sind, wird nämlich die schönste Keramikrestauration nur teure Makulatur bleiben.

Der Zahn ist tot (und der Zahnarzt sieht rot)

Es gibt freilich einen anderen Grund, warum sich viele Zahnärzte offenbar nicht trauen, kariöse Zahnsubstanzen wirklich vollständig und, wenn es sein muß, bis in die tiefsten Tiefen des Zahnes zu entfernen. Das hängt damit zusammen, daß sich im Innern der Hartgewebe des Zahnes ein Weichgewebe mit Blutgefäßen und den Zahnnerven befindet, das wir bereits als Zahnmark kennengelernt haben. Das Gebiet der Zahnheilkunde, das sich mit der Behandlung des erkrankten Zahninnern befaßt, nennt sich Endodontie, während landläufig von den Wurzelbehandlungen gesprochen wird.

Um es rundheraus zu sagen: Die Endodontie ist das Fach, das in der deutschen Zahnheilkunde am wenigsten beherrscht wird. Eine übergroße Mehrheit der Zahnärzte scheint sich mit Wurzelbehandlungen nur wenig auszukennen und vernachlässigt diese auf sträflichste Weise. Dieses ist um so verwerflicher, weil die

Wurzelbehandlung immer die letzte Maßnahme darstellt, um einen Zahn zu retten, ihn also nicht der Zange zum Opfer fallen zu lassen. Der Hauptgrund für dieses Trauerspiel liegt sofort auf der Hand: Um einen Zahn an der Wurzel gründlich und vollständig zu behandeln, ist grundsätzlich sehr viel Ruhe, Sorgfalt und Zeit erforderlich. Zum Beispiel dauert eine komplette Wurzelbehandlung an einem dreiwurzeligen Backenzahn leicht eine Dreiviertelstunde. Die Erhaltung eines Zahnes rechtfertigt aber offenbar nur selten diesen Zeitaufwand. Um Zeit zu sparen oder auch in Unkenntnis der sinnvollen Behandlungsabläufe, wird in vielen Praxen die Wurzelbehandlung schnell zurechtgepfuscht oder der Patient vor einer angeblich schmerzhaften Nerventfernung gewarnt und so das vorschnelle Einverständnis ergaunert, den Zahn sofort zu ziehen.

Katastrophal schlechte Wurzelfüllungen oder die Folgen versäumter Wurzelbehandlungen nach tiefreichender Karies sind häufige Nebenbefunde auf Röntgenbildern und daher in allen Zahnarztpraxen bekannt. Viele Zahnärzte vertreten meist zu Unrecht die Auffassung, daß einem wurzelbehandelten Zahn kein sonderlicher Wert mehr beizumessen ist. Die vermeintlich häufigen Mißerfolge oder die erhöhte Bruchgefahr wurzeltoter Zähne führen zu dieser irrigen Annahme und verleiten viele Zahnärzte, von vornherein die Finger von dieser diffizilen, zeitraubenden Arbeit zu lassen. Demgegenüber muß allerdings ganz klar festgehalten werden, daß die Mißerfolgsquote bei den mit ausreichendem Sachverstand vorgenommenen Wurzelbehandlungen höchst gering ist und bei einer anschließenden Versorgung des toten Zahnes nach den Regeln der Kunst kein verfrühter Verlust desselben zu befürchten ist. Somit stellt die Endodontie ein Gebiet dar, das bei korrekter Anwendung entscheidend dazu beitragen könnte, erkrankte Zähne langfristig zu erhalten und so die hohen Kosten einer ansonsten fälligen Zahnersatzbehandlung zu reduzieren. Zu viele Zahnärzte scheinen aber weder an dem einen noch an dem anderen Ziel nennenswertes Interesse zu haben.

Wann ist eine Wurzelbehandlung wirklich nötig?

Wenn die kariöse Aufweichung des Zahnes vom Patienten unbemerkt so weit fortgeschritten ist, daß sie nicht mehr weit entfernt ist von dem mit dem weichen Zahnmark angefüllten Zahninnenraum, machen sich meist die ersten Zahnschmerzen durch die ausgesandten Bakterienschadstoffe bemerkbar. Hierbei spielen sich im Zahnmark entzündliche Prozesse ab, die zu einer Druckerhöhung und damit zu einer meist heftigen Nervenreizung führen. Bereits in diesem Stadium ist das Zahnmark meist so sehr geschädigt, daß es nicht mehr von allein abheilen kann. Wenn der Zahnarzt dann eingeschaltet wird, muß er in der Regel bereits das gesamte Zahnmark entfernen, obwohl es in Teilen noch intakt ist. Geht der zerstörerische Prozeß jedoch weiter, so brechen irgendwann die Bakterien selbst in den Zahninnenraum ein und führen sehr schnell dazu, daß das Zahnmark mit allen seinen Zellen abstirbt. In diesem Moment spricht man von einem toten Zahn, der also nicht mehr in der Lage ist, auf Temperatur- oder Stromreize zu reagieren. Wird er nach seinem Absterben nicht gleich behandelt, haben die Bakterien freien Zugang in den Kieferknochen jenseits der Wurzelspitze. Sehr schnell kommt es dann zu Knochenauflösungen und akuten Entzündungen, die meist den Verlust des Zahnes zur Folge haben.

Die Wurzelbehandlung hat dabei zum Ziel, das veränderte oder zerfallene Zahnmark mit möglichst allen darin enthaltenen Bakterien zu entfernen, um anschließend den gesamten Hohlraum im Zahn möglichst lückenlos abfüllen zu können. Schwierig und zeitraubend ist dieses Unterfangen deshalb, weil sich das Zahnmark auch in meist dünnen Kanälen im Innern einer jeden Zahnwurzel befindet, aus denen es wegen manchmal starker Krümmungen der Wurzeln nur mit Mühe zu entfernen ist. Erreicht wir dieses mit zierlichen, flexiblen Bohrern, die nicht nur erkranktes Weichgewebe entfernen, sondern auch den Durchmesser der Wurzelkanäle so stark erweitern, daß später genügend Platz für das Einbringen einer Wurzelfüllung ist.

Wurzelbehandlungen haben heute ihren furchterregenden Ruf zu Unrecht, da das Ende des Zahnlebens zumeist ohne Schrecken herbeigeführt werden kann. In den Fällen, in denen ein Patient zu lange gewartet hat und das Zahnmark hochgradig entzündet und schmerzhaft ist, gelingt die Schmerzausschaltung mit der Spritze nicht immer gleich und sollte dann behutsam mit Medikamenten erreicht werden. In den meisten Fällen aber kann eine Nerventfernung unter normaler lokaler Anästhesie völlig schmerzfrei durchgeführt werden. Wenn der Zahn schon vorher tot war, so ist noch nicht einmal eine Spritze erforderlich.

Während die Angst der Patienten vor einer Wurzelbehandlung zwar meist überflüssig, jedoch verständlich ist, so klingt es fast unglaubwürdig, daß viele Zahnärzte selbst oft vor der Endodontie zurückschrecken. Anstatt einen Zahn gründlich von der Karies zu befreien, selbst auf die Gefahr hin, bis zu dem dann meist schon erkrankten Zahnmark durchzubohren, um sofort die Wurzelbehandlung anzuschließen, belassen eine Menge der Zahnmediziner bakterienhaltige Massen im Zahn, versuchen eine Schmerzstillung durch Einsatz bestimmter Füllungsmaterialien und überlassen die weitere Entwicklung dem Zufall. Wie groß dabei jedoch die Gefahr ist, daß erneute, heftige Schmerzen auftreten, die Zähne später unbemerkt absterben und sich Entzündungen im Kieferknochen entwickeln, das wird dem Patienten tunlichst verschwiegen.

Unterschieden werden muß bei der Wurzelbehandlung zwischen der Entfernung eines noch lebenden Zahnmarks und der Behandlung eines schon vor längerer Zeit abgestorbenen Zahnes, dessen Innenraum meist von Fäulnis befallen ist. Während im ersten Fall die Behandlung der Wurzel mit endgültiger Füllung oft schon in der ersten oder zweiten Sitzung abgeschlossen werden kann und sollte, zieht sich die Fäulnisbehandlung manchmal über viele Wochen hin. Um auch diesen Prozeß konsequent zu Ende zu führen, sollte der Zahn vom Zahnarzt zwei- bis dreimal pro Woche gespült werden und zunächst mit flüssigen desinfizierenden Einlagen behandelt werden, um auch alle die Bakterien unschädlich machen zu können, die in die zerklüfteten Zahninnenwände eingedrungen sind. Erst nach zwei oder drei Wochen, wenn der faulige Gestank verschwunden ist, kann eine pastenförmige Wurzelfüllung vorgenommen werden.

Die häufigsten Fehler, die Zahnärzten bei Zeitmangel oder Unwissenheit unterlaufen, fangen bereits bei der ersten Aufbereitung der Wurzelkanäle an. Sehr häufig wird diese nämlich ohne das dafür dringend nötige Röntgenbild gemacht, auf dem die wirkliche Länge der Wurzeln, am besten mit Hilfe eines mitgeröntgten Bohrers zum Maßstabsvergleich, ausgemessen werden kann. Allein das Bewegen des dünnen Bohrers im Kanal gibt keinem Zahnarzt einen Hinweis auf den Moment, wo der Bohrer an der Wurzelspitze angelangt ist. Entweder, der Bohrer bleibt viel zu früh an den Kanalinnenwänden hängen, was das tiefer gelegene Weichgewebe unerreicht läßt, oder er stößt ungehindert ein gutes Stück über die Wurzelspitze hinaus in den Kieferknochen, was zu einer problematischen Verschleppung von Bakterien in diesen empfindlichen Bereich führt. Gefordert für eine optimale Wurzelbehandlung ist jedoch die vollständige Entfernung des Wurzelzahnmarks bis kurz vor die Wurzelspitze und das Einbringen der Wurzelfüllpaste ebenfalls genau bis an diese Stelle. Solange aber über die tatsächliche Länge der Wurzel Unsicherheit herrscht, besteht die Gefahr, daß die Wurzel entweder unter Belassung bakterienhaltigen Materials unvollständig abgefüllt wird oder bis über die Wurzelspitze hinaus überfüllt wird. Beide Behandlungsfehler können über kurz oder lang genauso zu weiteren Problemen Anlaß geben wie das völlige Übersehen von Wurzelkanälen, die dann, ob nun aus Unkenntnis der wahren anatomischen Verhältnisse oder aus reiner Nachlässigkeit, einfach unbehandelt bleiben.

Nach bestehenden klaren Richtlinien, die bei der Beurteilung durch Gutachter Anwendung finden sollen, zeichnet sich eine gute Wurzelfüllung dadurch aus, daß sie mindestens zwei Drittel der Länge eines Wurzelkanals unter der Zahnkrone abfüllt. Diese Forderung ist bei halbwegs sorgfältigem Arbeiten leicht zu übertreffen, wobei dann idealerweise auch der wurzelspitzennahe Bereich des Wurzelkanals mit versorgt ist. Aber schon die richtliniengemäße Mindestlänge wird von den meisten in der Endodontie arbeitenden Zahnärzten in Deutschland nur selten erreicht. In vielen anderen Fällen begnügt man sich neben der gefährlichen Unvollständigkeit der Wurzelfüllung auch mit einer derartig löchrigen Abfüllung des Zahninnenraumes, daß dort die Zahnfäulnis munter fortschreiten und den gesamten Zahn sogar von innen heraus auflösen kann.

Sowohl die Wahl der technischen Hilfsmittel als auch der richtige Einsatz von Medikamenten stellt besondere Anforderungen an die Zahnärzte, und sehr viele sind diesen in keiner Weise gewachsen. Wenn man sich die endodontische Ausrüstung vieler Praxen unter fachlichen Gesichtspunkten anschaut, so kann man aus dem hier oft vorhandenen Sammelsurium bereits auf die weitgehende Konzeptionslosigkeit bei der Wurzelbehandlung schließen. Den Wurzelkanälen wird mit teils abenteuerlichen Gerätschaften beigerückt, die oft nicht nur falsch ausgesucht, sondern auch schlecht gepflegt und überaltert sind. Immer wieder kommt es bei zu häufiger oder unsachgemäßer Verwendung von Wurzelkanalbohrern zu Brüchen dieser empfindlichen Instrumente. Da die Fragmente in der Regel nicht mehr entfernbar sind, bedeutet ein solches Ereignis oft den vorzeitigen Verlust des verpfuschten Zahnes. Vermeiden kann ein Zahnarzt dieses Malheur durch einen häufigen Instrumentenwechsel und eine langsame und schonende Aufbereitung der Wurzel, die am besten mit einer Serie kleiner, in den Fingerspitzen geführter Handbohrer mit langsam wachsenden Durchmessern gelingt. Wesentlich gefährlicher ist demgegenüber das maschinelle Aufbohren des Wurzelkanals, bei dem es wegen des Fehlens des Fingerspitzengefühls leicht zum seitlichen Perforieren der Wurzel kommen kann. Jeder Patient kann und sollte daher die vorsichtigere manuelle Methode verlangen und sich den Einwand des Zahnarztes, dieses würde zu lange dauern, nicht gefallen lassen.

Nicht weniger abenteuerlich als die Instrumente sind oft die zur Desinfektion und zur Abfüllung der Wurzelkanäle verwendeten Medikamente. Aus völliger Unkenntnis der erfolgversprechenden Methoden werden Patienten für nur einen einzigen Zahn oft monatelange Therapien mit einer Vielzahl von Sitzungen zugemutet, und das nicht selten in Fällen, wo die Wurzelbehandlung schon in der allererersten Sitzung hätte beendet werden können. Viele Patienten müssen lange Schmerzperioden hinnehmen, weil wegen versäumter Kanallängenbestimmung das entzündete

Zahnmark nur unvollständig entfernt oder der Kieferbereich über der Wurzelspitze verletzt und infiziert wurde.

Häufig gehen Wurzelbehandlungen deshalb schief, weil trotz einer bestehenden Fäulnis und starker bakterieller Besiedelung im Wurzelkanal zu wenige Spülungen und falsche oder gar keine medikamentöse Vorbehandlungen gemacht werden und statt dessen viel zu früh bereits eine endgültige Wurzelfüllung gelegt wird. In den meisten Fällen quittiert ein Zahn eine derartig krasse Fehlbehandlung erst Monate oder Jahre später, wenn sich der Patient an das frühere Vorgehen gar nicht mehr erinnert. Die praktisch zwangsläufige Folge einer solchen Schlamperei ist die gleiche, als ob überhaupt keine Wurzelbehandlung stattgefunden hätte. Der fortgesetzte Austritt der Bakterien an der Wurzelspitze zieht den dort beginnenden Knochenauflösungsprozeß nach sich, der, anfänglich stumm, irgendwann zu einer extremen Berührungsempfindlichkeit des Zahnes und einer starken Schwellung unter der Schleimhaut führt. In den schlimmsten Fällen kommt es sogar zu ausgedehnten Knochenauflösungen in Form von Zysten, die in einem unvermittelten Bruch des Kiefers gipfeln können. Nur in günstigen Fällen ist dann durch einen operativen Eingriff der entzündliche Prozeß an der Wurzelspitze zu beseitigen. Wenn jedoch schon zuviel Knochensubstanz verlorenging oder die Zahnwurzel nicht mehr vollständig gefüllt werden kann, so kommt nur noch die Zahnentfernung in Frage.

Es wäre nun natürlich verfrüht, wenn jeder Patient schon bei ersten Problemen bei einer Wurzelbehandlung seinen Zahnarzt für unfähig erklärte. Je nach Lage des Falles können solche Maßnahmen mal einfach und schnell und mal lange und schwierig sein. Man ist besser beraten, sich von seinem Zahnarzt über den Wurzelzustand eines Zahnes genau aufklären zu lassen. Besonders dann muß nachgefragt werden, wenn vor Beginn der Aufbereitung von Wurzelkanälen keine auszumessende Röntgenaufnahme vorliegt. Manche Zahnärzte verfügen über elektronische Geräte, welche die Länge von Wurzeln mit gewisser Genauigkeit anzeigen können. Jeder Patient sollte beobachten, mit welcher Sorgfalt sein Behandler an diese manchmal diffizile Aufgabe herangeht und wie er über den Fortgang aufklärt. So sollte dem Patienten das Röntgenbild vorgelegt werden und anhand dessen mögliche Behandlungsprobleme diskutiert werden. Besonders wenn erkennbar wird, daß die Wurzelbehandlung sehr lange dauern könnte und dabei vielleicht nicht ohne weiteres zum Erfolg führt, müssen dem Patienten verschiedene Alternativen angeboten werden. Da ohne die Möglichkeit der Wurzelbehandlung nur noch die Zahnentfernung in Frage kommt, muß zwischen Patient und Zahnarzt oft eine ruhige Abwägung von Nutzen und Aufwand angestellt werden. Sowohl dem vorschnellen Griff zur Zange als auch dem monatelangen Herumbehandeln sei mit Vorsicht begegnet.

Der abschließende Erfolg einer Wurzelbehandlung ist, wie jetzt klar sein dürfte, nicht allein schon durch die Schmerzfreiheit des Zahnes garantiert. Genaueres läßt sich erst aus einer Röntgenaufnahme ablesen, die nach dem Legen der endgültigen Wurzelfüllung entstanden ist. Sinnvollerweise verzichten viele sorgfältige, routinierte Zahnärzte auf diese zusätzliche Strahlenbelastung, da sie bereits mit Hilfe des zu Beginn existierenden Bildes und aus dem Verlauf der Behandlung auf die Qualität der Wurzelfüllung schließen können. Wenn eine Röntgenkontrolle aber dennoch gemacht wird, so ist die Wurzelfüllung, die immer ein röntgensichtbares Kontrastmittel enthält, im Bild als ein heller Strich in der Mitte der Zahnwurzel erkennbar. Der Zahnarzt sollte seinen Patienten genau auf die Bereiche hinweisen, die von der Füllung verschlossen werden oder aber auch nicht erreicht werden konnten.

Ist die Wurzelfüllung im Kanal kaum erkennbar oder mit großen Hohlräumen umgeben, so liegt ein klarer Behandlungsfehler vor, da entweder zuwenig Material eingefüllt worden ist oder aber die Wurzel bereits vorher nicht bis zu einem ausreichenden Durchmesser aufbereitet wurde. Beides legt die Vermutung nahe, daß noch eine Menge Bakterien im Innern des Zahnes verblieben sind, die munter weiter ihr Unwesen treiben. Nur leichte Unterfüllungen oder auch Überfüllungen im Bereich der Wurzelspitze sind oft tolerierbar und bedeuten nicht unbedingt das frühe Aus des Zahnes. Sie machen es jedoch erforderlich, daß solche Zähne bei späteren Kontrollen besonders gründlich untersucht werden, um mögliche versteckte Entzündungsherde frühzeitig erkennen zu können.

Erfolgreich wurzelgefüllte Zähne nun auch langfristig zu konservieren, bereitet dem Zahnarzt weitere Probleme. In dem Moment, wo ein Zahn seines Zahnmarkes beraubt ist, wird die Hartsubstanz, weil sie von innen nicht mehr durchblutet und »feucht« gehalten wird, trocken und spröde. Oft passiert es dann schon in Jahresfrist oder eher, daß eine dünne Außen- oder Innenwand eines solchen toten Zahnes bei einer starken Kaubelastung so umfangreich abbricht, daß jede weitere Versorgung des Zahnes sehr problematisch wird. Jedoch auch hier gibt es Methoden, dieses zu vermeiden und auch dem langsam fortschreitendem Dunklerwerden des toten Zahnes zu begegnen. Wenn die Zahnwände zu dünn sind und sich deshalb das Füllen des Zahnes verbietet, muß die vorhandene Zahnsubstanz mit einer Krone insgesamt umschlossen werden. In diesem Moment beginnt allerdings ein ganz neues Kapitel zahnärztlicher Möglichkeiten und Unfähigkeiten.

Die Krone hält den Zahn zusammen

Die kariöse Zerstörung der Zahnhartsubstanzen kann manchmal umfangreiche Ausmaße annehmen. Sofern die Aufweichung des Zahnbeins nicht bis ganz an den Kieferknochenrand heranreicht, kann auf einer intakten Wurzel mit gesundem Zahnmark beziehungsweise auf einer nach allen Regeln der Kunst behandelten Wurzel und gesundem Kieferknochen ein Zahn komplett wiederaufgebaut werden, selbst wenn von der natürlichen Zahnkrone nichts mehr vorhanden ist. Hierzu gibt es inzwischen eine Vielzahl erprobter Techniken, die in der Regel mit der Befestigung einer Ersatzkrone auf einem vorbereiteten Zahnstumpf abgeschlossen werden.

Während früher Kronen aus zwei zusammengelöteten Blechen hergestellt wurden, die, ohne nennenswertes Kauflächenrelief, an den Rändern teilweise erheblich vom Zahn abstanden und dabei nicht selten tief in das Zahnfleisch einschnitten, so hat die moderne Zahnheilkunde mit der Entwicklung präziser Abdruckverfahren inzwischen hochwertigere und haltbarere Alternativen, der zerstörten Zahnsubstanz einen Rundumschutz anzupassen. Die Ersatzkronen selbst werden heute in prinzipiell zwei Versionen angeboten. Da gibt es die gegossene Krone aus Edelmetall, die entweder als sogenannte Vollgußkrone einen Zahn komplett mit Gelb- oder Weißgold überzieht oder die äußerlich mit einem zahnfarbenen Material wie zum Beispiel Keramik bedeckt ist, das ebenfalls die ursprüngliche Zahnform wiederherstellt. Auf der anderen Seite werden Kronen angeboten, die ohne Metall zur Gänze aus Keramik oder Kunststoff bestehen. Dieses sind die in der Öffentlichkeit so populären »Jacketkronen« oder, zu deutsch, auch »Mantelkronen«, deren Popularität ganz im Gegensatz zur Häufigkeit ihrer Anwendung steht.

Wegen erheblicher Qualitätsprobleme werden Vollkeramik- oder Vollkunststoffkronen heute nur noch selten angefertigt. Um diese Kronen möglichst stabil herzustellen und auch einen echten Farbeindruck zu erzielen, müssen die Keramik- oder Kunststoffwände sehr dick sein. Damit die Krone nach außen nicht dicker wird, als der Zahn vorher war, muß vom Zahn selbst derartig viel gesunde Zahnsubstanz weggeschliffen werden, daß das nahegelegene Zahnmark sehr oft geschädigt wird. Immer wieder werden Schneidezähne buchstäblich zu nadeldünnen Spitzen verstümmelt und am Zahnfleischsaum eine harte, eckige Stufe eingeschliffen. Die auf derartig geschwächten Zähnen zementierten Mantelkronen sehen dann oft sehr ansprechend aus, durch schnell beginnende Karies an den Kronenrändern oder schlichtes Abbrechen der ganzen Krone mitsamt dem Zahnstumpf währt die Freude aber selten lange.

Nicht zu verwechseln sind diese minderwertigen Vollkeramikkronen, die mit Zement auf dem Zahnstumpf befestigt werden, mit der modernen Keramik-Restaurationstechnik, bei welcher der weiter vorn schon erwähnte chemisch-physikalische Verbund zum Einsatz kommt. Wegen der großen Haftung zwischen Keramik und Zahnsubstanz wird hierbei die Keramik in sehr viel dünneren Schichtstärken verarbeitet, wobei relativ selten komplette Kronen angefertigt werden müssen. Da die gesunden Zahnsubstanzanteile in der Regel erhalten bleiben können und nur die Defekte mit Keramik aufgebaut werden, steht hier eine sehr schonende Technik zur Verfügung, die eine Überkronung oft entbehrlich macht.

Ohnehin stellt sich die grundlegende Frage, ob in allen Fällen, in denen heute ein Zahn überkront wird, nicht auch eine Füllung gereicht hätte. Der Grundsatz sollte sein, daß wann immer ein Zahn noch dauerhaft mit einer Füllung versorgt werden kann, dieser der Vorzug gegenüber der Krone zu geben ist. Zum einen ist der Substanzverlust für einen Zahn mit einer Füllung immer geringer als mit einer Krone. Zum anderen beläßt eine sauber gelegte Füllung den empfindlichen Übergangsbereich des Zahnes zum Zahnfleisch und Zahnbett zumeist unberührt, während der Rand einer Krone normalerweise ringsherum unterhalb des Zahnfleischsaumes liegt und zu mehr oder weniger starken entzündlichen Reizen und vorzeitigem Zahnfleischschwund Anlaß geben kann. Die Überkronung ist also die weitreichendere Maßnahme für einen Zahn, und jeder Patient tut gut daran, sich die zwingende Notwendigkeit dieses Vorgehens mittels einer gemeinsamen Inspektion des angegriffenen Zahnes genau begründen zu lassen.

Wo allerdings zu viel Zahnsubstanz zuerst der Karies und dann dem Bohrer zum Opfer fallen mußte, da ist in der Hand des geschickten Zahnarztes die Krone eine wunderbare Möglichkeit der Wiederherstellung. Vereinzelt auftretende Reizungen am Zahnfleischsaum sind dann als das kleinere Übel anzusehen, für den Behandler jedoch nicht das einzige Hindernis, eine erfolgreiche Überkronung zuwege zu bringen. Bereits vor der Abdrucknahme müssen bestimmte Behandlungskriterien erfüllt werden, damit die nicht billige Krone, unter der krankhafte Prozesse gar nicht oder nur schwer erkannt werden können, ihren Besitzer auch möglichst lange zufriedenstellt.

Ähnlich wie bei der Füllungstechnik muß der Zahn zunächst von aller erkrankter Zahnsubstanz und allen alten Füllungsresten gründlich befreit werden. Bei den bekannten Verdachtsmomenten wird die Vitalität des Zahnes überprüft oder eine Wurzelbehandlung mit Röntgenkontrolle des Wurzelspitzenbereiches durchgeführt. Daraufhin gilt es, die fehlende Zahnsubstanz zwischen den Resten der natürlichen Krone wieder zu ergänzen. Bei großen Defekten können diese Aufbaufüllungen manchmal nur befestigt werden, indem in die Zahnsubstanz oder, bei wurzelgefüllten Zähnen, in die abgefüllten Wurzelkanäle zunächst Metallstifte geschraubt werden. Sollen wurzelgefüllte einwurzelige Zähne wie Schneide- oder Eckzähne überkront werden, ist die Einbringung eines stabilen Wurzelstiftes sogar völlig unerläßlich. Zu groß wäre sonst bei der spröden Substanz des toten Zahnes die Gefahr des Abbrechens der Krone.

Ein so aufgebauter Zahn muß nun zu einem Stumpf zurechtgeschliffen werden, der um das Maß der anzufertigenden Krone kleiner ist als der endgültig gewünschte Zahn. Der Stumpf darf nicht zu groß, aber auch nicht zu klein oder zu kurz sein. Das wichtigste Merkmal eines optimalen Zahnstumpfes sind seine möglichst konisch steilen und flächigen, jedoch nicht völlig parallel zueinander stehenden Wände. Jedem technischen Laien dürfte sofort einleuchten, daß eine Krone auf einem sehr kurzen Stumpf mit sehr flach beschliffenen Außenwänden nicht lange haften kann. Je größer statt dessen die Reibungsflächen zwischen Zahn- und Kronenwänden sind, um so dauerhafter wirkt die Klebekraft des verwendeten Befestigungszementes.

In aller Regel wird jeder Zahnstumpf auch ein gutes Stück unter dem Zahnfleischsaum beschliffen. Umfangreiche Untersuchungen haben ergeben, daß eine Krone, deren Rand sauber unterhalb des Zahnfleisches abschließt, eine längere Tragezeit aufweist als eine, deren Rand im sichtbaren Bereich liegt. Abgesehen davon, daß dieses erhebliche ästhetische Probleme mit sich bringen würde, ist auch die Kariesanfälligkeit des unbedeckt bleibenden Zahnrandes sehr hoch. Deutlich geringere Probleme macht dagegen ein Ersatzkronenrand unter dem Zahnfleisch. Sofern dieser nicht zu dick ist und nicht absteht, kann vereinzelten leichten entzündlichen Prozessen durch gezielte Zahnpflege vorgebeugt werden.

Der nächste wichtige Schritt ist die Abformung des Zahnstumpfes durch den Zahnarzt. Der Kieferabdruck ist die entscheidende Arbeitsunterlage für die Fortsetzung der Arbeit durch den

Zahntechniker. Ungenauigkeiten des Abdruckes führen grundsätzlich zu Paßungenauigkeiten der fertigen Krone, und es spricht durchaus für die Sorgfalt eines Zahnarztes, wenn er einen Abdruck, den er nicht für optimal hält, sofort wiederholt. Blutungen aus dem Zahnfleischsaum oder der Speichelfluß des Patienten lassen oft wichtige Anteile des vorbereiteten Zahnstumpfes im Abdruck nicht erkennen, was ohne Korrektur mit Sicherheit zu fehlerhaften kurzen Kronenrändern oder zu klemmenden oder weit abstehenden Kronen führt.

Nicht minder sorgfältig als die Kronenpräparation selbst sollte die anschließende temporäre Versorgung der Stümpfe mit provisorischen Kronen sein. Für die meist wenigen Tage, welche die Laborarbeit an den neuen Kronen in Anspruch nimmt, stellen einfache Kunststoffkronen die beste Versorgung dar. Da es auch bei den Provisorien um hohe Paßgenauigkeit an den Rändern und auf den Kauflächen geht, darf nur ein Zahnarzt diese Versorgung durchführen. Als Patient hat man während der Tragezeit der Kunststoffkronen manchmal eine gewisse Überempfindlichkeit der Zähne auf extreme Temperaturen hinzunehmen. Wenn man jedoch das Gefühl hat, daß die Provisorien zu hoch sind und beim Zubeißen stören oder schmerzen, muß man diese zur Vermeidung einer Überbelastung der Zähne unbedingt einschleifen lassen.

Nach Fertigstellung der neuen Kronen müssen diese vom Zahnarzt eingepaßt werden. Zuerst ist die weitgehende Übereinstimmung zwischen Zahnstumpf und Kroneninnenflächen zu überprüfen. Hier liegt nämlich das entscheidende Kriterium, das über die voraussichtliche Dauer der Tragezeit einer Krone entscheidet. Wenn, beispielsweise, besonders im Randbereich größere Hohlräume zwischen Krone und Zahn vorhanden sind, wird dort sehr schnell neue Karies entstehen, deren Entwicklung der Patient noch nicht einmal vorbeugen kann, da er diese Bereiche mit seinen Zahnpflegebemühungen nicht erreicht. Wenn die Kronenpaßgenauigkeit auf dem Stumpf nicht vorhanden ist, so läßt sie sich nur in wenigen Fällen durch ein Verändern der Kroneninnenflächen wirklich optimal erzielen. Bei einer stark klemmenden oder mit ihren Rändern abstehenden Krone sollte schnell die Entscheidung der kompletten Neuanfertigung getroffen werden. Zur guten Passung der Krone gehört genauso der richtige Kontakt zu den Nachbarzähnen, der weder zu stramm oder zu flächig sein noch gänzlich fehlen darf, weil in beiden Fällen eine Sauberhaltung zwischen den Zähnen enorm erschwert wird.

Ist die Passung jedoch gut und ein hermetischer Abschluß des Kronenrandes mit dem Zahn gewährleistet, muß nun vor dem endgültigen Zementieren der Krone deren Kaufläche an die Gegenzahnreihe angepaßt werden. Während Kronen bei gelungenen Abdrücken meistens auch sehr gut auf die Zahnstümpfe passen, so läßt die anfängliche Gestaltung der Ersatzkaufläche durch den Zahntechniker meistens zu wünschen übrig. Im Labor gerät die Kaufläche aus technischen Gründen in der Regel zwangsläufig etwas zu hoch, was dann beim Einprobieren im Mund zu deutlich spürbaren Bißstörungen und Überbelastungen des Zahnes führt. Das Zahnbett eines jeden Zahnes, ob er nun vital oder wurzelbehandelt ist, registriert mit den zwischen Zahnwurzel und Kieferknochen vorhandenen Nervenendigungen jede kleine Belastungsveränderung auf das empfindlichste und würde bei versäumter Anpassung der Kaufläche anfänglich mit starken Schmerzen und später sogar mit Knochenabbau, Zahnlockerung und Zahnverlust reagieren.

Um diesen ruinösen Folgen vorzubeugen, gilt es also, vor der endgültigen Befestigung einer Krone die Kaufläche so lange zu korrigieren, bis man als Patient wieder ein harmonisches Kaugefühl hat. Wenn man bei der Anprobe einer Krone beispielsweise auf der rechten Seite merkt, daß man nur noch auf dieser Krone beißt und die linken oberen und unteren Zahnreihen im gleichen Moment keinen Kontakt haben, so ist die Krone eindeutig zu hoch und muß sofort korrigiert werden. Erst, wenn man spürt, daß sich beim geraden Zubeißen die Zähne rechts und links genau gleichzeitig berühren und beim Kontakt auch ein gleich großes Druckgefühl signalisieren, so kann man sich mit den Einschleifbemühungen seines Zahnarztes zufriedengeben.

Die letzte Maßnahme vor dem endgültigen Einzementieren einer Krone, aber natürlich auch jeder anderen Zahnersatzarbeit, ist die optisch-ästhetische Kontrolle durch den Patienten. Besonders wenn es um Rekonstruktionen im Frontzahnbereich geht, aber auch bei Versorgungen der Backenzähne, sollte man es sich als Patient nicht nehmen lassen, das erzielte Ergebnis einigen kritischen Blicken zu unterziehen. Sehr oft sind nämlich die optischen Merkmale eines Zahnersatzes derartig vernachlässigt, daß ein Patient das Eingliedern verweigern sollte. Nur wenn neben allen technischen und funktionellen Kriterien eine Krone auch in ihrer Form in die Zahnreihe paßt und insbesondere sich auch die Farbe nicht störend abhebt, kann von einem optimalen Zahnersatz gesprochen werden.

Schaut man nun – mit dem Wissen um die hier beschriebenen Qualitätsmerkmale – in den mit Kronen versorgten Mund der Patienten, so erlebt man einmal mehr die traurige Realität deutscher Zahnheilkunde. Eine Vielzahl von Kronen hat deshalb eine so geringe Tragezeit, weil sie auf Zähnen befestigt wurden, die in keiner Weise ausreichend vorbehandelt wurden. Viel zu selten wird vom Zahnarzt sichergestellt, ob ein Zahn wirklich in der Lage ist, einer Krone einen langfristigen Halt zu geben. Viel zu oft fehlen die nötigen Röntgenbilder, die Vitalitätsprüfungen und gegebenenfalls die gründlichen Wurzelbehandlungen. Aber auch Erkrankungen des Zahnbettes, Entzündungen im Kieferknochen und sogar starke Lockerungen der Zähne werden ignoriert.

Bei der Entfernung erneuerungsbedürftiger Kronen kann man immer wieder die abenteuerlichsten Entdeckungen machen. Nicht nur jahrelang eingemauerte Karies, die sich weiter ausgebreitet hat, auch alle Sorten unterschiedlichster alter Füllungsmaterialien oder die Reste medikamentöser Einlagen inklusive der Watte kann man unter teuren Kronen entdecken. Ein Hinweis darauf, daß mit der Überkronung seinerzeit nicht bis zur endgültigen Wurzelfüllung abgewartet wurde und aus Gründen der Schnelligkeit einfach alte Füllungen und aufgeweichte Zahnsubstanz belassen wurden.

Auch die Formgebung der Zahnstümpfe, die so wichtig ist für die Paßgenauigkeit und dauerhafte Befestigung einer Krone, läßt erschreckende Nachlässigkeiten erkennen. Viel zu selten machen sich Zahnärzte die Mühe, nach einer gründlichen Füllungs- und

Kariesbeseitigung einen Zahnstumpf mit einer Zementaufbaufüllung zu versorgen, aus der dann ein homogener, konischer Zahnstumpf herausgeschliffen werden könnte. Statt dessen sind später die Zahntechniker gezwungen, auf höchst unregelmäßigen, zerklüfteten Zahnruinen technisch aufwendige Kronen zu produzieren, und haben, anders als bei homogenen Stümpfen, ständig ihre liebe Not mit der Beurteilung ihrer Modelle und der Verarbeitung ihrer Materialien. Die Abdrücke, die aus den Praxen auf die Werkbank der Zahntechniker kommen, weisen zu allem Überfluß oft auch noch erhebliche andere Qualitätsmängel auf.

Des weiteren werden viele Zahnstümpfe erheblich zu flach und zu kurz geschliffen, was den Kronen oft nur wenige Wochen oder Monate lang einen Halt beschert. Kronen auf wurzelbehandelten Zähnen brechen oft deshalb frühzeitig heraus, weil ein Zahnarzt sich den Zeitaufwand gespart hat, einen stabilen Metallstift als Verstärkung zwischen Wurzel- und Kronenbereich des Zahnes einzusetzen. Der für die Langlebigkeit einer jeden Krone so empfindliche Bereich des Randabschlusses zum Zahnfleisch läßt weitere typische Versäumnisse erkennen. Nur selten liegt der Kronenrand so sauber und flach und gleichzeitig ringsherum unterhalb des Zahnfleischsaumes, wie er sollte. Entweder ist er erheblich zu kurz und läßt empfindliche beschliffene Zahnsubstanz frei, oder er steht so weit von der Zahnoberfläche ab, daß die zahnärztliche Sonde darunter festhakt. Viele Kronenränder, die zu lang sind, schneiden förmlich ins Zahnfleisch ein und rufen genauso eine schmerzhafte Entzündung hervor wie zu dicke Ränder, die das Zahnfleisch zur Seite quetschen. Daß solche und ähnliche Passungsprobleme zu einem beschleunigten Zahnfleisch- und Knochenschwund, zu frühzeitiger Karies und damit zu einer nur kurzen Tragezeit der Krone führen, dürfte auf der Hand liegen.

Wen wundert es jetzt noch, daß auch beim Einsetzen von Kronen geschlampt wird? Immer wieder werden Kronen, die nicht gleich lehrbuchmäßig passen, mit einem einzigen Kraftaufwand »passend gemacht«. Das saubere Einschleifen der Kontaktpunkte zu den Nachbarzähnen unterbleibt oft genauso wie die präzise Anpassung der neuen Kaufläche bis zur wirklichen Zufriedenheit des Patienten. Daß ein derartig zweifelhaftes Ergebnis einem Patienten besser auch nicht gezeigt wird, bevor es endgültig befestigt wurde, paßt leider in das Gesamtbild.

Jedem Patienten muß wiederum dringend angeraten werden, sich sowohl während der Vorbereitung der Zähne für die Überkronung als auch beim Einpassen der Krone selbst die einzelnen Aktionen seines Zahnarztes erklären und zeigen zu lassen. Dabei sollte besprochen werden, ob der vorgesehene Zahn gesund genug ist oder erfolgreich vorbehandelt werden kann, damit sich die Überkronung lohnt. Auf eine gründliche Säuberung und den stabilen Aufbau des Zahnes muß geachtet werden, wobei der Zahnarzt seinem interessierten Patienten die fertigen, sauber konisch zurechtgeformten Stümpfe durchaus im Spiegel zeigen kann. Den Abdruck über einer Ruinenlandschaft sollte kein Patient akzeptieren.

Auch die Kroneneinprobe sollte der Patient kritisch mitverfolgen. Während ein anfängliches Druckgefühl beim ersten Einsetzen einer neuen Krone völlig normal ist, muß es Mißtrauen erwecken, wenn ein Zahnarzt eine Krone nur mit erheblichem Druck in die richtige Position bringen kann, aus der er sie dann oftmals nur mit Mühe, mit instrumenteller Hilfe oder gar nicht wieder entfernen kann. Richtig ist es vielmehr, wenn sich eine Krone leicht in die Abschlußposition drücken läßt und erst in dieser Lage eine Haftung auf dem Zahnstumpf gewinnt. Beim Blick in den Spiegel kann mit Hilfe der zahnärztlichen Hinweise recht gut beurteilt werden, ob der Rand der Krone überall unterhalb des Zahnfleischsaumes gelegen ist.

Das anschließende Einschleifen der Bißverhältnisse kann allein für eine Krone gut und gerne zehn Minuten oder länger dauern. Keinesfalls sollte man sich mit einem unguten Bißgefühl aus der Praxis schicken lassen und schon gar nicht dem oft gehörten zahnärztlichen Trost vertrauen, das Störende würde sich schon »einbeißen«. Nur eine kurze Zeit der Gewöhnung an ein etwas verändertes Kontaktmuster zwischen den Zähnen wäre akzeptabel, wobei normalerweise nur wenige Stunden vergehen dürfen, bis man die neue Krone »vergessen« hat. Besonders oft werden

obere Schneidezahnkronen auf der Gaumenseite so dick hergestellt, daß ein schmerzhafter Frühkontakt zu den unteren Front-
zähnen entsteht. Auch dieses muß der Zahnarzt feststellen und so
weit korrigieren, bis beim normalen Zubeißen überhaupt kein
Schneidezahnkontakt mehr vorhanden ist.

In allen Fällen, in denen sich der Patient nicht sicher ist, ob er
das erzielte Ergebnis in Funktion, Form und Farbe so akzeptieren
kann, hat er die Möglichkeit, eine provisorische Befestigung der
Krone für zunächst einige Tage zu verlangen. In dieser Zeit ist
dann ausreichend Gelegenheit, die neue Situation zu Hause in
Ruhe zu prüfen. Bei den vielfältig existierenden technischen
Möglichkeiten muß sich heute kein Patient mehr mit funktionell
oder ästhetisch unbefriedigendem Zahnersatz zufriedengeben; er
sollte statt dessen so lange seinen Zahnarzt zur Nachbesserung
oder kompletten Neuanfertigung anhalten, bis alle funktionellen
Probleme, aber auch Form- und Farbabweichungen beseitigt
sind. Zahnärzte sind ebenfalls gut beraten, die ihnen vorgetrage-
nen Korrekturwünsche geduldig auszuführen, soweit dieses im
Rahmen der fachlichen Erfordernisse gerechtfertigt ist. Schließlich ist ein zufriedener Patient die beste Reklame, die sich ein Arzt
für seine Tätigkeit wünschen kann.

Keine Brücke ohne Tücke

Eine Brücke ist die für den Patienten vorteilhafteste Möglichkeit,
entstandene Zahnlücken wieder zu schließen. Voraussetzung
hierfür ist jedoch, daß die zu überbrückende Spanne nicht zu lang
ist und die Zähne, die sie begrenzen, alle Bedingungen erfüllen,
wie sie im vorherigen Kapitel als Voraussetzung für eine Überkronung beschrieben wurden. Ziel der Brücke ist es immer, einen
sogenannten »festsitzenden« Zahnersatz zu ermöglichen, der also
vom Patienten nicht herausgenommen werden muß und sich
daher benutzen und pflegen läßt wie die eigenen Zähne.

Üblich ist es, die Brückenglieder, welche die fehlenden Zähne
ersetzen sollen, mit Kronen zu verbinden, die auf den Nachbar-

zähnen befestigt werden. Relativ selten kommen Brücken vor, deren Verankerung mit Hilfe von Goldgußfüllungen in den Nachbarzähnen erzielt wird, was natürlich ein sehr viel schonenderes Vorgehen an diesen Zähnen bedeutet. Der Vollständigkeit halber seien auch die sogenannten Klebebrücken aus Kunststoff oder Keramik erwähnt, bei denen die rechts und links einer sehr schmalen Lücke stehenden Zähne nur sehr geringfügig verändert werden müssen. Wegen der seltenen Verwendbarkeit und geringeren Haltbarkeit sollen diese Klebebrücken hier nicht weiter betrachtet werden.

Eine Brücke besteht klassischerweise aus einem Edelmetallgerüst, das im sichtbaren Bereich in der Regel mit Keramik überzogen ist, um, wie bei den Kronen, die natürlichen Zähne in Form und Farbe zu imitieren. Mit einer solchen zahnfarbenen Verblendung liegen die Brückenglieder direkt der Kieferschleimhaut auf und täuschen so einen aus dem Zahnfleisch hervorkommenden Zahn vor. Wird im Seitenzahnbereich auf die Verblendung verzichtet, wird hier zum Zwecke der Einsparung von Edelmetall in der Regel ein sogenanntes Schwebebrückenglied hergestellt, das zwar eine Kaufläche hat, jedoch zwischen seiner Unterseite und der Kieferoberfläche einen Hohlraum von zwei bis drei Millimetern Höhe aufweist. Jeder Zahnarzt sollte auf diesen von vielen Patienten als nachteilig und störend empfundenen Umstand aufmerksam machen und Brückenglieder eher in Zahnform empfehlen, wobei auch bei dieser Gestaltung zur Erleichterung der Pflege bestimmte Regeln zu befolgen sind.

Wie lang eine Brücke sein kann, das heißt, wie viele nebeneinander fehlende Zähne sie ersetzen kann, hängt zum einen entscheidend von der Stabilität der verwendbaren Pfeilerzähne ab, die der Zahnarzt einer kritischen Würdigung zu unterziehen hat. Denn diese Pfeilerzähne haben einen Großteil des Kaudruckes mit aufzufangen, den vorher die jetzt fehlenden Zähne übernommen haben. Je mehr fehlende Zähne eine Brücke ersetzen soll, um so größer muß daher auch die Zahl der Pfeilerzähne sein. Ist jedoch eine sehr lange zahnlose Spanne zu überbrücken, so kann es zum anderen Probleme bei der Belastung des Brückengerüstes geben. Wenn sich der Metallkörper nämlich unter dem Kaudruck durchzubiegen beginnt, kommt es früher oder später zu Rissen im zahnfarbenen Verblendmaterial, das dann leicht wegbricht. Die Grenze für die Länge eines Brückengliedes liegt oft schon bei drei bis vier zusammenhängend fehlenden Zähnen.

Die Möglichkeiten für den festsitzenden Zahnersatz sind also ab einem gewissen Umfang des Zahnverlustes erschöpft. Nur wenn genügend Pfeilerzähne an der richtigen Stelle zur Verfügung stehen, diese weitgehend aufrecht stehen und, analog den Anforderungen für Kronen, frei sind von Erkrankungen sowohl des Zahnmarkes als auch des Zahnbettes, so stellt die Brückenversorgung eine dauerhafte Zahnersatzlösung dar. Neben den Problemen, die wir schon als spezifisch bei der Kronenherstellung kennengelernt haben, kommen bei der Anfertigung von Brücken noch einige besondere Schwierigkeiten für den Zahnarzt hinzu. Diese liegen in der Erfordernis, zwei oder mehrere Zähne zu einer Einheit zu verbinden und in der im Vergleich zu Einzelkronen sehr viel umfangreicheren Größe der wiederherzustellenden Kaufläche.

Besonders wenn Zähne viele Jahre lang fehlten, hat sich in der Regel in den Zahnreihen so einiges getan. Die Zähne, welche die entstandene Lücke begrenzen, kippen langsam in Richtung des freien Raumes um, und alle weiteren Zähne folgen ihnen nach. Aber auch in der Gegenzahnreihe beginnt mit der Zeit ein Durcheinander, weil der Zahn oder die Zähne gegenüber der Lücke aufgrund des fehlenden Gegendruckes aus dem Kiefer herausgeschoben und damit länger werden. Gebisse mit mehreren Lücken sehen also früher oder später wie durcheinandergewürfelt aus. Hier macht sich ein Effekt bemerkbar, der in umgekehrter Richtung im Kindesalter abläuft. Eltern sind nämlich oft besorgt, wenn die Milchzähne oder auch die bleibenden Zähne ihrer Kinder anfänglich gedreht und gekippt zum Vorschein kommen. Eine Therapie ist hier aber in der Regel nicht erforderlich, da immer erst in dem Moment, wo alle Zähne vorhanden sind, diese sich, man möchte meinen, gegenseitig »an den Händen fassen« und sich im Kiefer ausrichten. Es ist zu beobachten, wie Zähne förmlich den Kontakt zu ihren Nachbarn suchen und genauso, beim Zubeißen, zu den Zähnen des Gegenkiefers. Wenn aus dieser sich selbst stabilisierenden Kette auch nur ein Zahn verlorengeht, so gerät leicht auch der Rest in Unordnung.

Zahnlücken sollten zur Schonung des gesamten Gebisses daher nie lange unversorgt bleiben, um die gegenseitige Abstützung, aber natürlich auch eine unveränderte Kaufunktion wiederherzustellen. Der Zahnarzt muß nach gewissenhafter Auswahl und, wenn erforderlich, ausreichender Vorbehandlung der Pfeilerzähne diese in der Weise in eine konische Form schleifen, daß die fertigen Zahnstümpfe in eine Richtung zeigen. Nur so kann später eine Brücke aufgeschoben und ohne Klemmungen befestigt werden. Zum einen hängt die Langlebigkeit einer Brücke von ihrer richtigen Planung bezüglich der Länge und der Pfeilerbelastung ab. Zum anderen steht oder fällt sie mit der Präzision, in der die Kronen nach den bekannten Kriterien gelungen sind.

Die typischen Behandlungsfehler bei Brücken ergeben sich daher zunächst auch »nur« aus einer Wiederholung der Probleme, die viel zu viele deutsche Zahnärzte bei der Kronenherstellung haben und die im vorherigen Kapitel nachgelesen werden können. Schaut man sich unabhängig davon viele Brückenkonstruktionen an, so verschlägt es einem teilweise den Atem angesichts der anzutreffenden abenteuerlichen Gestaltungsvielfalt. Das Spektrum reicht von kurzen, gedrungenen und viel zu dicken Kronen und Brückengliedern, die alle gebotene Zierlichkeit vermissen lassen, bis hin zu extrem langen und oft auch noch weit geschwungenen Brücken über mehr als eine Kieferhälfte, die an filigranen begrenzenden Zahnstümpfen befestigt sind. Oftmals wird so auf Gedeih und Verderb versucht, einem Patienten den Wunsch nach festsitzendem Ersatz zu erfüllen, wo eine herausnehmbare Teilprothese die für alle Beteiligten bessere Lösung gewesen wäre. Genauso oft besteht das Bestreben, grobe Fehlstellungen von Zähnen durch einen Brückenersatz kosmetisch zu korrigieren, wo eher zunächst chirurgische oder orthopädische Maßnahmen angesagt wären.

Allergrößte Probleme haben erschreckend viele Zahnärzte mit der richtigen Gestaltung der Kaufläche. Je größer der wiederherzustellende Kauflächenabschnitt ist, um so häufiger mißlingt die Anpassung an das übrige Gebiß. Hier mangelt es oft an der zahnärztlichen Sensibilität für das Zusammenspiel innerhalb des gesamten Kauorgans. So muß die Ersatzkaufläche nicht nur mit vielen Kontaktpunkten an die Gegenzahnreihe passen, sondern die Zahnreihen müssen in diesen harmonischen Kontakt auf beiden Kieferseiten kommen. Des weiteren müssen die Strukturen des Kaureliefs mit Höckern und Tälern so ausgebildet sein, daß sich die beim Mahlen der Zähne entstehenden Gleitwinkel wie vor dem Zahnverlust anfühlen. Je umfangreicher der Zahnverlust, je schwieriger also die Rekonstruktion, um so mehr muß sich der Zahnarzt zur präzisen Wiederherstellung der Bewegungsbahnen der Registrierung der Kiefergelenksbewegungen bedienen. Was eigentlich zum Standard einer modernen Zahnheilkunde gehören sollte, wird heute vielerorts überhaupt nicht beherrscht, und sogar der dem Zahntechniker hilfreiche Wachsbiß zur Bestimmung der Lagebeziehung zwischen Ober- und Unterkiefer gelingt oft nur schief und ist daher unbrauchbar.

Eine Brücke, die mit solchen unzureichenden Arbeitsunterlagen in einem Labor angefertigt wird, kann keinesfalls passen. Wenn dann noch die mühevollen Einschleifmaßnahmen seitens des Zahnarztes nicht ausreichen oder ganz unterbleiben, so hat wieder einmal der Patient das Nachsehen. Besonders krasse Fehler der Kauflächengestaltung geschehen immer dann, wenn ein der Lücke gegenüberstehender Zahn über Jahre in die Lücke teilweise hineingewachsen ist und dadurch im Kiefer eine deutliche Kauflächenerhöhung geschaffen hat. Dringend erforderlich wäre es in diesem Fall, einen so vorwitzigen Zahn auf das Niveau der umliegenden Kaufläche zurückzuschleifen und ihn notfalls auch zu überkronen. Statt dessen wird zur »Anpassung« das Brückenglied mit einer derartig tiefen Mulde versehen, daß der lange Zahn gerade gut hineinpaßt. Bereits einem Laien müßte allerdings klar sein, daß derartige Stufen in der Kauebene, die quasi eine Verriegelung des Bisses bewirken, nur Probleme mit sich bringen können.

Bei der Kontrolle einer Brücke hat man selbst als Patient die Möglichkeit, Paßungenauigkeiten der neugestalteten Kaufläche im Zusammenspiel mit der übrigen Zahnreihe sowie mit den Kaumuskeln und Kiefergelenken genau festzustellen. Gerade die

Zahnärzte, welche die Überprüfung eines harmonischen Bisses nicht so wichtig nehmen, müssen auf eventuelle Funktionsstörungen vom Patienten eindringlich hingewiesen werden. Wie bei den Kronen gilt auch hier, daß sich eine Brückenform niemals »einbeißt«, sondern immer vom Zahnarzt eingestellt werden muß. Jeder Patient sollte erst dann die Praxis verlassen und auch erst dann den teuren Ersatz bezahlen, wenn er bezüglich der Funktion, der Form und der Farbe zufriedengestellt wurde.

Abschließend soll hier ein relativ neues Gebiet der Zahnheilkunde nicht verschwiegen werden, das es nämlich in manchen Fällen ermöglicht, einen fehlenden Zahn nicht durch eine Brücke, sondern, unter absoluter Schonung der Nachbarzähne, durch eine künstliche Wurzel zu ersetzen. Anstelle der Zahnwurzel wird hierbei ein sogenanntes Implantat in den Kiefer gesetzt, das dort unter günstigen Umständen vom Knochen umschlossen wird und fest einheilt. Auf diesen aus Titan oder ähnlichen gewebeverträglichen Metallen bestehenden Ersatzwurzeln kann dann ein Brückenglied direkt verschraubt werden. Diese auf den ersten Blick revolutionäre Technik hat jedoch ihre erheblichen Tücken, die besonders in der Dauerhaftigkeit einer solchen Versorgung zu suchen sind. Wirkliche Langzeiterfolge mit Implantaten über zehn Jahre oder mehr gibt es nämlich extrem selten. Zu groß ist oft der Druck auf die metallische Wurzel, weshalb sich der sie umgebende Knochen oft schon nach wenigen Jahren wieder auflöst.

Die klassische Anwendung eines Implantats ist der Ersatz eines einzelnen fehlenden Frontzahnes bei einem jüngeren Menschen, wobei die Verbindung des Implantataufbaus mit den gesunden Nachbarzähnen weitere Haltbarkeitsvorteile schafft. Atemberaubende Versorgungen über längere Spannen in Kombination mit natürlichen Zahnstümpfen sind jedoch sehr mit Vorsicht zu genießen und nur in der Hand eines Könners empfehlenswert. Sofern nämlich brauchbare Pfeilerzähne zur Verfügung stehen, die entweder schon überkront sind oder aus anderen Gründen überkront werden müssen, so sollte genau überlegt werden, ob man auf zusätzliche Implantate, die viel mehr als eigene Wurzeln einen Unsicherheitsfaktor darstellen, nicht lieber verzichtet. Immer wieder werden Implantate in solch überflüssigen Fällen angeboten und dienen so wiederum eher dem Wohl des Zahnarztes als dem des Patienten. Immerhin ist das Einbringen eines einzelnen Wurzelimplantats heute meist für unter 1000 DM zu haben und wird teilweise sogar von den gesetzlichen Krankenkassen bezahlt.

Der Erfahrungsschatz in der Implantologie, der, wie wir sehen werden, nicht nur auf die Brückenversorgung beschränkt ist, ist noch nicht sehr groß; zudem lassen jüngere Entwicklungen auf zukünftig längere Tragezeiten hoffen. Abschließendes kann hier also noch lange nicht berichtet werden.

Prothesen mit Funktion und Ästhetik

Ist die Grenze für festsitzenden Zahnersatz in Form von Brücken überschritten, ist durch eigene Versäumnisse oder zahnärztliche Fehlbehandlungen die Mehrzahl der 16 Zähne verlorengegangen, mit denen normalerweise jeder Kiefer bestückt ist, so hält die Zahnheilkunde eine Vielzahl von Methoden bereit, die Lücken mit herausnehmbaren Prothesen zu schließen. Aber auch bereits in solchen Fällen, in denen ein zahnloser Kieferabschnitt nicht mehr auf beiden Seiten von brauchbaren Pfeilerzähnen begrenzt ist, wenn also eine Zahnreihe nach hinten verkürzt ist, weil die drei großen Backenzähne gezogen werden mußten, läßt sich der Zahnbestand nur noch mit einer Prothese rekonstruieren. Während bei der Versorgung restbezahnter Gebisse von Teilprothesen gesprochen wird, kommen in völlig zahnlosen Kiefern Vollprothesen zum Einsatz.

Wer schon festsitzenden Ersatz getragen hat und nun durch den Verlust weiterer Zähne vor der Konsequenz einer Teilprothese steht, für den wird der Unterschied ähnlich spürbar sein wie für denjenigen, der bei der Entfernung des allerletzten Zahnes den plötzlichen Schritt zur losen Vollprothese machen muß. In beiden Situationen sollten ausgiebige gemeinsame Überlegungen von Zahnarzt und Patient angestellt werden, um die bestmögliche

Lösung für die individuelle Situation des Patienten zu finden. Wünschenswert wäre in diesem Zusammenhang, wenn viele Praxen existierten, die ihren Patienten auch eine Reihe verschiedener Konzepte anbieten. Leider findet man jedoch viel zu oft, daß nur die einfachsten Verfahren für Teilprothesen Anwendung finden und die modernen Versorgungstechniken oft überhaupt nicht beherrscht werden.

Eines der entscheidenden Qualitätsmerkmale einer Teilprothese besteht in der Art und Weise, wie diese an den noch vorhandenen eigenen Zähnen befestigt wird. Hieraus ergibt sich direkt ihr Wert und ihre Akzeptanz durch den Patienten. Je fester die Prothese nämlich trotz ihres herausnehmbaren Charakters im Mund sitzt und je weniger Kanten und Stufen sie aufweist, um so eher wird sie auch wirklich getragen, um die Kaufunktion, die Gesichtsdimensionen und alle ästhetischen Erfordernisse wiederherzustellen. Die einfachste und gleichzeitig auch billigste Form ist eine Prothese, die mit Metallklammern an den eigenen Zähnen befestigt wird. Obwohl diese Klammerprothesen immer noch die Regelversorgung der gesetzlichen Krankenkassen darstellen, weisen sie auch bei technisch optimaler Herstellung erhebliche Qualitätsmängel auf, was nicht nur für den ästhetischen Bereich gilt, wenn in den sichtbaren Klammerarmen das Sauerkraut hängenbleibt.

Bei anfänglich festem Sitz einer mit Klammern getragenen Prothese werden durch das tägliche Herausnehmen und Wiedereinsetzen die Klammern sehr bald aufgebogen und die Prothese damit locker. Im lockeren Zustand wiederum bewegt sich eine Prothese zwischen den Zähnen hin und her und belastet diese in einer Weise, daß die Klammerzähne relativ bald auch gelockert sind. Die Natur hat Zähne hauptsächlich für eine in den Kiefer hineingehende Belastung konstruiert, wogegen alle dauerhaften waagerechten Schübe immer mit vorzeitigem Zahnverlust enden. Zusätzlich sind Patienten natürlich auch vom schaukelnden Sitz ihres Ersatzes niemals angetan, weshalb die Prothesen oft früher oder später ganz herausgelassen werden. Man kann es daher keinem Zahnarzt verübeln, wenn er diese Billigprothesen überwiegend ablehnt und nur noch im äußersten Falle anbietet, wenn mangelnde Mundhygiene oder geringe Finanzkraft eines Patienten wirklich nichts anderes zulassen.

Als kurios mag es in diesem Lichte erscheinen, daß in sehr vielen deutschen Zahnarztpraxen die Kenntnisse über Teilersatz und daß die beherrschten Techniken bereits mit den Klammerprothesen ein Ende haben. Viele teilbezahnte Patienten sind geradezu überrascht, wenn sie bei einem Praxiswechsel erfahren, daß ihnen, obwohl sie eine optimale und auch vermehrt zuzahlungspflichtige Arbeit verlangt hatten, nur ein sehr billiger und eher nachteiliger Zahnersatz angefertigt und auch nie etwas anderes zur Wahl gestellt wurde. Bei einem hochwertigen herausnehmbaren Zahnersatz werden tatsächlich niemals Klammern, sondern andere Halteelemente verwendet, um die Prothese an den Zähnen zu befestigen. Hierzu müssen die Haltezähne grundsätzlich überkront werden, wobei die Haltevorrichtungen entweder an den Kronen befestigt sind oder die Krone insgesamt als Teil einer Doppelkrone die Haltefunktion übernimmt. Bei dieser Verbindung von herausnehmbarem Ersatz mit festsitzenden Kronen spricht man dann vom »kombinierten Ersatz«, der die beste Teilversorgung eines Kiefers überhaupt darstellt, da er der Prothese einen sehr dauerhaft festen Sitz vermittelt und die Halteelemente völlig unsichtbar bleiben.

Eine derartig durchgehende Zahnreihe ist wegen der Kronen und der technisch aufwendigeren Herstellung immer teurer als eine Klammerprothese, ist aber bei optimaler Herstellung mit Sicherheit ihr Geld wert. Zum einen fehlen wegen des festen Sitzes die gefährlichen waagerechten Schübe auf die Haltezähne fast völlig, und zum anderen sind funktionelle, hygienische und ästhetische Ansprüche sehr viel besser erfüllbar. Da, wo Zähne im Zusammenhang mit einer Prothese zunächst überkront werden, aber dann die Prothese wiederum nur mit Klammern hergestellt wird, muß erneut auf die mangelnden Kenntnisse und Fertigkeiten des Zahnarztes geschlossen werden, zumal die Mehrkosten für bessere Halteelemente nicht mehr sehr erheblich sind.

Neben den sogenannten Geschieben, die in unterschiedlichsten Formen hochwertige Teilprothesen unsichtbar an Kronen befestigen, ist eine andere sehr schöne Möglichkeit des kombinierten

Ersatzes die schon erwähnte Doppelkronentechnik. Bei diesen sogenannten Konuskronenprothesen werden einzelne Restzähne, sofern sie gesund und belastbar genug sind, zunächst mit konisch geformten Goldkappen versehen. Die eigentliche Prothese hat nun an den Stellen, wo auf dem Kiefer die Goldstümpfe stehen, die dazu passenden eingearbeiteten zahnfarbenen Außenkronen, die beim Einsetzen des herausnehmbaren Teils präzise über die Innenkronen passen und an diesen so fest haften, daß das Herausnehmen manchmal sogar schwerfällt. Dieser Prothesentyp, der dem Behandler viel Geschick und Routine abfordert, ist auch dann oft segensreich, wenn nur noch ein einziger Zahn im Kiefer steht.

Das Kaugefühl, das man ohne einen einzigen eigenen Zahn mit Hilfe von Vollprothesen hat, möchte man all denen kurzzeitig gönnen, die sich vor lauter Zahnproblemen oder Zahnarztfrust am liebsten alle Zähne ziehen lassen würden. Solange ein Zahnersatz noch an eigenen Zähnen befestigt und über diese abgestützt werden kann, hat er unvorstellbare Vorteile gegenüber Prothesen, die frei auf der Kieferschleimhaut liegen. Während eine Vollprothese im Oberkiefer zumeist wenige Probleme macht, weil sie über eine große Auflagefläche am Gaumengewölbe verfügt und sich daher gut ansaugt, so ist der Halt einer unteren Vollprothese praktisch immer schlecht. Gerade ältere Menschen haben bei nachlassender Feinmotorik kaum noch die Möglichkeit, mit einer so lockeren Prothese zu jonglieren, die ständig von den Muskeln der Zunge, der Wange und des Mundbodens herumgeworfen wird. Erschwert wird die ganze Situation noch durch den fortschreitenden Knochenschwund der zahnlosen Kiefer, der einerseits aus dem Zahnverlust, aber andererseits auch aus der fortwährenden direkten Druckbelastung durch die Prothesen resultiert.

Gerade auf diesem Gebiet der Totalprothetik begegnen uns wieder die Möglichkeiten der Implantattechnik. Mit verschiedenen Implantatformen ist man heute in der Lage, mehrere künstliche Pfeiler in einem Kiefer zu befestigen. Diese Implantate geben dabei nicht nur der Prothese einen erfreulich guten Halt, sie tragen durch die Ableitung eines Großteils des Kaudruckes in den

Kieferknochen und die Entlastung der Schleimhaut dazu bei, daß der Knochenabbau verlangsamt wird. Wenn es nicht aufgrund unterschiedlicher Stoffwechselproblematiken des älteren Menschen bereits am Anfang zu Abstoßungsreaktionen kommt, so kann die Lebensdauer eines solchen Implantats deshalb möglicherweise länger als beim jungen Menschen sein, weil die Kaukräfte im Alter und damit die Druckbelastungen auf die Implantate geringer sind.

Die typischen Behandlungsfehler im Bereich der Prothesen sind wiederum enorm vielfältig, zum Teil allerdings auch schon von der Besprechung der Kronen und Brücken her bekannt. Neben den Passungsproblemen der Kronen bei den kombinierten Teilersatzarbeiten, die mit oft zu kurzen oder abstehenden Rändern auf schlecht geeigneten oder ungenügend vorbereiteten Zahnstümpfen sitzen, besteht für viele Zahnärzte bei allen Prothesen das Problem der richtigen Rekonstruktion der Bißhöhe und der Kaufläche. Gerade wenn schon sehr viele Zähne verloren gingen und sich die Bißverhältnisse bei einem Patienten, auch bedingt durch Umbildungen des gesamten knöchernen Kiefers, weitgehend verschoben haben, so stellt dieses viele Zahnmediziner vor oft unlösbare Aufgaben. Häufig ist zu beobachten, daß ältere Menschen tiefe Falten und sogar Entzündungen in den Mundwinkeln haben, weil die vertikalen Kieferverhältnisse durch Verlust der Zähne und Schwund des Kieferknochens bezüglich ihrer Höhe gestört sind. Anstatt diesen Gewebsverlust mit Hilfe ausreichend hoher Prothesen nach vernünftiger Kontrolle der Kiefergelenksbewegungen wenigstens teilweise wieder auszugleichen und einen guten Kontakt zwischen Ober- und Unterkiefer herzustellen, belassen viele Zahnärzte, um nur nichts verkehrt zu machen, die Situation einfach, die sich durch baldige Abnutzung der Kunststoffzähne der Prothesen dann noch weiter verschlimmert. Aber auch das Gegenteil passiert häufig: Wenn die Zähne zu lang aufgestellt werden und der Patient mit den Zahnreihen bereits aufeinanderstößt, obgleich der Unterkiefer noch nicht in der Ruhelage ist, beginnen Prothesenträger das für alle deutlich hörbare berühmte Zähneklappern.

Aufgrund der geringen technischen Anforderungen stellen

Klammerprothesen die Zahnärzte nur vor geringe Probleme, zumal die Klammern selbst meist nicht auf Anweisung eines Zahnarztes, sondern in eigener Regie eines Zahntechnikers im Labor konstruiert werden. Patienten, die mit solchen Klammern im Grunde immer Probleme haben, können allerdings auch mit den hochwertigeren Geschieben oder Konuskronen ihre liebe Not leiden. Da die Passungstoleranzen bei diesen Halteelementen nur gering sind, können leichte Stellungsfehler die Festigkeit der Verbindung entweder zu stark erhöhen oder völlig zunichte machen. Ein Patient darf bei derartigen Problemen die Prothese nicht widerspruchslos akzeptieren, sondern muß seinen Zahnarzt konsequent zur Abhilfe auffordern. So vorteilhaft die kombiniert hergestellten Prothesen auch sind, so leicht kann es anfänglich zu Problemen kommen, die auch bei gewissenhafter Berücksichtigung der technischen Erfordernisse möglich sind. Der Zahnarzt jedoch, der hier keine wirksame Abhilfe weiß, riskiert, daß sein Patient seine Prothese erst gar nicht einsetzt, was meist schon nach einigen Tagen oder spätestens Wochen zur Folge hat, daß sie überhaupt nicht mehr paßt und mit der Arbeit von vorn begonnen werden muß.

In vielen Fällen entfernen Zahnärzte in Unkenntnis der technischen Möglichkeiten Zähne, die, nötigenfalls mit einer gründlichen, fachmännischen Vorbehandlung, als Pfeilerzähne durchaus geeignet gewesen wären und erhalten hätten werden sollen. Gerade wenn als Konsequenz der Zahnentfernung eine Vollprothese droht, sollte dieser entscheidende Schritt genauestens mit dem Zahnarzt besprochen werden. Wenn dieser den Grund für die Zahnentfernung, wie zum Beispiel eine starke Lockerung, eine tiefe Zerstörung bis zum Knochenrand oder eine Entzündung im Kieferknochen, nicht schlüssig erläutern kann, sollte jeder Patient zur Sicherheit bei einem anderen Zahnarzt eine weitere Meinung einholen.

Je mehr Zähne ersetzt werden müssen, um so größer werden auch die Probleme bezüglich der ästhetischen Wirkung des Ersatzes im Vergleich zu der früheren natürlichen Situation. Der Grund für Abweichungen ist zunächst jedoch mehr in der Arbeit des Zahntechnikers zu suchen und liegt besonders in der Tatsache, daß das zahntechnische Labor als Arbeitsunterlagen in der Regel nur die Kieferabdrücke erhält, jedoch kaum eine Vorstellung von der Form des Gesichtes, der Größe des Mundes und der Lage und Bewegung der Lippen hat. Zwar kann man die Prothesenzähne, die in jeder nur erdenklichen Form und Farbe erhältlich sind, sehr individuell, ähnlich den ehemals eigenen Zähnen und möglicherweise unter Zuhilfenahme eines älteren Photos, aussuchen, die ästhetische Wirkung wird aber auch nennenswert durch die Stellung dieser Zähne bestimmt. Oftmals begnügt man sich im Labor in Unkenntnis der früheren Situation damit, Einheitszahnreihen aufzustellen, wobei zum Beispiel auf frühere Zahnzwischenräume oder ähnliche Besonderheiten keine Rücksicht genommen wird, da spezielle zahnärztliche Anweisungen fehlen und der Patient nicht nach seinen Wünschen gefragt wird.

Wenn auch der Zahnarzt nicht in der Lage oder willens ist, persönliche Gestaltungswünsche an der Prothese umzusetzen, dann werden die Patienten immer wieder mit Prothesen überrascht, die neben einem sehr gewöhnungsbedürftigen Tragegefühl auch noch optische Mängel aufweisen. Prothesen, die den Frontzahnbereich zu ersetzen haben, müssen daher vor der endgültigen Eingliederung immer erst anprobiert werden. Die Zähne, auf die es optisch ankommt, sind dann in der Regel in weichem Wachs aufgestellt und können so lange im Mund verschoben werden, bis Patient und Zahnarzt zufrieden sind. Jeder Patient kann und sollte eine Prothese ablehnen, die ohne sein Zutun und ohne Korrekturmöglichkeit seinerseits zustande gekommen ist.

Auch die Passung und Haftung von Vollprothesen kann durch die richtige Formgebung der dem Kiefer aufliegenden Kunststofffläche optimal gestaltet werden. Häufig vorkommende Hohlräume sind dabei genauso störend wie zu ausladende oder zu zierliche Prothesenränder. Eine Prothese muß dann als gut bezeichnet werden, wenn sie am Oberkiefer haftet und sich nicht ohne weiteres abziehen läßt und wenn im Unterkiefer die auf die Ränder einwirkenden Kräfte der mimischen Muskulatur und des Mundbodens keine nennenswerte Verschiebung zur Folge haben. Nach zwei bis drei Jahren kann der erfolgte Gewebsschwund durch eine einfache Unterfütterung der Prothese ausgeglichen werden.

Gewiß bedürfen gerade Vollprothesen einer manchmal längeren Eingewöhnungszeit durch den Patienten. Neben der Beseitigung sämtlicher anfänglicher Druckstellen, die völlig normal sind, muß das Kauen und teilweise auch das Sprechen mit neuen Prothesen ganz neu eingeübt werden. Jeder Patient darf und sollte in dieser ersten Zeit seinen Zahnarzt jedoch so lange in Anspruch nehmen, bis alle Probleme der Anpassung behoben sind, und nicht voreilig die Flinte ins Korn werfen. Auch Zahnärzte sollten schließlich ein Interesse daran haben, daß der von ihnen produzierte Zahnersatz gut vertragen und gerne getragen wird.

5. KAPITEL

Patient und Zahnarzt –
Eine Partnerschaft wächst neu

Realisierte Qualitätssicherung –
Gibt es ein Umdenken?

Kann es wirklich noch jemand ernsthaft leugnen? Um die Qualität der zahnärztlichen Behandlung in Deutschland ist es in weiten Bereichen schlecht bestellt. Wir haben eine Fülle von Gründen kennengelernt, die nur allzu deutlich machen, wie gerechtfertigt das Mißtrauen vieler Patienten und der Öffentlichkeit insgesamt ist. Viel zu viele Zahnarztpraxen sind heute zu »Abfertigungspraxen« verkommen, in denen unter Zeitdruck schlecht und unvollständig behandelt wird und ein Patient ein Wirtschaftsfaktor, aber kein Mensch mehr ist. Viele verantwortungslose Zahnärzte haben die Segnungen des »Selbstbedienungsladens Gesundheitswesen« erkannt und vor lauter Gier nach einem möglichst großen Teil des Kuchens ihre angestammten beruflichen Pflichten weit in den Hintergrund gedrängt.

Bei genauen Analysen kommt daher zutage, daß etwa jede zweite Zahnersatzarbeit komplett erneuerungsbedürftig ist, obwohl die Krone, Brücke oder Prothese noch nicht einmal ein Jahr alt ist. Lediglich ein Viertel des von Zahnärzten produzierten Zahnersatzes ist akzeptabel. Verheerende Mängel sind oft auch da festzustellen, wo Patienten selbst zunächst keine Probleme verspüren und ihren Zahnärzten deshalb anfänglich sogar gute Noten geben. Wenn sie dann etwas später aus allen Wolken fallen, weil die Folgen zahnärztlichen Pfuschs zum Vorschein kommen, ist es für eine genaue Beweisführung meistens schon zu spät, und der Patient bleibt beim Zahnarzt wie auch vor Gericht erfolglos. Andere Mängel, welche die Patienten wahrnehmen, werden von den Zahnärzten nicht beseitigt, sondern entweder ignoriert oder einfach wegdiskutiert, was sogar zur Folge hat, daß viele Patienten sich letztlich selbst die Schuld geben und zum Teil über Jahre viele Unannehmlichkeiten auf sich nehmen, um mit den Mängeln leben zu können.

Da, wo eine zahnärztliche Arbeit fehlerhaft ist, liegt in der Regel nicht nur ein Fehler, sondern gleich eine ganze Fehlerhäufung vor. Hieraus muß geschlossen werden, daß die Fehler nicht

Ergebnis einer verzeihlichen Flüchtigkeit, sondern eines insgesamt schlampigen Arbeitens sind. In der bereits erwähnten Studie der Universität Münster wird daher gnadenlos konstatiert, daß angesichts der miserablen Ergebnisqualität es vielen Zahnärzten offenbar sowohl am Wissen als auch am Wollen mangelt. Sonnenklar ist nämlich des weiteren, daß ein fehlerloses Arbeiten bis auf einen geringfügigen zeitlichen Mehraufwand keine Zusatzkosten verursacht.

Allein die Zahnärzte, die sich eigentlich am allerwenigsten darüber wundern sollten, daß ihnen von überall her der Wind ins Gesicht bläst, wollen das alles noch nicht so recht wahrhaben. Sie begnügen sich statt dessen mit zweifelhaften Statistiken, die vordergründig etwas über die Zufriedenheit ihrer Patienten aussagen. Vielen der Mediziner mag beim täglichen Arbeitsstreß auch überhaupt nicht bewußt werden, daß sie nicht, wie sie glauben, die Opfer besonders problematischer Patienten oder der Widrigkeiten einer verfehlten Gesundheitspolitik sind, sondern daß sie in Wirklichkeit nur einen Kampf gegen ihre eigene Inkompetenz führen. Bei vielen mag das Unrechtsbewußtsein so weit verkümmert sein, daß sie sich ihrer krassen Verfehlungen offenbar überhaupt nicht bewußt werden.

Die für einen Heilerfolg so notwendige Partnerschaft zwischen Patienten und ihren Zahnärzten ist durch die beschriebenen Umstände in eine Schieflage geraten, die ein wirklich vertrauensvolles Miteinander der Partner vielfach unmöglich machen. In dieser Situation, in der von der Öffentlichkeit wie auch von der Gesundheitspolitik und den Krankenkassen so offenkundige Mängel in der zahnärztlichen Arbeit ausgemacht werden, den Zahnärzten aber nichts anderes einfällt, als ihre Unschuld und Sauberkeit zu beteuern, da ist eine Partnerschaft in eine Sackgasse geraten, aus der sie dringend herausgeführt werden muß.

Die Gesundheitspolitik der Bundesregierung hat manche Probleme bereits vor mehreren Jahren erkannt und versucht seither krampfhaft, auf die Entwicklung der Kosten einerseits und die entdeckten Qualitätsmißstände in deutschen Zahnarztpraxen andererseits Einfluß zu nehmen. Die Beziehung zwischen diesen beiden gesetzgeberischen Stoßrichtungen, die von der Politik und von den Krankenkassen ganz klar und, wie wir gesehen haben, auch richtig erkannt wurde, wird bis heute von vielen zahnärztlichen Standespolitikern abgestritten. Bislang wird dort durch immer neue Winkelzüge und Spitzfindigkeiten lediglich versucht, eine wirkliche Qualitätskontrolle bereits im Vorfeld abzubiegen, um dadurch hauptsächlich etwas für die Rettung zahnärztlicher Besitzstände zu tun. Ignoriert wird dabei immer noch, daß Zahnärzten gesetzgeberische Einschnitte ungeahnten Ausmaßes drohen. Weitere drastische Honorarbeschneidungen werden, kombiniert mit berufsfremder Kontrolle des Arbeits- und Abrechnungsverhaltens sowie Eingriffen in den Status der Freiberuflichkeit, die Existenz des Berufsstandes auf den Kopf stellen. Erste Ansätze für die Schaffung einer Staatsmedizin sind unverkennbar vorhanden und werden weiter Kontur annehmen, wenn nicht auch Zahnärzte umdenken.

Den Zahnärzten kommt es jedoch so vor, als ob auf sie wie mit Kanonen auf Spatzen geschossen würde; anstatt sich in den ureigensten Belangen endlich zu profilieren, starren sie wie hypnotisierte Kaninchen auf die Schlange. Wen wundert es dann, daß in einer solch mißlichen Lage die Sinne für das Notwendigste nicht geschärft sind: Denn wenn sich Zahnärzte nicht umgehend, umfassend und glaubwürdig um die Kontrolle und die Sicherung der Qualität ihrer Behandlung kümmern, dann werden Politiker oder andere fachfremde Instanzen diese überfällige Aufgabe für sie übernehmen. Aus lauter Angst um ihr berufliches Monopol droht dieses den Zahnärzten nun also erst recht aus den Händen zu gleiten.

Wie aber könnte eine Qualitätssicherung praktisch durchgeführt werden? Möglicherweise genügt schon eine Qualitätskontrolle, sofern diese unter Berücksichtigung allseits anerkannter Kriterien durchgeführt wird. Daß es den Zahnärzten nicht allzu schwer fallen dürfte, sich auf solche allgemein verbindlichen Richtlinien zu einigen, dafür ist das vorliegende Buch gewiß nicht der erste Hinweis, denn erfreulicherweise gehen die Lehrmeinungen zu den wichtigsten Regeln der Kunst nicht wesentlich auseinander. Entscheidend ist dabei nur, daß die wesentlichen Kriterien durch die Zahnärzte selbst aufgestellt werden und kein Diktat von

Gesundheitspolitikern oder Krankenkassen werden. Damit die völlig unakzeptable Einmischung durch berufsfremde Instanzen nicht passiert, müssen solche Qualitätsrichtlinien sehr schnell geschaffen und umgesetzt werden und gleichzeitig so präzise und streng abgefaßt sein, daß fachfremden Interessengruppen in keinem Fall ein Grund gegeben wird, diese als unzureichend abzulehnen.

Das bloße theoretische Vermitteln dieser präzisierten Qualitätsrichtlinien in Fortbildungsveranstaltungen für Zahnärzte ist mit Sicherheit völlig zwecklos. So sehr die Fortbildung auch eine Berufspflicht ist, so wenig kann man sie zum persönlichen Zwang machen; und selbst wenn eine zwangsweise Fortbildung veranstaltet würde, so ist der individuelle Lernerfolg und die Umsetzung in den Praxisalltag noch genauso unsicher wie vorher. Die sicher wirksamste Maßnahme zur Kontrolle und damit zur Sicherung von Behandlungsqualität wäre die Inspektion vor Ort in den von ihren Inhabern immer noch auf das strengste gehüteten Praxen. Dieses wirft allerdings so immense organisatorische und rechtliche Probleme auf, daß auch dieser Weg verbaut scheint.

»Freiwillige Selbstkontrolle« bei Zahnärzten

Da die einzige Berufsgruppe, die Zahnärzte in ihrer Berufsausübung kontrollieren und beurteilen kann und darf, wiederum nur Zahnärzte sein können, bietet sich als ernsthafte Maßnahme die Schaffung einer wirksamen zahnärztlichen »Freiwilligen Selbstkontrolle« an. Für deren Realisierung bieten sich als Kontrollinstanz zunächst die beiden zahnärztlichen Körperschaften an. Wie schon erläutert wurde, sind bei den Zahnärztekammern und den Kassenzahnärztlichen Vereinigungen in allen Bundesländern sogar Ausschüsse mit ähnlichen Aufgaben betraut und darüber hinaus auch berufsrechtliche Kompetenzen versammelt, die jedoch in ihrer bisherigen Funktionsweise die eigentlichen heißen Eisen noch nicht wirklich angepackt haben. Mit den vorhandenen und mit einigen neu zu schaffenden Strukturen innerhalb der Berufsorganisationen wäre allerdings den Zahnärzten im Lande weit besser auf die Finger zu schauen und wären die vielen schwarzen Schafe sehr viel eindeutiger auszumachen.

Zu denken ist in diesem Zusammenhang an einen größeren Aufwand bei der Analyse der über die Zahnärztehäuser abgerechneten Zahnarzthonorare. Ähnlich der im ersten Kapitel beschriebenen Vorgehensweise der Betriebskrankenkassen sollten Zahnärzte die Kontrolle über Behandlungsauffälligkeiten nicht aus der Hand geben und sich zukünftig durch eigene Untersuchungen den vielfältigen Behandlungsfehlern und sonstigen Unregelmäßigkeiten widmen, bevor sie ihnen wieder einmal von fachfremder Seite vorgehalten werden. Während die bereits vorhandenen Prüfungsausschüsse lediglich einige Krankenscheindaten kontrollieren und auch kaum fachliche, sondern im wesentlichen die wirtschaftlichen Gesichtspunkte in den Vordergrund stellen, sollten nun auch alle abgerechneten Zahnersatzarbeiten mit Unterstützung der Datenverarbeitung einer strengen fachlichen und wirtschaftlichen Kontrolle unterzogen werden. Besonderes Augenmerk muß dabei auf die gehäuften Wiederholungen immer gleicher Behandlungsleistungen gelegt werden und aus den Daten durch den feststellbaren Praxiswechsel eines Patienten nach Fehlleistungen der einen oder der anderen Praxis geforscht werden.

»Rückrufaktion« für Patienten

Anders als im bisherigen Prüfungswesen, sollte konsequent bei allen Verdachtsmomenten den Patienten eine fachliche Kontrolle und Beratung im Zahnärztehaus angeboten werden, die diesen mit Sicherheit große Vorteile bringen dürfte, besonders wenn sie insgeheim bezüglich ihres Behandlungserfolges sowieso skeptisch sind. Bei diesen Kontrollen, die ein Patient natürlich auch ablehnen kann, müssen des weiteren konkrete Daten über Fehlbehandlungen gesammelt werden, die, wenn sich nach der Auswertung bedenkliche Häufungen zeigen, später dem betroffenen Zahnarzt konsequent vorgehalten werden müssen. Zu viele Hintertürchen gibt es bislang immer noch für viele Scharlatane, denn bloße

Verdachtsmomente sind, gerade mangels klarer Befunde im Mund ihrer schlecht behandelten Patienten, leicht zu entkräften.

Daß sich in begründeten Fällen für ein erkanntes schwarzes Schaf auch disziplinarische Maßnahmen in weit häufigerem Maße anschließen sollten als bislang, müßte genauso selbstverständlich sein, zumal Strafen wie das zeitweilige Ruhen der Kassenzulassung oder der Approbation deutlicher als alles andere die Entschlossenheit des ganzen Berufsstandes bekunden. Pressemitteilungen entsprechenden Inhalts sollten im gleichen Maße an die Öffentlichkeit gelangen und für jedermann nachvollziehbar dokumentieren, daß die Zahnärzte mit den Aufräumarbeiten in den eigenen Reihen ernst machen. Wenn den Patienten bei wiederholt auftretenden krassen Fehlern ihres Behandlers der Wechsel in eine andere Praxis nahegelegt wird, so hat dieses ebenfalls auf Dauer eine sicher nicht unerhebliche Auswirkung auf den betroffenen Behandler.

Zur Erreichung einer wirksamen Qualitätskontrolle, die sich gleichermaßen auf den gesamten privatzahnärztlichen Sektor erstrecken muß, wäre es nicht nur wünschenswert, sondern sogar dringend erforderlich, daß sich die zahnärztlichen Körperschaften für die neutrale Beratung betrogener, unsicherer oder einfach nur neugieriger Patienten öffneten. Hierzu müßten in den Zahnärztehäusern selbst, aber auch in vielen Praxen niedergelassener Zahnärzte Anlaufstellen eingerichtet werden, die beliebige Patienten ähnlich wie im Gutachterwesen beraten. Die niedergelassenen Zahnärzte müßten hierbei nach ähnlichen Kriterien wie die Gutachter ausgesucht werden, jedoch nicht wie diese einer Krankenkasse, sondern ausschließlich der Zahnärzteschaft selbst und ihren Richtlinien verpflichtet sein und damit die Mängel sowohl der Behandlungsqualität als auch der Abrechnung ins Visier nehmen. Auch die Beratungsstellen in den Zahnärztekammern könnten mit niedergelassenen Zahnärzten betrieben werden, sofern sichergestellt ist, daß diese streng nach den verbindlichen Qualitätsrichtlinien urteilen und außerdem ihr Amt immer nur für eine begrenzte Zeit ausüben. Die von diesen Zahnärzten gesammelten Daten über Behandlungsfehler und ihre Verursacher müssen dann natürlich ausgewertet werden und bei Auffälligkeiten eine durchgreifende berufsrechtliche Relevanz erhalten, damit die Qualitätssicherung möglichst lückenlos und effektiv gewährleistet ist.

Werbung für den Beratungsservice

Es ist selbstverständlich, daß auch diese Maßnahme überaus medienwirksam begleitet werden muß, damit einer breiten Öffentlichkeit nicht nur die neuen zahnärztlichen Angebote publik und schmackhaft gemacht werden, sondern auch deutlich wird, wie ernsthaft es die Zahnärzteschaft mit ihrer Selbstkontrolle und Selbstkritik meint. Eine Akzeptanz durch die Medien ist mit Sicherheit zu erreichen, wenn erkennbar wird, daß Zahnärzte mit neuer, selbstkritischer Motivation auftreten und ihren Patienten ein echtes Serviceangebot unterbreiten, dessen Nutzen für jedermann weit höher liegt als die Kosten, die in weit überwiegendem Maße ohnehin durch die Zahnärzteschaft selbst getragen werden müßten. Positive Werbung für ihren Berufsstand, die kaum besser zu starten ist als mit der Kombination von Entschlossenheit und Service, haben die Zahnärzte bitter nötig.

Die Kosten für die Selbstkontrolle und den neuen, zusätzlichen Beratungsdienst am Patienten würden gewiß nicht unerheblich sein. Tatsächlich müßten sich alle berufstätigen Zahnärzte auf dem Wege erhöhter Verwaltungskostenbeiträge für die beiden Körperschaften an der Umsetzung dieser Aufgaben gleichmäßig beteiligen. Während sich der Beratungsdienst für die Patienten im kostenmäßigen Rahmen normaler zahnärztlicher Beratungen bewegen oder sogar gratis sein sollte, muß der finanzielle Anreiz für die kontrollierenden Zahnärzte eher groß sein, damit sich möglichst viele für diese Aufgabe bereit finden, die ja in der Regel neben der Praxistätigkeit stattfinden muß. Hinzu kommen spezielle Einweisungen für diese Zahnärzte, vergleichbar mit denen für Gutachter, was ein weiteres Zeitopfer bedeutet. Die Notwendigkeit einer zeitlichen Begrenzung dieser Tätigkeit für den einzelnen Zahnarzt ergibt sich aus den möglichen Gefahren einer

Wettbewerbsverzerrung und der denkbaren Bevorzugung oder Benachteiligung einzelner kontrollierter Zahnärzte.

Eine letzte Hoffnung

Viel zu viele Zahnärzte stehen heute noch nicht da, wo sie eigentlich hingehören: nämlich auf der Seite ihrer Patienten. Konsequente Maßnahmen zur Sicherung von Qualität, und zwar in allen Facetten, die wir kennengelernt haben, können mit großer Wahrscheinlichkeit einen bedeutenden Teil der in der Öffentlichkeit verlorengegangenen zahnärztlichen Reputation wieder aufbauen. Nicht der alte Weg der Ignoranz und der Schönredereien, gepaart mit der fragwürdigen Macht der »Halbgötter in Weiß«, sondern nur noch schonungslose Offenheit, Ehrlichkeit, Selbstkritik und die aktive Kooperation mit jedem Patienten kann dem zahnärztlichen Berufsstand die wünschenswerte Glaubwürdigkeit und Akzeptanz wiedergeben.

Wenn diese Wendung innerhalb der Zahnärzteschaft gelingt, dann besteht eine gewisse Hoffnung, daß ihr eine letzte Gnadenfrist eingeräumt wird, bevor die Politik auf voraussichtlich wenig maßvolle Art und Weise mit all dem zuschlägt, was in den Köpfen leitender Ministerialbeamter heute schon für notwendig erachtet wird. Einer der ersten Auswüchse ist die gesetzlich verankerte Gewährleistung der Zahnärzte für ihre Arbeit innerhalb der ersten zwei Jahre, die sogar dann gilt, wenn nicht der Zahnarzt, sondern der Patient die eindeutige Schuld für die frühe Neuanfertigung einer Füllung oder eines Ersatzes trägt. So logisch es für Außenstehende erscheinen mag, in allen Zweifelsfällen endlich auch die Zahnärzte zur Kasse zu bitten, so verständlich ist ebenso der Unmut vieler qualitätsbewußter Zahnärzte, wenn sie ohne eigenes Verschulden kostenlos Wiederholungsleistungen erbringen sollen.

Die Einführung der Gewährleistung ist ein so typisches Beispiel für eine politische Konsequenz auf zahnärztliche Versäumnisse, daß man sich fragt, warum die Zahnärzte dem nicht schon viel eher entgegengewirkt haben. Ein verstärktes selbstkritisches

Auftreten sowie die Übernahme der Behandlungskosten bei eigenen Versäumnissen auf freiwilliger Basis hätte den Zahnärzten schon immer gut zu Gesicht gestanden und manchen Vorwurf der »Beutelschneiderei« nicht aufkommen lassen. Jetzt jedoch müssen sie mit einer erheblichen gesetzlichen Einschränkung leben, die sich mit den Gegebenheiten von Heilberufen grundsätzlich nicht verträgt. Es bleibt zu hoffen, daß die verordnete Gewährleistung dann fallen gelassen wird, wenn Zahnärzte glaubhaft unter Beweis stellen, daß sie zum Beispiel mit Hilfe der vorgeschlagenen Kontroll- und Beratungsstellen die Gewährleistungsfragen in eigener Regie regeln können, indem Einzelfallentscheidungen auch und gerade zugunsten der Patienten und gegen die Bereicherungsmentalität und mangelhafte Berufsauffassung anderer Zahnärzte getroffen werden. Der Weg dahin ist jedoch noch weit.

Die hier versuchte Schilderung des Ist-Zustandes der deutschen Zahnheilkunde und die schonungslose Bestandsaufnahme der Ergebnisqualität mußten stellenweise leider drastisch ausfallen und haben dem Vertrauen des einen oder anderen sicher einen deutlichen Dämpfer gegeben. Jedoch dürfte es kaum einen besseren und schnelleren Weg geben, um den teilweise schlimmen Zustand so gründlich wie möglich zu bereinigen. Vor jeder erfolgversprechenden Therapie steht nun einmal die richtige Diagnose. Des öfteren wurde natürlich auch darauf hingewiesen, daß sich die vernichtende Kritik nur auf einen Bodensatz der deutschen Zahnarztpraxen bezieht, der zwar viel zu groß ist, jedoch nicht das Spektrum der deutschen Zahnheilkunde insgesamt ausmacht. Daher war es sinnvoll, Beurteilungskriterien aufzuzeigen, um Patienten wenigstens vor einem Teil der immer wiederkehrenden Fehlbehandlungen zu bewahren. Hierbei wurde deutlich, daß sich das entschiedene, selbstbewußte und neugierige Auftreten eines Patienten gegenüber seinem Zahnarzt ebenso lohnt wie die manchmal etwas schwierige Suche nach einer Zahnarztpraxis, die sich um ihre Patienten wirklich und gewissenhaft bemüht.

Zweifellos richtig ist auch, daß viel zu viele Zahnärzte ihren Status als Freiberufler in der Vergangenheit wie eine förmliche Immunität ausgenutzt haben, um dahinter den verbreiteten Mangel an Professionalität verbergen zu können. Wenn dieses von der Zahnärzteschaft selbst nicht völlig unterbunden wird, so drohen immer weitere Eingriffe in den freien Berufsstand und möglicherweise letztendlich dessen Abschaffung. Vor einer Fortsetzung des Weges in diese Richtung müssen aber alle Beteiligten, Gesundheits- und Standespolitiker, Zahnärzte und besonders die Patienten, die wir ja alle sind, eindringlich gewarnt werden. Denn niemand kann es sich wirklich wünschen, wenn Ärzte nur noch die Angestellten ihres Staates sind und Krankenbehandlungen nicht mehr in freien Praxen, sondern nur in Kliniken und Gesundheitszentren zu erhalten sind. Das sehr spezielle Vertrauens- und Bekanntschaftsverhältnis, das zwischen einem Patienten und einem Arzt in eigener Praxis existiert, kann sich in einem Klinikbetrieb in der Regel nicht entwickeln, in dem man es mit ständig wechselnden Ärzten zu tun hat, die durch ihr geringes, immer gleiches Gehalt oft erst recht nicht die beste Motivation für ihren Beruf mitbringen. Wie wichtig aber eine echte Vertrauensbasis für den Behandlungserfolg ist, wurde erläutert und darf keinesfalls unterschätzt werden.

Gehen wir also den Weg wirklichen Vertrauens, der einen kritischen, mündigen Patienten genauso erfordert wie einen gewissenhaften und um Aufklärung bemühten Arzt, der das in ihn gesetzte Vertrauen niemals zu seinem Vorteil mißbraucht. Patienten, aber auch Gesundheitspolitiker und Krankenkassenvertreter haben in der Vergangenheit diese Vertrauensbasis mit den Zahnärzten immer wieder gesucht. Der entscheidende Beitrag der Zahnärzte hierzu steht bislang noch aus.

Literaturverzeichnis

Arbeitsgruppe Qualitätssicherung in der Zahnmedizin, Studien-
handbuch, Würzburg 1988

Arnim, H.H. von, Wirtschaftlichkeit als Rechtsprinzip, Berlin
1988

Der Bundesminister für Arbeit und Sozialordnung (Hrsg.),
Symposium zur Qualitätssicherung, Bonn 1990

Bundesverband der Betriebskrankenkassen, Qualitätssicherung in der Zahnmedizin, München 1990

Bundesverband der Betriebskrankenkassen, Qualität und
Wirtschaftlichkeit in der zahnmedizinischen Versorgung, Baden-
Baden 1993

Californian Dental Association, Guidelines for the Assessment
of Clinical Quality and Professional Performance, Los Angeles
1977

Donabedian, A., The Definition of Quality and Approaches to
its Assessment, Michigan 1980

Kassenzahnärztliche Bundesvereinigung, Statistische Basis-
daten zur vertragszahnärztlichen Versorgung, Köln 1993

Kimmel, K.H. et al., Qualitätssicherung bei der zahnmedizinischen Versorgung, Balingen 1989

Marxkors, R. & Mitarb., Zur Qualität zahnärztlicher Prothetikarbeiten, Baden-Baden 1993

Ferner wurden Artikel aus folgenden Zeitschriften verwertet:
Bundeszahnärztekammer spezial
Deutsche Zahnärztliche Zeitung
Zahnärztliche Mitteilungen
ZWR

Linderung und Heilung ohne Medikamente

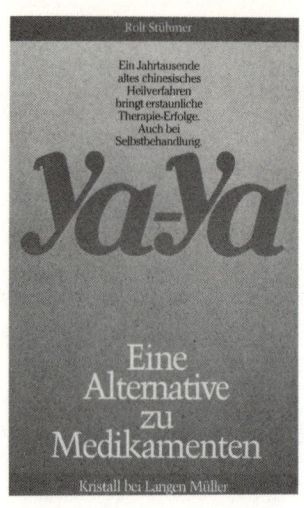

Das jahrtausendealte chinesische Heilverfahren kann auch bei Zahnschmerzen helfen – sowohl bei unerträglichen Schmerzen vor dem Zahnarztbesuch als auch bei den oft unangenehmen Nachwirkungen.

Ya-Ya (das heißt Druck durch Gegendruck) aktiviert körperliche Gegenreaktionen zu krankhaftem Geschehen. Spezielle **Ya-Ya**-Klammern werden für drei Minuten auf exakt festgelegte Punkte der Haut gesetzt. Bereits unmittelbar nach ihrer Abnahme zeigt sich meistens eine deutliche Verbesserung des Zustandes des Patienten. Auch die in unserer Zeit so häufigen Auswirkungen des Streß können mit **Ya-Ya**, teilweise sogar im Wege der Selbsttherapie, wirksam bekämpft werden.

Rolf Stühmer, international anerkannt als Heilpraktiker, führt in die **Ya-Ya**-Methode ein und zeigt anhand von Detailfotos die entscheidenden Punkte der Haut.

Endlich wieder lieferbar:

196 Seiten mit 165 s/w-Fotos, 2 Therapieklammern in Kassette DM 48,–

Therapieklammern als Nachbestellung DM 22,– pro Paar.